LA CHIRURGIE

DU FOYER

Par Le Dr CH. BABAULT

J. ROTHSCHILD- ÉDITEUR

SYLVICULTURE

Guide du Forestier. — Culture et surveillance des forêts, par A. Bou-QUET DE LA GRYE (*Conservateur des forêts*). — 2 volumes in-18 reliés, avec 70 gravures. 5 fr.

L'Art de Planter et d'élever en pépinière les arbres forestiers, frui-tiers et d'agrément. 2e édition, revue par L. GOUËT (*Directeur de l'établissement d'arboriculture des Barres*). — In-18 relié, avec 19 gravures. . . . . 2 fr. 50

L'Aménagement des Forêts. — Exploitation des forêts en taillis et en futaie, par A. PUTON (*Inspecteur des forêts*). 2e édition, avec gravures, in-18 relié. . . . . 2 fr. 50

Études sur l'Aménagement des forêts, par L. TASSY (*Conservateur des forêts*). — 2e édition. In-8°. . . . . 6 fr.

Mise en valeur des Sols pauvres par les essences résineuses, par A. FILLON (*Sous-inspecteur des forêts*). — In-16. . . . . . 3 fr.

Les Bois indigènes et étrangers. — Physiologie, culture, produc-tions, qualités, industrie, commerce, par A. DUPONT (*Ingénieur des constructions navales*) et A. BOUQUET DE LA GRYE (*Conserva-teur des forêts*). — In-8°, avec 162 gravures. . . . . 12 fr.

Les Bois employés dans l'Industrie. — Cent sections des principales essences de France et d'Algérie, avec leurs caractères distinctifs et leur description, par H. NOERDLINGER (*Ancien élève-libre de l'École forestière de Nancy*). . . . . 30 fr.

Manuel de Cubage et d'estimation des Bois, par A. GOURSAUD, (*Inspecteur des forêts*). — In-18, relié. . . . . 1 fr. 50

Flore forestière illustrée du centre de l'Europe, par C. DE KIRWAN, (*Sous-inspecteur des forêts*). — In-folio orné de chromolithogra-phics représentant 350 figures . . . . 60 fr.

Les Conifères indigènes et exotiques, par C. DE KIRWAN (*Sous-inspecteur des forêts*). — 2 vol. in-18 rel., avec 106 grav. . . 5 fr.

Herbier forestier de la France par E. DE GAYFFIER (*Inspecteur des forêts*), — 2 vol. in-fol. avec 200 phototypographies, rel. 500 fr.

Arboretum et fleuriste de la ville de Paris. — Description, culture, usages de tous les arbres, arbrisseaux, plantes, employés dans les parcs et jardins, par A. ALPHAND (*Directeur des travaux de Paris*). — In-folio. 50 fr.

Le Monde des Bois. — Faune et flore forestières, par F. HŒFER. — In-8° avec 300 vignettes, 15 fr. — Édition avec 27 gravures sur acier. . . . . 25 fr.

L'Élagage des Arbres forestiers et d'alignement, par le comte A. DES CARS (*Membre de la Société centrale d'Agriculture*). — In-18 avec 72 gravures, relié. 1 fr.

Codes de la législation forestière, par CH. JACQUOT (*Inspecteur des forêts*). — In-18, relié. . . . . 1 fr. 50

Réorganisation du Service forestier et réforme de la loi sur les pen-sions civiles, par ALOYS WISST. — In-8°. . . . . 3 fr. 50

J. ROTHSCHILD, Éditeur, 13, Rue des Saints-Pères, Paris.

Les Oiseaux utiles et nuisibles aux forêts, champs, jardins, vignes, etc., par H. DE LA BLANCHÈRE (*Ancien élève de l'école forestière*). — 2e édition, avec 150 vignettes. In-18, relié . . . . 3 fr. 50

Les Ravageurs des Forêts et des Arbres d'Alignement. — Description, mœurs, ravages des insectes destructeurs des bois, moyens pratiques de les combattre. — 5e édition, par DE LA BLANCHÈRE et le Dr Eug. ROBERT. — In-18, relié, avec 162 gravures. Prix . . . . 3 fr. 50

CHASSE — SPORT

Ornithologie du Chasseur, par le docteur CHENU. — In-8° orné de 50 chromotypographies . . . . 20 fr.

Les Animaux des forêts, par R. CABARRUS (*Sous-inspecteur des forêts*). — In-18 avec 84 gravures, relié . . . . 2 fr. 50

Le Rêve du Chasseur. — Gibier des bois, plaines, côtes, montagnes, par B.-H. RÉVOIL. — In-folio, 20 planches en deux teintes, avec texte . . . . 50 fr.

Le Guide du Chasseur devant la loi. — Code du Chasseur par F. TÉCHENEY. — In-18, relié . . . . 2 fr. 50

Nouveau Carnet de chasse illustré, avec Guide pour les jeunes chasseurs au chien d'arrêt, par M. CHATIN. — 2e édition, in-18, relié . . . . 1 fr.

Le Cheval et son Cavalier. — Hippologie et équitation, par le comte DE LAGONDIE (*Ancien colonel d'état-major*). — 2 vol. in-18, ornés de vignettes, reliés . . . . 7 fr. 50

Le Chien. — Races, croisements, élevage, dressage, éducation, maladies et traitement, d'après les ouvrages les plus récents de Stonehenge, Idstone, Hamilton Smith, Bouley. — In-18 relié, avec 100 gravures hors texte. — Prix . . . . 3 fr. 50

Les Oiseaux Gibier. — Histoire naturelle, Chasse, Mœurs et Acclimatation, par H. DE LA BLANCHÈRE. Ouvrage de luxe, in-folio, avec 45 Chromotypographies et nombreuses vignettes dans le texte. Prix : 50 fr. — En reliure de luxe . . . . 60 fr.

HORTICULTURE — BOTANIQUE

Les Promenades de Paris. — Histoire et description des bois de Boulogne et de Vincennes, Champs-Élysées, parcs, squares, boulevards de Paris, par A. ALPHAND (*Directeur des travaux de Paris*). 2 vol. in-folio, illustrés de 80 gravures sur acier, 23 chromolithographies et 487 gravures sur bois. Prix : 500 fr. ; sur papier de Hollande . . . . 1,000 fr.

C. BABAULT

Docteur en Médecine de la Faculté de Paris, Ex-chirurgien en chef du
Corps Cathelineau, Chevalier de la Légion-d'Honneur

LA CHIRURGIE

DU FOYER

Nunc autem manent Fides, Spes, Charitas
Tria hœc major autem harum est charitas

Ouvrage orné de 84 Vignettes

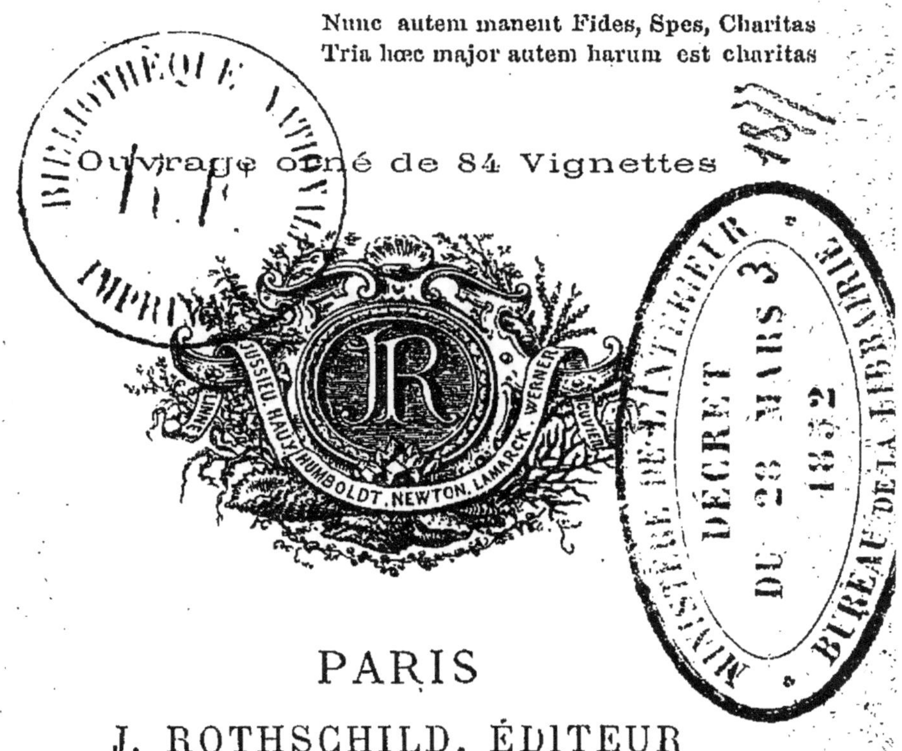

PARIS

J. ROTHSCHILD, ÉDITEUR

13, RUE DES SAINTS-PÈRES, 13

1877

Strasbourg, typ. de G. Fischbach, succ. de G. Silbermann. — 1657.

EXTRAIT DU RAPPORT

DE MONSIEUR LE CHANOINE BERTRAND

ET

APPROBATION

DE

MONSEIGNEUR L'ÉVÊQUE DE VERSAILLES

EXTRAIT DU RAPPORT

« J'ai lu, par ordre de Monseigneur l'Évêque, le livre intitulé LA CHIRURGIE DU FOYER, par M. Ch. Babault, *docteur en médecine.*

« Ce petit ouvrage, résultat de 40 années d'études, de pratique et d'observations, m'a paru rédigé avec précision et clarté.

« Le but de l'auteur est de procurer aux parents et à ceux qui s'intéressent aux personnes à qui il est arrivé des accidents, les moyens de donner les premiers secours, en attendant l'arrivée du médecin.

**

« Il sera également très-utile aux Sœurs de Charité et à tous ceux qui, par état, sont appelés à donner des soins aux malades. »

APPROBATION

DE MONSEIGNEUR L'ÉVÊQUE DE VERSAILLES

D'après le rapport ci-dessus, ce livre sera utile, et comme il est rédigé dans un esprit chrétien, nous en approuvons bien volontiers l'impression.

PIERRE

ÉVÊQUE DE VERSAILLES.

A Madame la Comtesse de CATHELINEAU

DIRECTRICE DE L'AMBULANCE VENDÉENNE

Madame,

LA CHIRURGIE DU FOYER *étant surtout destinée aux personnes qui veulent secourir les souffrances de leurs semblables, il est naturel qu'elle soit dédiée à la mère de famille qui, après avoir vu partir son mari et deux de ses fils pour la défense de la patrie, n'hésita pas elle-même à quitter ses plus jeunes enfants pour fonder une ambulance et à se consacrer au soin des malades et des blessés.*

Ceux qui vous ont vue remplir cette sainte mission savent le zèle que vous y mettiez et que ni fatigues, ni dangers ne pouvaient vous arrêter ; aussi vous avait-on nommée la Mère des Volontaires vendéens.

Veuillez donc bien, Madame la Comtesse, consentir à ce que cet ouvrage soit mis sous votre patronage et en accepter la dédicace.

Votre respectueux Serviteur,

Dr CH. BABAULT.

TABLE DES MATIÈRES.

	Pages.
Extrait du rapport de M. le chanoine Bertrand	v
Approbation de Monseigneur l'évêque de Versailles.	vi
Dédicace	vii
Table des Matières	ix
Introduction	1
CHAPITRE I. — Inflammation	13
§ 1. — Symptômes	18
§ 2. — Marche	24
§ 3. — Durée	25
§ 4. — Terminaisons	25
§ 5. — Influences qui peuvent modifier l'inflammation	27
§ 6. — Diagnostic	28
§ 7. — Causes	34
§ 8. — Siége	37
§ 9. — Pronostic	39
§ 10. — Traitement	40
CHAPITRE II. — Abcès	51
CHAPITRE III. — Panaris	60
§ 1. — Panaris superficiel ou tourniole	60
§ 2. — Panaris profond	64
CHAPITRE IV. — Furoncle ou clou	74
CHAPITRE V. — Anthrax	78
CHAPITRE VI. — Brûlure	82
§ 1. — Division de la brûlure	84
§ 2. — Symptômes	85
§ 3. — Brûlure du 2e degré	86
§ 4. — Brûlure du 3o degré	87

	Pages.
CHAPITRE VII. — **Effets du froid**	92
La gangrène par congélation	95
CHAPITRE VIII. — **Engelures**	107
CHAPITRE IX. — **Ulcères**	111
CHAPITRE X. — **Ongle entré dans les chairs**	125
CHAPITRE XI. — **Verrúes**	130
CHAPITRE XII. — **Cors aux pieds**	134
CHAPITRE XIII. — **Ognons**	148
CHAPITRE XIV. — **Plaies**	151
§ 1. — Par instruments tranchants	152
§ 2. — Par armes à feu	162
§ 3. — Par morsures	180
§ 4. — Piqûres et coupures faites avec des instruments imprégnés de matières animales en putréfaction	192
§ 5. — Piqûres d'abeilles, de guêpes de freslons	195
§ 6. — Piqûres de cousins	197
§ 7. — Piqûres de scorpion	198
CHAPITRE XV. — **Maladies virulentes**	201
Plaies par morsures d'animaux enragés	201
De l'affection farcino-morveuse	219
§ 1. — De l'affection farcino-morveuse chez les animaux	220
§ 2. — De l'affection farcino-morveuse chez l'homme	228
§ 3. — Pustule maligne	239
CHAPITRE XVI. — **Plaies de tête**	247
CHAPITRE XVII. — **Des fractures en général**	284
CHAPITRE XVIII. — **Entorse**	299
CHAPITRE XIX. — **Douleur par suite d'effort musculaire**	311

Pages.

CHAPITRE XX. — Rupture des muscles par la violence de leur contraction (Coup de fouet)   313

CHAPITRE XXI. — Tumeurs épithéliales. *Epithéliome, Noli me tangere.*   317

CHAPITRE XXII.—Tumeurs fongueuses sanguines   324

CHAPITRE XXIII. — Rachitisme   332

CHAPITRE XXIV. — Maladies des yeux   340

CHAPITRE XXV. — Gale   350

CHAPITRE XXVI. — Médicaments externes   359

§ 1. — Rubéfiants.   359

§ 2. — Astringents   368

§ 3. — Résolutifs.   369

§ 4. — Emollients   370

§ 5. — Ventouses.   377

CHAPITRE XXVII. — Manière d'appliquer les topiques.   382

§ 1. — Cataplasmes   382

§ 2. — Caustiques.   385

§ 3. — Cautère.   386

§ 4. — Moxa   389

§ 5. — Vésication.   392

CHAPITRE XXVIII. — Contre-poison.   404

§ 1. — Empoisonnement par le phosphore   409

§ 2. — Empoisonnement par les acides   411

§ 3. — Empoisonnement par la potasse   415

§ 4. — Empoisonnement par l'acide arsénieux.   416

§ 5. — Empoisonnement par l'emétique   420

§ 6. — Empoisonnement par le sublimé corrosif   422

§ 7. — Empoisonnement par le cuivre (vert-de-gris)   426

                                                              Pages.

§ 8. — Empoisonnement par le plomb . . . 433
§ 9. — Empoisonnement par l'azotate d'argent. 441
§ 10. — Empoisonnement par le sulfate de zinc. 442
§ 11. — Empoisonnement par les moules 443
§ 12. — Empoisonnement par les champignons . 446
§ 13. — Poisons narcotiques. Laudanum . . . 460
§ 14. — Empoisonnement par la jusquiame . . 467
§ 15. — Empoisonnement par la morelle noire.
          (*Solanum nigrum*) 471
§ 16. — Empoisonnement par l'aconit 477
§ 17. — Empoisonnement par l'ellébore . . . 481
§ 18. — Empoisonnement par la belladone . . 483
§ 19. — Empoisonnement par le stramoine . . 486
§ 20. — Empoisonnement par le tabac 488
§ 21. — Empoisonnement par la ciguë 496
CHAPITRE XXIX. — **Asphyxie** 501
§ 1. — Asphyxie par submersion (noyés). . . 503
§ 2. — Asphyxie par strangulation (étranglés
          ou pendus) . . . . : 507
§ 3. — Asphyxie par le gaz délétère 509
§ 4. — Asphyxie des nouveau-nés 510
         Glossaire 513
         Table alphabétique des Matières et des
         Figures 517

INTRODUCTION

Une chose nous a toujours frappé, depuis bientôt quarante ans que nous exerçons la médecine, c'est l'ignorance profonde qui règne, à peu près généralement, sur l'art de guérir, lequel devrait pourtant intéresser un peu plus que le début d'un acteur ou d'une actrice ; on causera assez bien d'un opéra ou d'une pièce nouvelle ; survienne le plus petit accident à la santé de l'un des interlocuteurs, ce sera à qui divaguera le mieux sur la valeur de son remède, en attendant l'arrivée du médecin, si toutefois on ne le prévient pas trop tard.

Il serait pourtant bien à désirer que chacun pût apprendre à se garantir des efforts destructeurs de l'ignorance, de la superstition, de la fourberie et du charlatanisme.

Dans l'état actuel de la médecine, il est plus aisé de tromper un homme sur sa santé que sur la valeur d'une pièce de vingt francs ; et il est presque impossible, soit de découvrir le fourbe, soit de faire punir la fourberie.

En fait de pathologie, le peuple a toujours eu les yeux fermés, et il prend en assurance tout ce que lui débite un charlatan, sans oser, en aucune manière, lui demander compte de sa conduite. Plus les remèdes sont ridicules, mieux ils sont adoptés, et s'il s'y mêle quelque chose de ténébreux en apparence, le nombre de leurs partisans s'accroît de jour en jour. C'est cette crédulité stupide qui fait la fortune des marcous, des toucheurs, des dormeurs ou dormeuses, etc.

On me demandera peut-être ce que c'est qu'un *marcou*. Un marcou est un septième garçon qui n'a été précédé par aucune sœur, et qui, suivant certains paysans, a, pour cela, le don de guérir les écrouelles en les touchant. La profession de *marcou* est très-lucrative en Beauce; car presque tous ceux de ce pays qui croient être affectés de cette maladie, vont le consulter.

Un *toucheur* est un individu qui s'est donné à lui-même le pouvoir de faire des miracles. Avez-vous une entorse, un anthrax ou autre mal d'aventure? En Beauce, vous allez trouver un *toucheur*. Avec le gros orteil de son pied gauche, ou, suivant le mal, avec une hache, il formera une croix sur la partie malade, en prononçant des paroles latines qui n'ont aucun sens, et vous devez être guéri; mais à deux conditions: la première, de lui verser quarante sous, et la seconde, de ne mettre en usage aucun moyen médical, ce qui gâterait tout. L'effet n'est pas douteux : le consultant a deux francs de moins dans sa poche, mais en plus une boiterie incurable. Il n'a que ce qu'il mérite.

Il existe encore en Beauce une autre industrie employée pour guérir, c'est celle des faiseuses de neuvaines et pèlerinages, appelés *voyages* : vous voyez que la Beauce n'est pas fertile qu'en céréales. Tous les villages à peu près ont le bonheur de posséder une bonne vieille, prétendue dévote (souvent elle n'a aucune religion ou s'en fait une à sa façon), qui s'est attribué la spécialité des voyages et des neuvaines, moyennant finance. Elle est à la piste de toutes les maladies des enfants et de tous les maux d'aventure : naturellement chaque malade a besoin d'une neuvaine; celui-ci, qui a quelques rougeurs sur la peau, au bon saint Evroult; celui-là, qui a la coqueluche, à la bonne sainte Corneille; un autre, qui a des clous, au bon saint Cloud, etc., et quand on ne sait pas à quel saint attribuer une maladie, on fait une neuvaine à tous les saints.

Loin de nous la pensée de parler mal de la prière! La prière, c'est la plus noble action de l'homme, puisque c'est par elle qu'il se met en rapport direct avec Dieu, pour l'adorer, le remercier

et solliciter toutes les grâces qui lui sont nécessaires. Loin de nous encore de déprécier la dévo-
tion aux saints, c'est un dogme de l'Église que tout
bon catholique doit respecter.

Mais ce que nous condamnons dans ces pratiques,
c'est d'abord qu'elles sont entichées de superstition,
superstition si bien enracinée que tous les efforts du
clergé paroissial n'y peuvent rien : ce qu'il y a de
remarquable, c'est que généralement ceux qui ont
recours à ces sortes de neuvaines ne pratiquent aucune religion.

En second lieu, ces pratiques sont préjudiciables
à la santé des malades, non pas parce qu'on prie
pour eux, mais parce qu'il est positivement défendu,
sous peine de manquer le but de la neuvaine, d'a-
voir recours à aucun remède intérieur ou extérieur,
à moins que ce ne soit de l'eau bénite. C'est tout
simplement tenter Dieu, ce que le Sauveur nous a
défendu de faire. Puis les médicaments sont un don
de Dieu ; pourquoi nous seraient-ils interdits pendant une neuvaine ? Pourquoi ne pourrions-nous
pas prier les saints de nous obtenir de Dieu que
les médicaments dont nous nous servons rendent
la santé à notre cher malade ? Nous sommes convaincu que beaucoup d'enfants meurent, non parce
qu'on a fait pour eux des neuvaines, mais parce qu'on
ne les a pas soignés.

On nous objectera peut-être que les autres contrées de la France sont moins arriérées que la Beauce : à cela nous n'aurons qu'une réponse, c'est qu'en admettant que la Beauce ait le monopole des marcous et des toucheurs, elle n'a pas celui des dormeurs ou dormeuses, témoin le procès d'Eugène Wilhelm, somnambule à Strasbourg, lequel se prétend « doué d'une qualité précieuse et surnaturelle ; il « est somnambule extra-lucide et d'une clairvoyance « sans exemple. Dans son sommeil magnétique, il « voit aux plus grandes distances, même à deux « mille lieues, tous les organes intérieurs d'un ma- « lade, le siége de l'affection morbide, son degré « d'intensité et son point de départ. Aussi pour lui, « point de clinique ; il n'examine pas les malades, « il ne leur tâte pas le pouls, il n'ausculte pas leur « cœur ; il lui suffit d'avoir une mèche de leurs che- « veux, un objet d'habillement qu'ils ont porté ; et « aussitôt il lit dans leur corps comme dans un li- « vre ouvert, et est par conséquent à même de « prescrire des remèdes efficaces et d'infaillibles « spécifiques. A l'entendre, il a successivement « guéri la cataracte et la gravelle, la phthisie pulmo- « naire et le typhus, le choléra et l'hydrophobie, « ainsi qu'une multitude d'autres maladies, connues « et inconnues, qui affligent le pauvre corps humain. « En présence de ces cures, tous nos docteurs di-

« plômés, voire même le zouave Jacob, sont obligés
« de baisser pavillon.

« Aussi la vogue et la réputation de Wilhelm
« grandissaient-elles tous les jours. Malgré l'ab-
« sence de prospectus, d'enseignes et de réclames,
« les trompettes de la renommée avaient porté au
« loin son nom et l'avaient fait retentir jusque sur les
« bords de la Seine. »

Les clients de Wilhelm étaient-ils tous des gens
sans éducation ? C'est peu probable ; car nous lisons
dans le numéro du 10 août 1868 du *Journal des
connaissances médicales*, qui rapporte ce procès
d'après le *Scalpel*, que des perquisitions ayant été
faites chez Wilhelm, on découvrit environ mille lettres adressées à ce dernier de divers points de la
France et de l'Allemagne. Quelques-unes de ces
lettres renfermaient encore des mèches de cheveux
et presque toutes mentionnaient l'envoi de la somme
de deux francs, prix ordinaire de la consultation.

Si ce fait milite en faveur de l'opinion, que les
moutons de Panurge ne se trouvent pas tous en
Beauce, le passage suivant, que nous empruntons
à une conférence sur l'empirisme faite par le professeur Trousseau, à l'association polytechnique, le
18 et le 25 mai 1862, prouve que les personnes let-
trées ne se dispensent pas de sauter, comme les
autres, en faveur du charlatanisme.

« Les empiriques, chose triste à dire, ont tou-
« jours beaucoup d'accès auprès des gens d'esprit.
« J'ai eu l'extrême honneur d'être l'ami très-intime
« et le médecin de l'illustre Béranger.

« En 1848, il avait une petite ophthalmie pour
« laquelle M. Bretonneau lui avait conseillé un
« collyre. Cette ophthalmie guérit; mais comme Bé-
« ranger lisait et travaillait beaucoup, comme il
« était un peu dartreux, l'ophthalmie revint. Alors
« il s'adressa à un Polonais qui guérissait les ma-
« ladies des yeux avec un remède secret. A cette
« époque-là, j'étais président, à la Faculté, du jury
« chargé des examens des officiers de santé. Comme
« le Polonais avait eu maille à partir avec la police,
« parce qu'il avait crevé quelques yeux, il voulut se
« mettre en règle. Dans ce but, il alla trouver Béran-
« ger, et lui demanda si, par son influence, il pou-
« vait se faire recevoir officier de santé, afin d'être en
« mesure de traiter les yeux et d'éborgner les gens
« tout à son aise. Béranger vint me trouver et me
« dit : *Mon ami, rendez-moi un grand service;*
« *tâchez de faire recevoir ce pauvre diable. Il ne*
« *s'occupe que des maladies des yeux; et quoique*
« *les examens des officiers de santé comprennent*
« *toutes les branches de guérir, ayez de l'indul-*
« *gence, de la mansuétude. C'est un réfugié; et*
« *puis il m'a guéri, c'est la meilleure des raisons.*

« Je lui répondis : *Envoyez-moi votre homme. Le*
« Polonais vint chez moi. — *Vous m'êtes recom-*
« *mandé*, lui dis-je, *par un homme que je tiens*
« *singulièrement à obliger ; c'est le plus cher de*
« *mes amis ; en outre, c'est Béranger, ce qui vaut*
« *encore mieux. Deux de mes collègues à qui*
« *j'en ai parlé, et moi, sommes très-décidés à*
« *faire ce qui sera possible ; seulement nos exa-*
« *mens sont publics, et il serait peut-être bon de*
« *cacher un peu ses oreilles ; c'est bien le moins.*
« *J'ajoutai : Voyons, je serai bon prince. Je pren-*
« *drai l'examen d'anatomie ; il ne vous sera pas*
« *difficile de savoir l'anatomie aussi bien que*
« *moi ; je vous interrogerai seulement sur l'œil.*
« Notre homme parut déconcerté. Je continuai :
« *Vous savez ce que c'est que l'œil ? Très-bien !*
« *— Vous savez qu'il y a une paupière ? — Oui !*
« *Vous avez l'idée de ce que c'est qu'une cornée ?*
« *... Il hésite. — La prunelle ? — Ah ! Monsieur,*
« *la prunelle, je connais bien cela. — Savez-vous*
« *ce que c'est que le cristallin, l'humeur vitrée,*
« *la rétine ? — Non, Monsieur ; à quoi cela me*
« *servirait-il ? je ne m'occupe que des maladies*
« *des yeux. — Je lui dis : Cela sert à quelque*
« *chose ; et je vous assure qu'il serait presque né-*
« *cessaire pour vous de savoir qu'il y a un cris-*
« *tallin, si surtout vous voulez, comme vous le*

« *faites quelquefois à ce qu'il paraît, opérer des*
« *cataractes. — Je n'en opère pas. — Mais si la*
« *fantaisie vous prenait d'en extraire une.... Je*
« ne pus sortir de là. Ce malheureux voulait exer-
« cer l'art de l'oculistique, sans avoir la plus petite
« notion de l'anatomie de l'œil.

   « J'allai trouver Béranger et lui racontai la chose.
« Béranger s'écria : Mais ce pauvre homme ! — Je
« lui dis : *Mon cher Béranger, je suis votre mé-*
« *decin depuis huit ans; je vais vous demander*
« *des honoraires aujourd'hui. — Et quels hono-*
« *raires? — Vous allez me faire une chanson que*
« *vous me dédierez; mais c'est moi qui donne le*
« *refrain. — Oui-da!... et ce refrain? — Ah!*
« *que les gens d'esprit sont bêtes !*

   « Ce fut une affaire entendue désormais entre
« nous, et il ne parla plus de son Polonais. N'est-il
« pas triste de voir un homme, comme Béranger,
« ne pas comprendre que son protégé pouvait faire
« beaucoup de mal, et était absolument incapable
« de faire quoi que ce fût d'utile dans les maladies
« les plus simples des yeux.

   « De nos jours encore, vous avez vu un Américain
« qui évoque les esprits, fait parler Socrate, Vol-
« taire, Rousseau, qui l'on veut. Il les fait parler
« en quels lieux ? Dans les bouges de quelques ivro-
« gnes ? Non ; il les fait parler dans les palais, au

« Sénat, dans les salons les plus aristocratiques de
« Paris. Et il y a des honnêtes gens qui disent : Mais
« je l'ai vu, j'ai reçu un soufflet d'une main invisi-
« ble ; la table est montée au plafond !... Ils vous le
« disent et le répètent. Et les esprits frappeurs sont
« restés pendant sept ou huit mois en possession
« d'étonner les hommes, d'épouvanter les femmes,
« de leur donner des attaques de nerfs. Cette stupi-
« dité qui n'a pas de nom, cette stupidité que l'homme
« le plus grossier aurait honte d'accepter, a été ad-
« mise, non-seulement par des gens éclairés, mais
« plus encore peut-être par les classes élevées de la
« société de Paris.

« On est mordu d'un chien ? on prend la recette
« de saint Hubert ou la recette transmise par une
« famille ; on ne cautérise pas, on n'enlève pas
« la partie malade ; et l'individu succombe deux
« ou trois mois après, avec des accès épouvan-
« tables de rage. Ce n'est pas le remède qui l'a tué,
« je ne l'accuse pas ; mais le remède a empêché la
« médecine utile d'agir ; à ce titre le remède a été
« dangereux. »

Ce que vient de dire le professeur Trousseau, à
propos des remèdes contre la rage, s'applique on
ne peut mieux aux recettes d'emplâtres et d'onguents que beaucoup de familles possèdent. Avec
ces arcanes, on remédie à tous les maux, surtout

aux panaris, dont on guérit plusieurs centaines par année, avec une ou deux phalanges de moins; et les possesseurs de ces merveilleuses recettes sont persuadés qu'ils guérissent tous les maux.

En présence de cette ignorance qui pousse les uns à se confier au premier charlatan venu, et les autres à conseiller des moyens plus ou moins nuisibles, nous avons pensé que, puisque les hommes veulent agir, même, et surtout lorsqu'ils ne sont pas instruits, c'est un devoir de leur fournir les lumières dont ils sont susceptibles.

Ce devoir aura-t-il été rempli par nous? Nos lecteurs en jugeront. Ils ne trouveront pas dans ce livre des recettes infaillibles pour des maux qu'ils ne sont pas aptes à reconnaître ni à traiter; mais des connaissances suffisantes, du moins nous le croyons, 1º pour les mettre en garde contre certaines affections graves, dont le début est inaperçu la plupart du temps; 2º pour leur faire regarder comme très-guérissables les vieux ulcères; 3º pour les rendre capables de faire un premier pansement, en attendant l'arrivée du médecin.

LA CHIRURGIE

DU FOYER

CHAPITRE PREMIER.

INFLAMMATIONS.

L'*inflammation* est une maladie caractérisée localement par de la rougeur, de la chaleur, de la douleur et de la tuméfaction.

Enfin c'est une lésion vitale, accompagnée d'engorgement sanguin, de gonflement, de rougeur, de douleur, de chaleur, d'augmentation de fibrine dans le sang, de troubles fonctionnels de l'organe enflammé, et même de fièvre lorsque la maladie est un peu intense.

Tous les tissus n'ont pas une égale aptitude pour cette affection, mais c'est toujours dans le système vasculaire qu'elle prend naissance; on peut se con-

vaincre de cette vérité à l'aide de l'expérience suivante :

Si l'on pique, avec une aiguille rougie au feu,
une partie de l'aile d'une chauve-souris placée au
foyer d'un microscope à un grossissement d'une cen-
taine de fois, on remarque immédiatement une accélération du courant sanguin vers le point irrité : accélération due probablement à ce que les petites
artères qui amènent le sang aux parties lésées,
éprouvent au début de l'inflammation un resserrement tonique qui diminue parfois leur calibre de
moitié.

Cette accélération du courant circulatoire doit
être proportionnée au rétrécissement qu'éprouvent
les artères capillaires ; car il est prouvé, en physique, que la vitesse d'écoulement d'un liquide courant dans un canal, varie, si la largeur de ce courant vient à changer (la force d'impulsion étant
toujours la même), et cette vitesse est en proportion
directe avec le changement apporté dans le diamètre
du conduit.

Mais la circulation qui, sous l'influence du rétrécissement des artères capillaires, est devenue plus
rapide, ne tarde pas à se ralentir, et si l'on continue
à observer attentivement le phénomène, on voit
après quelques minutes ces vaisseaux s'ouvrir et se
dilater graduellement. Les capillaires se remplissent

alors de globules et augmentent de volume, souvent du quart au tiers.

Cette distension des capillaires se faisant d'une manière inégale, leur laisse dans des endroits leur calibre normal, dans d'autres, leur donne une forme sphéroïde, ovoïde ou tortueuse.

La dilatation survenue, ces vaisseaux ne se contractent plus sous l'influence du même stimulus ou excitant.

Si l'on veut obtenir une nouvelle contraction, il faut un stimulus plus énergique.

Cette première période du travail inflammatoire est l'état de *congestion*, très-bien représenté par la rougeur de la synapisation.

Si la contraction artérielle persiste quelque temps, il se manifeste une sorte d'incertitude dans la marche du courant sanguin dans le système capillaire; quelques globules s'attachent d'abord aux parois des vaisseaux, puis la colonne sanguine oscille et s'arrête momentanément, puis survient une stase complète des globules.

Les globules sanguins, accumulés dans les radicules veineuses et dans les artérioles, distendent les vaisseaux, et cette distension peut amener quelque rupture dans les capillaires; on voit alors les globules sanguins se répandre dans le tissu cellulaire du voisinage.

On reconnaît à de petites plaques rouges ces hémorrhagies dans les tissus enflammés; mais il arrive aussi souvent que cette rougeur est due à la filtration de la matière colorante du sang, à travers les parois des vaisseaux, dans les tissus voisins.

Ces phénomènes, que l'on obtient à l'aide de l'expérimentation microscopique, vous donnent une idée des caractères généraux de l'inflammation.

Ainsi la rougeur et le gonflement des parties prouvent la distension des vaisseaux par le sang, la lividité caractérise la stagnation du liquide circulatoire, et les battements artériels que l'on remarque non-seulement dans la partie malade, mais encore autour, sont les signes de l'effort que fait le sang pour se frayer un passage.

Si l'on pousse plus loin l'expérience et l'examen micrographique, on voit souvent disparaître les premiers symptômes de l'inflammation et tout revient à l'état normal.

Voici ce qui se passe : la contraction artérielle ayant cessé, l'artère dilatée reçoit un jet de sang plus considérable et l'impulsion produite par la contraction du cœur aidant, les agglomérations de globules se dissocient. Quand *la stase sanguine est complète,* c'est par de légères oscillations que s'annoncent les phénomènes rétrogrades, puis peu à peu ces oscillations deviennent plus étendues, et enfin la circulation se rétablit; mais si la phlegmasie ou inflam-mation a été très-intense, si la contraction artérielle a duré longtemps, *la stase sanguine* persiste et un certain nombre de capillaires restent oblitérés.

Les globules sanguins accumulés dans les vais-seaux se séparent d'abord à la périphérie, où ils sont le moins pressés; le même travail se continue jusqu'au centre, et la circulation finit par se rétablir dans les artérioles, dans les veinules et dans les ca-pillaires.

Si à l'aide du microscope, on a pu découvrir les phénomènes physiques de l'inflammation, la chimie a permis de découvrir les altérations que cette mala-die produit dans le sang, et a démontré que la prin-cipale altération de ce liquide consiste dans une aug-mentation de fibrine, dont le chiffre normal, étant de trois millièmes, peut s'élever jusqu'à dix millièmes.

Cette élévation dans la quantité de fibrine s'effec-tue toujours proportionnellement à l'acuité de l'in-flammation et à l'état fébrile, car dans ces deux dernières conditions, il n'y a pas d'augmentation de fibrine.

Si l'on saigne un individu atteint d'une inflamma-tion aiguë et fébrile, le sang tiré de la veine présente à la surface du caillot une couche d'un blanc grisâtre ou jaunâtre, plus ou moins épaisse, connue sous le nom de *couenne inflammatoire*, et le caillot est d'autant plus dense que les symptômes ont plus d'acuité.

La surface de cette couenne est tantôt plane, tantôt rétractée vers son centre; sa consistance varie depuis la mollesse d'une gelée jusqu'à la dureté du cuir. Elle est transparente et elle se forme en même temps que le caillot, toutes les fois que la proportion de fibrine est augmentée d'une manière absolue ou relative à celle des globules. Aussi lorsque le chiffre des globules diminue, celui de la fibrine n'ayant pas changé, la couenne peut se former; c'est ce qui arrive lorsque l'on saigne dans la chlorose.

L'inflammation reçoit différents noms, suivant les parties du corps qu'elle affecte.

Elle porte le nom d'*angine*, lorsqu'elle occupe la gorge ou le larynx, de *gastrite*, d'*entérite*, de *bronchite*, de *pneumonie*, de *pleurésie*, suivant qu'elle a son siége à l'estomac, dans les intestins, les bronches, les poumons ou la plèvre.

§ 1. — Symptômes.

Les symptômes de l'inflammation sont locaux, fonctionnels, de voisinage, sympathiques ou généraux.

1° **Symptômes locaux.** — Les principaux sont la rougeur, la chaleur, la tuméfaction de la partie malade et la douleur.

Rougeur : Elle varie depuis le rose léger jusqu'au rouge livide. Dans l'inflammation aiguë, elle est d'un beau rouge; dans l'inflammation chronique, elle change souvent et revêt une teinte grise ou brunâtre; elle est tantôt diffuse, tantôt limitée.

Dans les inflammations de courte durée, la coloration normale des tissus affectés revient, lorsque la rougeur morbide s'efface; il n'en est pas de même dans les inflammations chroniques, qui laissent toujours après elles des teintes cuivrées, rougeâtres que rien ne peut enlever.

La _chaleur_ est augmentée dans les parties enflammées, mais pas autant qu'il le semble au malade; ainsi entre la peau brûlante d'un fébricitant et la peau fraîche d'une personne bien portante, le thermomètre n'indique qu'une différence de trois à quatre degrés : dans les inflammations externes, comme l'érysipèle, le thermomètre placé sur la partie malade ne marque qu'un degré en plus entre ces parties et les parties correspondantes du côté opposé non malades. Du reste cette chaleur locale n'excède point la température générale, prise au creux de l'aisselle, qui est simultanément exaltée.

La manière d'être de la chaleur inflammatoire est très-variable; aussi elle est humide ou sèche, parfois à peine développée, d'autres fois très-vive et âcre.

Dans les parties enflammées, la chaleur se propage à travers les tissus voisins; ce qui explique comment des cataplasmes froids, placés sur un phlegmon un peu étendu, s'échauffent facilement et ne peuvent être endurés.

Grâce à cette élévation de température, les parties enflammées résistent facilement au froid: ainsi, dans une expérience, Hunter vit l'oreille enflammée d'un lapin résister à un abaissement de température qui dans toute autre circonstance aurait amené la congélation.

La tuméfaction inflammatoire, qui d'abord n'est qu'une simple distension congestive, produite par l'augmentation de la circulation capillaire, s'accroît par suite de l'épanchement de fluides plastiques, organisables, gélatiniformes, qui infiltrent les aréoles des tissus et surtout du tissu cellulaire.

La *douleur*, dans les inflammations, est accompagnée de chaleur, et quelquefois pulsative: ce dernier caractère est probablement dû à la sensation des dilatations artérielles et capillaires par l'organe enflammé.

Ce symptôme varie:

1° Dans son *intensité*, depuis le picotement le plus léger jusqu'aux douleurs atroces de certains phlegmons.

2° *Suivant la texture* de l'organe enflammé et

la nature aiguë ou chronique de l'inflammation ; ainsi lorsque la partie malade est d'une texture dense, qu'elle se trouve enveloppée de membranes fibreuses épaisses, le gonflement inflammatoire ne peut se produire qu'au prix de vives douleurs.

3° Suivant l'*organe affecté ;* ainsi dans les inflammations de la peau la douleur est brûlante, mordicante.

Celles des parties profondes et surtout des os est obtuse et souvent s'exaspère peu par la pression ; et chose singulière, les os enflammés qui produisent quelquefois spontanément des douleurs assez vives, n'en produisent pas, lorsqu'on les coupe, qu'on les perce ou qu'on les brûle ; le péritoine enflammé, très-sensible à la pression exercée sur les parois du ventre, semble insensible lorsqu'on le presse immédiatement entre les doigts, qu'on le coupe, ou qu'on le déchire dans le sac herniaire d'une hernie étranglée.

2° **Symptômes fonctionnels.** — Les fonctions remplies par l'organe enflammé sont en général : 1° plus difficiles, diminuées ou affaiblies ; 2° suspendues, et plus rarement abolies ; 3° quelquefois perverties ; 4° rarement augmentées.

Ainsi dans l'otite (inflammation de l'oreille) il y a diminution, perversion de l'audition, bruits illusoires.

Dans *l'ophthalmie*, vue trouble, difficile; dans le *coryza*, diminution, suspension, quelquefois perversion de l'odorat; dans l'*arthrite*, profonde diminution ou impossibilité de mouvement; dans la *laryngite*, affaiblissement, enrouement de la voix, parfois aphonie; dans la *pharyngite*, difficulté ou impossibilité de parler, d'articuler les sons gutturaux, d'avaler, quelquefois de respirer; dans la *gastrite*, difficulté ou impossibilité de digérer, indigestion, vomissement; dans l'*entérite*, digestion intestinale difficile, pénible et souvent diarrhée.

Dans la *pneumonie*, difficulté de respirer, qui rend la respiration plus courte et plus fréquente pour suppléer à son étendue diminuée; dans l'inflammation des muqueuses, d'abord diminution, puis perversion de sécrétion muqueuse, qui commence par être claire et tenue, pour devenir jaune et épaisse.

3º **Symptômes de voisinage.** — Les symptômes de voisinage consistent, comme les phénomènes locaux, en des troubles de sensation, des douleurs, de la rougeur, de la chaleur, une sécrétion œdémateuse ou plastique dans les tissus, et des altérations des fonctions spéciales aux organes malades, qui se propagent, de proche en proche, aux parties voisines, à une distance plus ou moins considérable.

Lorsque ces phénomènes sont peu intenses , ils disparaissent avec la maladie dont ils sont l'effet.

Dans le cas contraire, ils constituent l'inflammation la mieux caractérisée, qui , de dépendante qu'elle était de la maladie primitive, finit bientôt par devenir indépendante ; quoique pouvant encore être influencée par l'inflammation primitive qui l'a engendrée, et qu'elle influence à son tour par son voisinage.

Ces inflammations de voisinage s'observent surtout dans l'érysipèle, les phlegmasies ou inflammations des muqueuses, des paupières, de la bouche, de la gorge, etc., où elles donnent lieu à des phlegmons de voisinage qui se terminent souvent par des abcès sous-cutanés.

4° Symptômes sympathiques ou généraux. — Frissons suivis de chaleur, et accompagnés de faiblesse musculaire, de perte d'appétit, de soif, de digestion difficile, d'accélération du pouls , de sueur après le frisson, et souvent d'altération des urines, qui deviennent troubles et briquetées.

Dans les inflammations légères, ces symptômes peuvent manquer.

Il arrive de même que, dans les inflammations plus étendues, mais peu intenses, subaiguës ou chroniques, comme les pleurésies latentes, la fièvre peut manquer ou n'apparaître qu'à certaines heures, le soir, la nuit; et si on ne visite pas le malade à cette époque, la fièvre reste méconnue.

§ 2. — MARCHE.

Les inflammations sont souvent précédées de frissons et de fièvre d'invasion, et leurs symptômes locaux se succèdent ordinairement assez rapidement. Ainsi la douleur, qui, généralement, arrive la première, ne tarde pas à être suivie de la rougeur, qui se manifeste dès le début sur les parties que l'on peut voir du dehors, comme les amygdales et le pharynx.

Dans les inflammations par déclivité, comme celles qui surviennent chez certaines personnes dont les membres inférieurs s'engorgent facilement, la rougeur se montre avant la douleur et les autres accidents. A la douleur succède la chaleur; mais il arrive aussi que ces divers symptômes semblent se montrer en même temps, et alors l'augmentation de consistance et de tension se manifeste.

Les troubles fonctionnels se montrent presque toujours en même temps que les symptômes locaux; ainsi, dans l'angine, la gêne de la déglutition apparaît en même temps que la douleur et la rougeur.

Les symptômes de voisinage, qui consistent dans les congestions sanguines, ne se montrent pas toujours, mais les symptômes sympathiques se montrent dès que les autres prennent un peu d'intensité; leur accroissement à tous est plus ou moins rapide. Leur progression, ordinairement continue, offre souvent des exacerbations le soir.

§ 3. — DURÉE.

Elle varie depuis 24 heures jusqu'à plusieurs semaines.

Cette inégalité dans la durée a permis de distinguer cette maladie suivant le plus ou le moins de longueur. Ainsi, les symptômes étant intenses et sa marche rapide, c'est une *inflammation aiguë*. Les symptômes étant moins intenses et sa marche plus lente, elle est *subaiguë*; l'intensité diminuant encore et la durée s'allongeant, elle est *chronique*.

§ 4. — TERMINAISONS.

L'inflammation se termine de plusieurs manières : par résolution, par délitescence, métastase, par crise, par suppuration, induration, gangrène, puis enfin par la mort.

Terminaison par résolution. — Cette terminaison, qui est la plus sûre et la plus heureuse, s'opère par la disparition graduelle de tous les symptômes, et dans un ordre inverse à celui de leur apparition.

Le microscope nous a appris plus haut le mécanisme par lequel, durant la résolution, la circulation se rétablit dans les parties enflammées.

Il nous apprend aussi que les vaisseaux restent d'abord dilatés et imparfaitement remplis par le liquide qui les parcourt, et que les dépôts de la lymphe plastique sont graduellement résorbés.

Terminaison par délitescence. — On désigne par le nom de *délitescence* la disparition en quelques heures des symptômes d'une maladie inflammatoire, comme l'érysipèle, un rhumatisme articulaire aigu, un accès de goutte suivi du retour à la santé.

Cette terminaison, qui est spontanée, ou qui résulte de l'application de médicaments appelés réfrigérants ou répercussifs, est moins favorable et inspire moins de sécurité que la *résolution*, car au début elle laisse ignorer si l'on n'a pas affaire à une métastase.

Terminaison par métastase. — Cette terminaison, comme la délitescence, réside dans la disparition brusque de l'inflammation, à la différence qu'en place d'être suivie du retour à la santé, elle est suivie d'une autre maladie, de sorte qu'il y a conversion de l'inflammation en une autre maladie. Comme la délitescence, elle est naturelle ou provoquée. Quand l'affection nouvelle est moins grave que la maladie disparue, elle est favorable. Dans le cas contraire, elle est toujours fâcheuse. Aussi doit-on être très-circonspect et y regarder à deux fois avant d'appliquer des astringents sur les inflammations extérieures.

Nous avons vu mourir un enfant de deux à trois ans, dont la santé était parfaite, d'une bronchite capillaire, parce que, malgré notre avis, on lui fit passer brusquement, par des applications astringentes, un eczéma qu'il avait sous la gorge. Le professeur Gerdy cite l'exemple d'un enfant de quinze ans qui mourut d'une affection aiguë de la poitrine, survenue à la suite de la brusque disparition d'un rhumatisme articulaire aigu du genou.

Terminaison par crise. — On donne le nom de *crise* à un trouble phénoménal survenant dans la période de diminution de l'inflammation, tel que la venue de sueurs abondantes plus ou moins fétides, une sécrétion urinaire copieuse plus ou moins sédimenteuse, une diarrhée abondante, une éruption cutanée.

La suppuration, la gangrène donnent lieu chacune à un chapitre spécial.

§ 5. — INFLUENCES QUI PEUVENT MODIFIER L'INFLAMMATION.

L'enfance et la vieillesse aggravent les phlegmasies et rendent mortelles les plus légères.

§ 6. — DIAGNOSTIC.

Le diagnostic est facile, lorsque l'inflammation est externe, que la rougeur, le gonflement, la chaleur et la douleur sont manifestes. Il est encore plus aisé, si à ces symptômes se joignent des troubles fonctionnels circonvoisins, de la fièvre, et sur le sang des saignées, la couenne fibrineuse, connue sous le nom de *couenne inflammatoire*.

Dans le cas où l'inflammation est profonde, bien qu'on ne puisse plus constater les quatre signes locaux indiqués ci-dessus, le diagnostic est possible, s'il existe de la fièvre et des troubles fonctionnels dans la partie affectée.

Lorsque, au contraire, l'inflammation est légère, interne, peu étendue, qu'elle offre peu ou point de symptômes ou que ces derniers sont peu prononcés, il est difficile et parfois impossible de bien reconnaître sa nature. Ainsi, il n'est pas rare de rencontrer sur des cadavres des injections, des ulcérations inflammatoires internes non soupçonnées, et cela faute de caractères propres à en révéler l'existence. On voit des ophthalmies qui, sans faire souffrir le malade, sans symptômes locaux autres qu'une injection de la conjonctive et de l'opacité de la cornée, sans symptômes circonvoisins, sans fièvre, détruisent l'œil en deux ou trois semaines.

Diagnostic différentiel. — Il serait utile de pouvoir distinguer la véritable inflammation de celles qui accompagnent certaines affections constitutionnelles; mais pour cela il faudrait une étude et une habitude de ces maladies qu'il n'est pas possible d'acquérir par la seule lecture; en outre, ces inflammations étant constamment précédées de l'affection diathésale, le médecin aura toujours le temps de les voir.

Nous nous bornerons donc à mettre en garde nos lecteurs contre l'existence d'inflammations intermittentes, qui ne sont que des fièvres périodiques, accompagnées de phénomènes inflammatoires, symptomatiques de la fièvre essentielle.

Comme cette question est très-importante, je crois utile de produire quelques-uns des faits cités comme exemples de phlegmasies intermittentes.

Le docteur Georgiadi a communiqué l'observation d'un cuisinier, chez lequel on constata un érysipèle bien caractérisé de la moitié droite de la face, s'étendant jusqu'au bas du cou; il avait une fièvre intense, avec anxiété; et après avoir duré de 24 à 36 heures, l'érysipèle se reproduisait sous le type tierce, et envahissait à chaque accès une portion plus étendue de la face. Dans les intervalles, l'érysipèle disparaissait, le malade restait en parfaite santé.

Il guérit par le quinquina.

Un soldat suisse était pris tous les jours, à quatre heures, d'une *violente ophthalmie* de l'œil gauche, avec fièvre intense, si peu commune dans les ophthalmies locales. L'affection durait depuis assez long-temps; il y avait une taie au-dessus de la pupille. Guérison par le sulfate de quinine. (Obs. du Dr. Fallot, *Journal compl. des sciences méd.*, 1829.) Mongellaz (t. I, p. 78—84) cite d'autres cas d'ophthalmies tierces, quartes, octaves et même annuelles.

Une dame, convalescente d'une affection catarrhale de la poitrine, frappée de l'air froid au visage, fut prise d'une fluxion inflammatoire à la joue droite, qui, d'abord irrégulièrement intermittente, devint quotidienne au bout de quelques jours.

Vers huit heures du matin, il survenait du malaise, de la fièvre, puis la joue droite devenait rouge, tendue, brûlante; la douleur s'étendait à la tempe, à l'oreille du même côté; à quatre heures l'accès était passé.

Le sulfate de quinine amena une prompte guérison. (Durand, *Journal compl.*, t. XX.) M. Lassulvy a observé, chez une jeune femme qui allaitait, une fluxion inflammatoire de la moitié gauche du crâne et de la face qui se reproduisait tous les jours à la même heure. (*Eph. méd. de Montp.*, 1827.) Mêmes phénomènes chez une dame convalescente d'une pneumonie qui, ayant reçu l'impression de l'air froid au visage, fut prise également d'une fluxion inflammatoire de la face droite au type quotidien. (*Journ. univ. des sciences médic.*, t. XVIII.)

Un homme de trente ans éprouvait tous les jours, vers le déclin de la nuit, un engorgement douloureux des fosses nasales et des sinus frontaux, avec écoulement séreux, abondant et douleur.

Le reste de la journée se passait tranquillement. (*Journ. de Wandermonde*, t. XLVI.) Deschamps fils, dans son *Traité des maladies des fosses nasales*, parle d'un homme de vingt-six ans, chez lequel survenait chaque soir, entre sept et huit heures, de la pesanteur, de la douleur et un sentiment de sécheresse dans les fosses nasales, il y avait du frisson suivi de chaleur avec fréquence de pouls ; le malade mouchait dans les intervalles une matière muqueuse très-abondante.

Le docteur Jannyot, de Coiffy-la-ville, a publié deux cas d'entérites intermittentes guéries par le sulfate de quinine. Le second cas est surtout remarquable : les accès revenaient tous les jours à quatre heures de l'après-midi et se prolongeaient jusqu'à onze heures ou minuit ; ils étaient caractérisés par de la douleur aiguë dans le ventre, avec fièvre, chaleur à la peau, soif vive, rougeur de la langue à sa pointe, etc. (*Journ. des conn. méd. pratiq.*, t. IX, p. 324.)

Malgré la longueur de cette énumération, nous demanderons la permission de citer un fait qui nous est personnel, tellement nous tenons à mettre en garde contre ces prétendues inflammations intermittentes qui, grâce à leur peu de durée, inspirent parfois une sécurité funeste; en effet il arrive de temps en temps que ces affections périodiques sont pernicieuses, et alors elles déterminent la mort au deuxième ou troisième accès.

Voici ce fait : Un ecclésiastique d'une forte constitution me fit appeler pour une ophthalmie des deux yeux des plus aiguës; il ressentait des douleurs insupportables dans la tête, et disait qu'il lui semblait qu'on lui arrachait la cervelle.

Il y avait une forte fièvre.

En présence de symptômes aussi intenses, et vu la constitution du malade, je n'hésitai pas à employer un traitement antiphlogistique des plus énergiques; plusieurs fortes saignées furent faites, de même que des applications de 30 sangsues sur chaque paupière. Au bout de quelques jours, il y eut une amélioration marquée, tellement que le malade se crut assez bien pour pouvoir tailler de la vigne. Mais le soir même, il fut repris de ses douleurs et les yeux reprirent leur aspect enflammé. Ce prompt retour des accidents inflammatoires que je ne pouvais attribuer, comme le faisait le malade, à l'action

d'avoir taillé quelques pieds de treille, me fit penser
à la possibilité d'un accès de fièvre pernicieux, et
me détermina, malgré l'inanité des renseignements
donnés par mon patient, à lui administrer du sulfate de quinine à haute dose.

Ce qui lui réussit ; car la première dose fit disparaître, comme par enchantement, tous les symptômes morbides, et le lendemain de cette administration, si ce n'eût été la pâleur, on n'aurait jamais
deviné qu'il eût été aussi gravement malade.

On distingue les accidents inflammatoires dépendant des fièvres intermittentes, des inflammations
locales et essentielles, en ce que ces dernières mettent bien plus de temps pour s'accroître et arriver à
leur maximum, et plus de temps aussi pour se déterminer. Leur accroissement comme leur terminaison ne s'accomplissent pas l'une et l'autre en
quelques heures.

Ainsi, toutes les fois que l'on aura affaire à
une affection présentant des symptômes d'une certaine gravité, dont l'apparition, l'accroissement et
la terminaison s'accompliront en quelques heures,
on fera bien d'envoyer chercher son médecin ; et s'il
se trouve absent, de faire prendre, en attendant
son arrivée, du sulfate de quinine, soit enveloppé
dans de l'hostie, soit délayé dans du café noir,
à la dose de 50 centigrammes si c'est une per-

sonne au-dessus de quinze ans, de 30 centigrammes de 15 à 6 ans, et de 5 centigrammes par année au-dessous de six ans.

§ 7. — CAUSES.

Elles sont individuelles et extérieures.

1° Causes individuelles. — Elles sont nombreuses et variées. Tous les âges prédisposent à cette maladie, et s'il y a des différences, elles ne portent guère que sur les organes affectés.

L'hérédité fait qu'il n'est pas rare de voir certaines maladies se transmettre parmi les membres de la même famille. De tous les tempéraments, le sanguin et le lymphatique sont ceux qui exposent le plus à ce genre de maladies. La circonstance d'être en rapport constant avec les excitants du dehors, comme la peau et les muqueuses digestives respiratoires, produit souvent l'inflammation de ces organes. Tous les excès, en général, peuvent produire des inflammations.

Les troubles divers dans les sécrétions agissent de même ; les suppressions de transpiration ou un refroidissement insensible amènent des angines, des bronchites, des pneumonies, des entérites.

La suppression de maladies ou de sécrétions morbides sont bien capables de produire des affections inflammatoires. Ainsi on a vu des suppressions brus-

ques d'érysipèle, de vieux ulcères, d'arthrites rhumatismales, suivies d'accidents cérébraux et de pleu-
ro-pneumonie mortels.

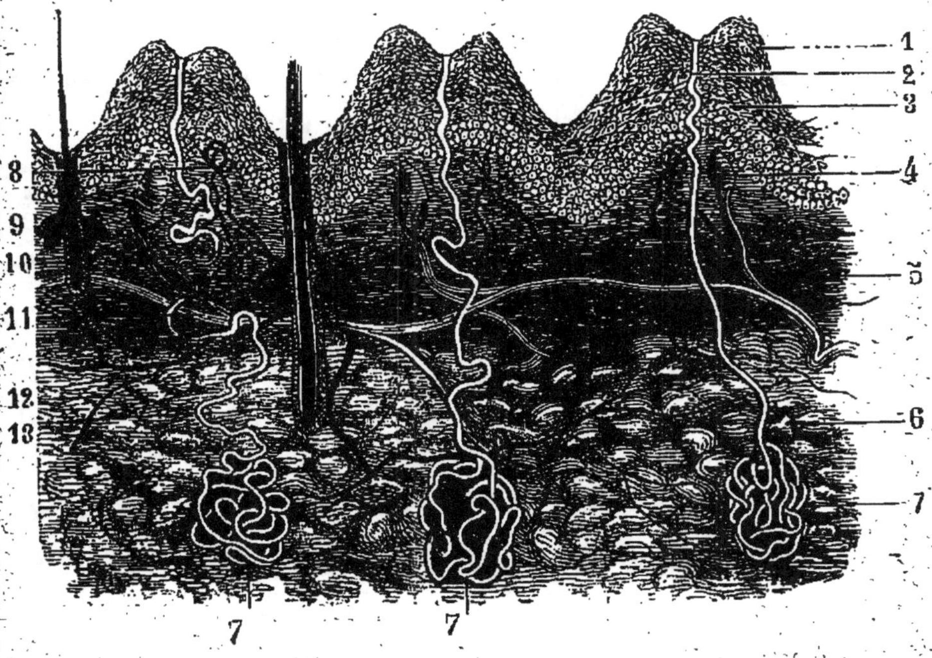

Fig. 1. — LA PEAU, COUPE VERTICALE, grossie 15 fois.

1, Couche superficielle de l'épiderme. — 2, Canal excréteur d'une
glande sudoripare. — 3, Couche profonde de l'épiderme. — 4, Cor-
puscule du tact. — 5, Derme. — 6, Tissu cellulaire sous-cutané. —
7, Glande sudoripare. — 8, Anse vasculaire. — 9, Glandes sébacées
annexées à un poil. — 10, Coupe d'un follicule pileux. — 11, Nerf
de la peau. — 12, Vaisseaux de la peau. — 13, Follicule pileux et
poil auquel sont annexées deux glandes sébacées.

2° Causes externes.. — Les degrés extrêmes de
température sont des causes fréquentes d'inflamma-

tion ; ainsi de l'insolation peuvent résulter des érythèmes, des méningites.

Les corps brûlants, lorsqu'ils agissent directement
sur nos tissus, produisent une phlegmasie aiguë
connue sous le nom de brûlure.

Le froid produit des effets locaux analogues à
ceux du calorique, et de plus une forme particulière
d'érythème connue sous le nom d'engelure.

L'action immédiate du froid sur les divers organes
en détermine l'inflammation ; c'est ainsi que se
développent les angines, les bronchites.

L'action du froid sur la peau cause sympathique-
ment, ou médiatement, une pharyngite, une pleurésie, une péricardite, etc.

Les violences extérieures et mécaniques, une
pression modérée, mais continue ou une pression
forte, amènent l'inflammation. Les contusions, les
piqûres, les coupures, les plaies de toutes sortes,
s'accompagnent nécessairement d'inflammation.

Les corps étrangers introduits dans nos tissus
agissent de même.

Les venins de certains animaux, depuis la puce
jusqu'au taon, l'abeille, le moustique, le cousin,
le scorpion, causent des inflammations locales,
indépendamment des symptômes d'empoisonnement.

Certains virus, tels que le virus variolique, le

vaccin, etc., donnent lieu à des inflammations plus ou moins vives.

§ 8. — SIÉGE.

Tous les tissus de l'économie, sauf les parties non

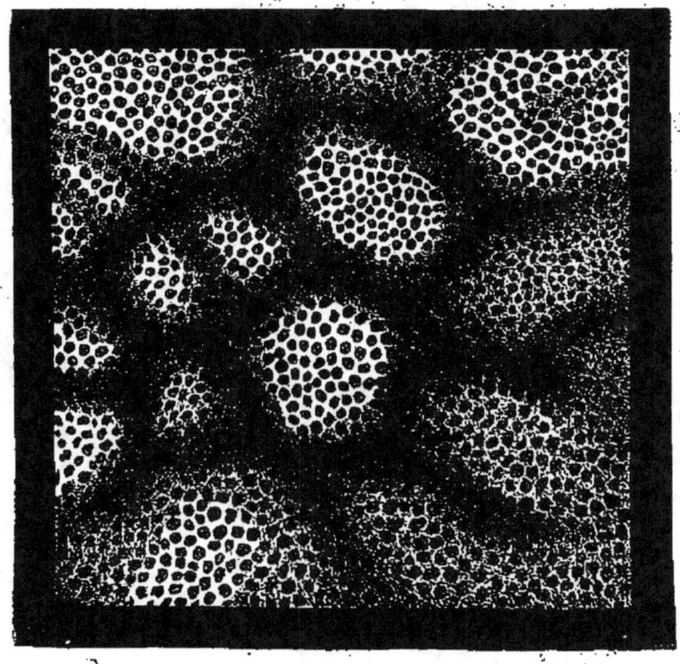

FIG. 2. — SURFACE DE LA MUQUEUSE DE L'ESTOMAC, MONTRANT L'ORIFICE DES GLANDES DE CET ORGANE. (Grossissement de 15 diamètres.)

vivantes, tels que les poils et les ongles, sont sujets à l'inflammation.

Mais par rapport à la susceptibilité, on doit ranger ainsi les organes :

1º Les muqueuses et la peau.

2º Le tissu cellulaire, les séreuses et le paren-chyme pulmonaire.

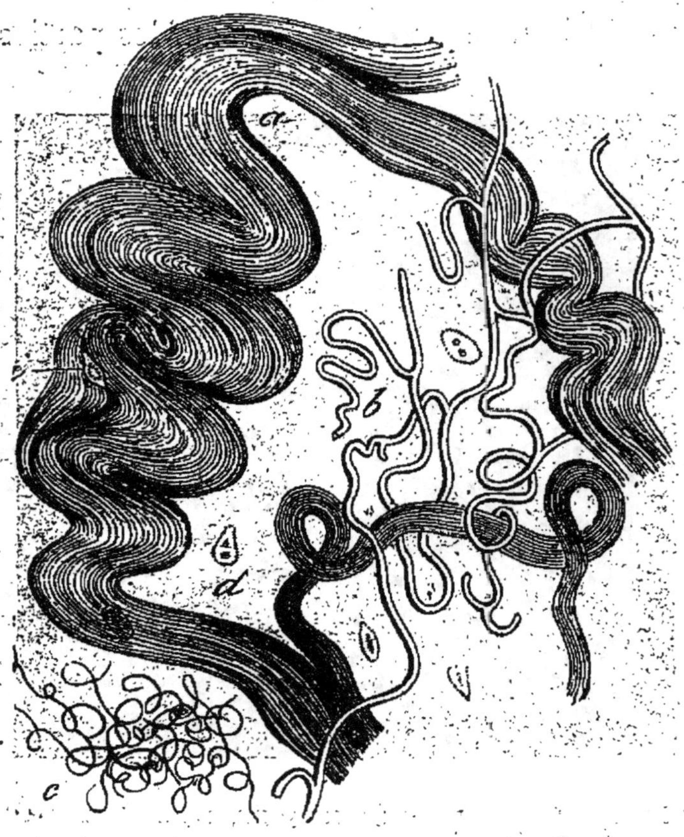

FIG. 3. — TISSU CELULLAIRE OU CONJONCTIF.

3º Les os, les ligaments, le périoste, les aponé-vroses, le tissu cérébral, la rate, les reins, le foie, les cartilages et les muscles.

Nous ne pensons pas que l'on puisse contester le

premier rang que nous donnons aux membranes muqueuses, si l'on réfléchit à la fréquence du coryza de l'angine, de la bronchite, de l'ophthalmie et de l'entérite qui s'observent souvent, surtout dans l'enfance. Pour la peau, il suffit de se rappeler la fréquence des gourmes chez les enfants, des érysipèles et des autres affections cutanées.

Les inflammations diffèrent de siége suivant qu'elles sont superficielles, profondes ou viscérales; quant à leur étendue, elles peuvent être circonscrites ou larges, limitées ou disséminées; circonstances qui les atténuent ou les aggravent.

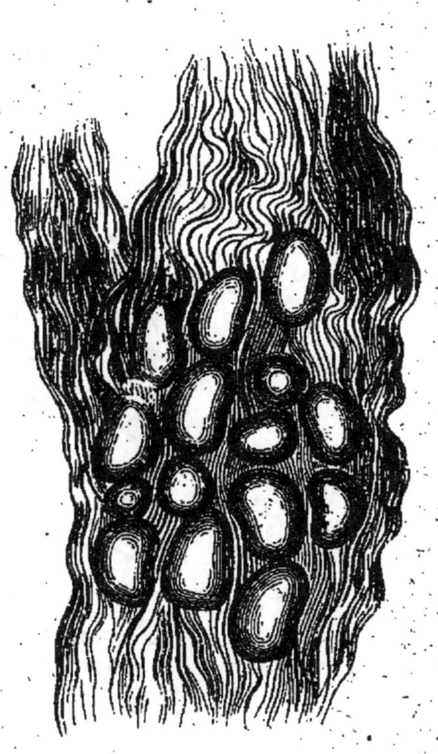

Fig. 4. — AMAS DE CELLULES GRAISSEUSES AU MILIEU DE FIBRES DE TISSU CELLULAIRE, vues à un grossissement de 300 fois.

§ 9. — PRONOSTIC.

Le pronostic est très-variable, sa gravité est en rapport avec l'intensité de l'inflammation, l'étendue qu'elle occupe, l'importance des organes qu'elle affecte, l'âge très-tendre ou très-avancé.

§ 10. — TRAITEMENT.

Le *traitement* présente plusieurs indications. La *première* consiste à chercher la cause de la maladie afin de l'éloigner, si cela est possible ; ainsi si elle dépend d'un corps étranger ou d'un virus introduit dans nos tissus, chercher à retirer le premier et à détruire le second ; si au contraire, l'inflammation est la suite d'une suppression, s'efforcer de rétablir la chose supprimée.

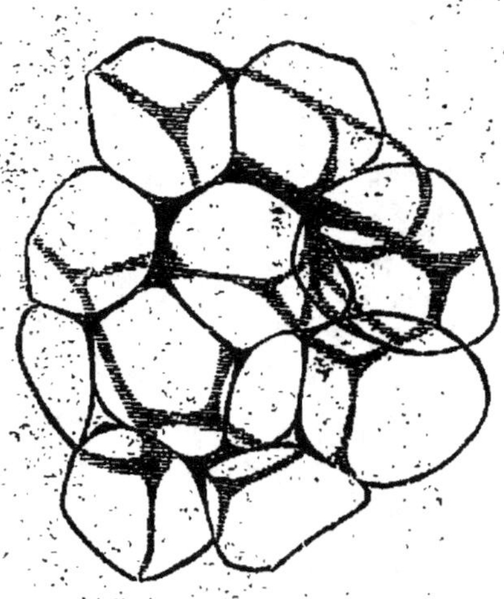

Fig. 5. — AMAS DE VÉSICULES GRAISSEUSES SUPERPOSÉES, grossies 300 fois.

La *seconde indication* est de placer l'organe ou les organes affectés dans le repos le plus parfait : ainsi l'œil sera mis à l'abri de la lumière, l'ouïe des sons ; le larynx sera tenu en silence ; les articulations, dans le repos le plus absolu et dans une situation commode.

Dans les inflammations graves et étendues accompagnées de fièvres, on observera la diète, et

les influences capables d'incommoder les organes
seront soigneusement éloignées.

La *troisième indication* est de combattre directement l'inflammation ; ce que l'on fait à l'aide de

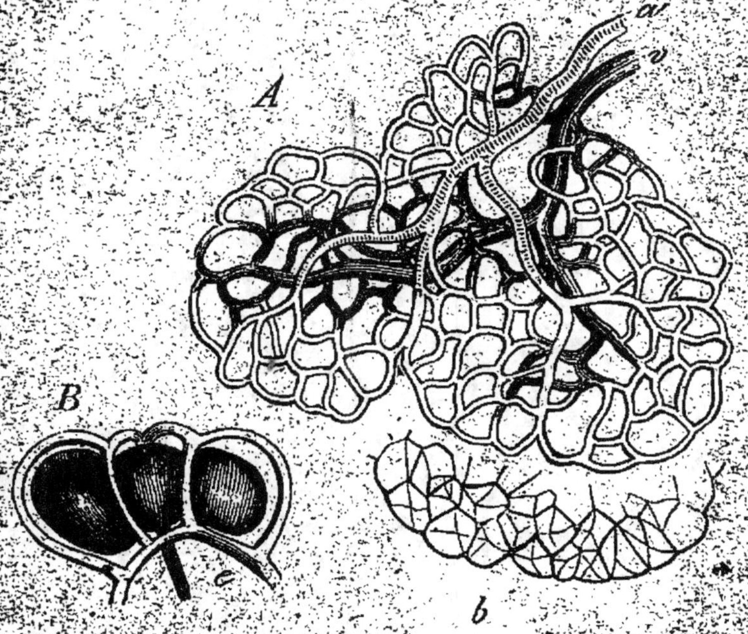

Fig. 6. — VAISSEAUX DU TISSU GRAISSEUX, grossis 300 fois.

divers moyens qui agissent sur les solides et sur le
sang.

1° **Moyens extérieurs.** — *Topiques.* Ces moyens,
qui conviennent dans les inflammations extérieures,
se divisent en topiques réfrigérants, émollients,
narcotiques et perturbateurs.

1° Les réfrigérants qui consistent en lotions, fomentations et irrigations froides, resserrent les tis-

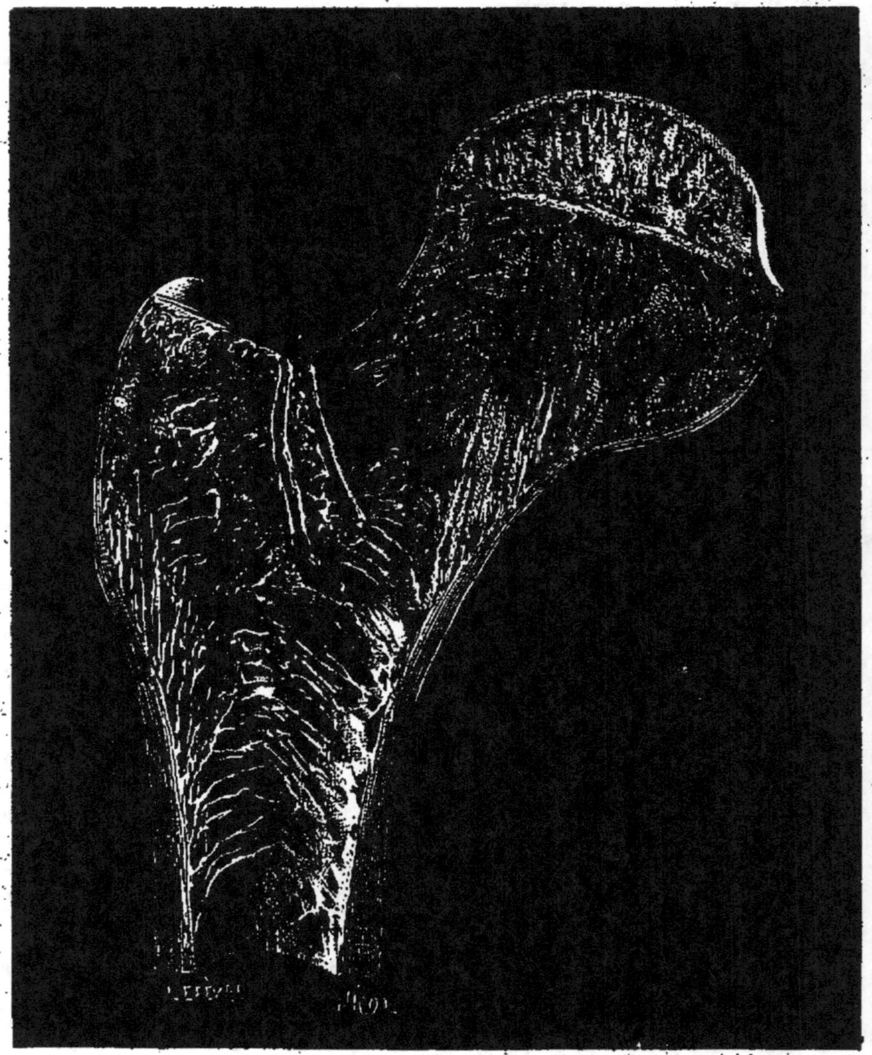

Fig. 7. — TISSU OSSEUX.

sus, en éloignent le sang et diminuent la température des parties enflammées.

Ils conviennent pour prévenir une inflammation imminente à la suite d'une entorse, d'une brûlure superficielle, au début des phlegmasies dues à une cause extérieure, là où il y a peu à craindre une répercussion dangereuse pour les viscères.

2° Les *topiques émollients* consistent dans les fomentations, les irrigations et les cataplasmes. Au moyen de la chaleur et de l'humidité, ces topiques diminuent la tension et la chaleur des parties enflammées ; ils favorisent aussi la résolution ou la suppuration.

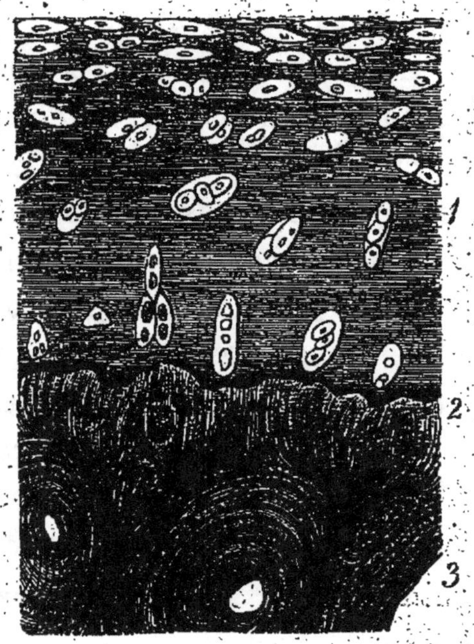

Fig. 8. — TISSUS OSSEUX ET CARTILAGINEUX (coupe verticale d'une articulation du petit doigt, grossie 120 fois).

1, Cartilage de l'articulation. — 2, Couche intermédiaire au cartilage et à l'os. — 3, Couche osseuse.

Tout le monde connaît la manière de préparer les cataplasmes émollients.

Mais ce que l'on ne sait pas également, c'est que chez les personnes à peau fine et délicate, il ne faut pas se servir de la farine de graine de lin, qui a l'inconvénient de rancir facilement et de causer des éruptions vésiculaires, eczémateuses, surtout aux parties supérieures.

Il convient dans ce cas de se servir de fécule de pommes de terre, ou de riz ou d'un mélange de fécule et de farine de seigle.

Les cataplasmes doivent être renouvelés d'autant plus souvent que l'inflammation est plus vive, l'appareil fébrile plus développé.

A ces topiques se joignent les bains généraux ou locaux, les injections émollientes.

3° Les *topiques narcotiques* conviennent pour calmer la douleur trop vive, et consistent ordinairement en un mélange de décoctions de racines de guimauve et de têtes de pavots, puis en cataplasmes laudanisés.

4° Les *topiques perturbateurs* sont les irritants, les astringents, les résolutifs.

Les *irritants* s'emploient dans deux intentions différentes :

1° Afin de détourner l'irritation et de l'attirer sur la partie où la substance a été appliquée.

2° Dans le but de modifier l'inflammation et de lui en substituer une artificielle plus facile à guérir. Dans ce cas, l'application a lieu sur la partie phlogosée (enflammée).

Les topiques irritants sont plus avantageux dans les inflammations à marche chronique ; on connaît généralement leur efficacité dans les phlegmasies chroniques des muqueuses qu'elles irritent d'abord, mais dont elles diminuent la sensibilité et resserrent en même temps le tissu : ainsi certaines ophthalmies chroniques cèdent promptement par leur emploi.

Les astringents tiennent aux excitants et aux réfrigérants par leur action sur les vaisseaux capillaires ; ils engourdissent ainsi la douleur.

2° Moyens intérieurs. — Ils consistent : en boissons délayantes comme les infusions de violette,

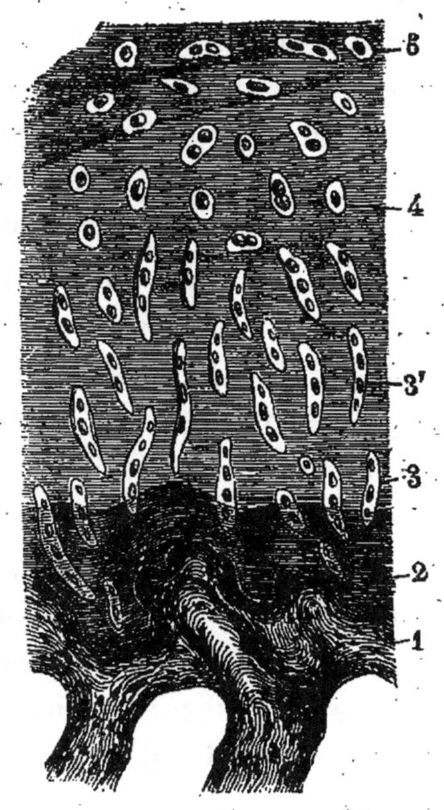

Fig. 9. — TISSU CARTILAGINEUX, vu au microscope.

1, Tissu osseux. — 2, Couche intermédiaire au cartilage et à l'os. — 3, 3¹, 4, 5, cavités creusées dans le tissu du cartilage.

de mauve, les décoctions d'orge, de chiendent, édulcorées avec du sucre, des sirops ou du miel, les solutions de gomme de miel, de sirops variés, même l'eau pure, qui désaltère mieux que les boissons édulcorées. On doit baser la quantité de ces boissons sur le degré de soif des malades. Ces tisanes sont spécialement indiquées pour calmer la soif, délayer le sang et relâcher les tissus.

3° **Moyens chirurgicaux**. — Les principaux sont l'élévation des parties enflammées, les émissions sanguines, la compression, les débridements.

1° L'*élévation* est un moyen énergique qui suffit souvent à lui seul pour guérir des érysipèles phlegmoneux. Nous nous rappelons avoir vu, dans le service du professeur Gerdy, à l'époque où nous étions son élève, un brasseur atteint d'un érysipèle phlegmoneux qui occupait tout le bras et l'avant-bras; cet éminent professeur se contenta de lui suspendre le bras, au moyen d'une bande roulée autour du poignet, à la traverse de fer du ciel du lit.

Le lendemain matin, à la visite, la circonférence du bras avait quatre centimètres de diminution, et au bout de quelques jours cet homme sortit guéri.

On doit donc, toutes les fois qu'un membre est enflammé, le soustraire à l'influence de la pesanteur, et pour cela le placer dans une position horizontale, ou mieux sur un plan incliné, de manière que la partie la plus éloignée du tronc soit la plus élevée.

2° La *saignée* générale convient dans les inflammations du tissu des organes intérieurs, chez les sujets adultes fort bien constitués lorsque la fièvre est très-violente.

Saignées locales. Elles se pratiquent au moyen des sangsues et des ventouses scarifiées.

Elles sont utiles dans les inflammations extérieures modérées, chez les enfants, les femmes, les sujets d'une faible complexion.

Elles doivent être pratiquées le plus près possible des parties malades; le dégorgement qu'elles produisent s'effectue surtout sur les capillaires.

Le nombre de sangsues, ainsi que celui des ventouses doit être en rapport avec la violence du mal et le degré de résistance vitale du sujet.

Les saignées locales affaiblissent bien moins que les saignées générales.

Les mouchetures et les incisions sont aussi des opérations propres à dégorger et à relâcher les tissus enflammés.

Nous ne décrirons pas la compression et les débridements, parce qu'une main chirurgicale et exercée peut seule les employer.

Les divers moyens indiqués ci-dessus doivent être combinés suivant le cas et d'après les indications que nous apprécierons en détail pour chaque maladie en particulier.

Leur premier effet est de produire une diminution de la douleur et des autres accidents; on doit les continuer malgré cette amélioration, mais avec moins d'activité, et ne pas abandonner le malade à la nature.

Dans certains cas aussi, la maladie marche, malgré les médications les plus actives et les mieux combinées.

Mais si nous ne devons pas cacher les circonstances fâcheuses, nous devons apprendre aussi que Dieu, dans sa bonté infinie, nous a doués, pour notre conservation, d'une force médicatrice naturelle, laquelle, dans la grande majorité des cas, nous conduit à la guérison par divers mécanismes, et il arrive souvent que l'inflammation répare, par ses sécrétions adhésives, le mal qu'elle a fait, et cicatrise les ulcérations, les abcès qu'elle a produits, de même que dans les plaies qui la compliquent; dans les fistules, elle chasse, par la suppuration d'abord, des corps étrangers nuisibles, et ferme ensuite toutes ces solutions de continuité.

De cette tendance des inflammations à guérir par elles-mêmes, tendance qui, du reste, est commune à beaucoup d'autres affections, découle l'application à leur traitement de la médecine expectante, qui, comme son nom l'indique, consiste à observer les phénomènes de la maladie, à éloigner les causes qui pourraient l'aggraver, et à se tenir prêt à combattre les accidents, s'il en survient.

Bien que la médecine expectante soit souvent justifiée, il ne serait pas prudent, dans les cas graves, de se fier aux seules ressources de la nature, qui pourraient fort bien ne pas favoriser cette imprudente confiance.

L'inflammation, arrivée à de certains degrés, donne lieu à la formation de produits variés appelés *exsudats* : le phénomène en vertu duquel cela a lieu porte le nom d'*exsudation inflammatoire*.

Les produits de ce phénomène ont été tour à tour désignés sous le nom de suc nourricier, suc organisable, lymphe plastique, lymphe coagulable, matière albumineuse, etc.

Nous décrirons, au fur et à mesure qu'il en sera besoin, ces différents exsudats.

Enfin la suppuration qui est un des effets de l'inflammation, est un état plus avancé de l'exsudation inflammatoire, et est caractérisée par la formation d'un liquide qui renferme une certaine espèce de globules microscopiques, et est connu sous le nom de *pus*.

L'histoire de l'inflammation suppurante devant suivre celle de l'inflammation en général, nous allons vous donner un aperçu des propriétés physiques du pus. C'est un liquide d'une consistance qui varie suivant la nature de l'inflammation ; il est plus épais dans les phlegmasies aiguës que dans les chroniques, où il est séreux. Épais, il est généralement opaque et d'un blanc jaunâtre, gris et trouble dans les phlegmasies chroniques et quelquefois brun.

Dans les abcès froids et surtout dans les tuberculeux, il est en partie clair, séreux, mêlé de grumeaux blancs ou jaunâtres.

Généralement il est inodore dans les abcès non ouverts, à moins qu'il ne soit très-rapproché des cavités de la bouche, du pharynx, du rectum ; dans ce cas il peut devenir très-fétide.

Sur les surfaces suppurantes, il est d'une odeur désagréable et spéciale. Cette odeur devient repoussante, lorsqu'il croupit dans les foyers où il s'altère et se décompose.

Le microscope nous apprend qu'il est composé d'un liquide séreux, de granules moléculaires et d'une quantité variable de globules sphéroïdaux d'un à deux fois à peu près plus gros que ceux du sang, qui sont arrondis et lenticulaires, ou même aplatis comme une pièce de monnaie.

Parfois sa saveur, à peine sensible, devient très-âcre ; et, sans être doué de propriétés virulentes, il peut déterminer par son contact une rougeur inusitée sur la peau saine qui le reçoit.

CHAPITRE II.

ABCÈS.

On donne le nom d'*abcès* à une collection de pus qui se forme dans une cavité accidentelle. Le dépôt de ce liquide dans une cavité naturelle, comme celle de la plèvre dans la poitrine et celle du péritoine pour l'abdomen, se nomme *épanchement*.

L'existence d'une cavité distingue les abcès des infiltrations purulentes. Les abcès des glandes, qu'on observe dans certaine maladie constitution-nelle, et durant la peste, portent le nom de *bubon*.

Cause. — Les abcès sont toujours le produit d'une inflammation.

Ils portent le nom d'*idiopathiques* lorsqu'ils se forment dans la partie enflammée, et abcès par *congestion* quand ils occupent un endroit plus ou moins éloigné de la partie qui est le siége de l'in-flammation. Cette dénomination d'abcès *par congestion* vous paraîtra peut-être bizarre ; car le mot *congestion* voulant dire *amas*, et celui d'abcès si-gnifiant *collection de pus*, il s'ensuit que ce sont deux mots qui expriment à peu près la même chose. Le professeur Gerdy appelait ces abcès *migrateurs*, ce qui les désignait parfaitement. Cette dénomination n'a pas été adoptée, probablement à cause de sa clarté.

Les abcès idiopathiques, lorsqu'ils succèdent à une inflammation aiguë, et qu'ils se manifestent dans un espace de temps très-court, sont connus sous le nom d'*abcès phlegmoneux* ou d'*abcès chauds*.

Lorsque, au contraire, ils succèdent à une inflammation lente, dont les symptômes sont peu apparents, qu'ils ne se forment que très-lentement, ils portent le nom d'*abcès froids*.

Siége. — A peu près tous les tissus de l'économie. On n'en trouve pas ordinairement dans les tissus serrés des tendons, des ligaments et des cartilages ; mais on en voit dans le tissu compacté des os, et même dans des caillots sanguins du cœur et des vaisseaux, c'est-à-dire dans une portion de sang décomposé.

Étendue. — Elle varie depuis l'imperceptibilité jusqu'au volume de la tête.

Cette variabilité existe de même pour la forme qu'affectent les abcès : en général, ils sont sphériques ou ovoïdes et dessinent à l'extérieur une saillie hémisphérique semi-ovoïde, ou une saillie de forme indécise.

Structure des abcès. — Nous avons vu un peu plus haut qu'un des effets de l'inflammation était la formation de deux produits appelés *exsudat*, dont le premier était connu sous le nom de *lymphe plastique* et le second sous celui de *pus*.

Cela établi, voici ce qui se passe : à leur origine, les abcès ne consistent que dans une gouttelette de pus, sécrétée et versée dans une aréole qu'elle se creuse mécaniquement au sein du tissu enflammé, et les points contigus des parties placées à la circonférence de cette première gouttelette de pus sont réunis par un tissu infiltré de lymphe plastique. Sans être alors entouré par une membrane vésiculaire, le pus n'a point d'interstice pour s'échapper, et se trouve tout d'abord dans une cavité close de toutes parts. Plus tard, rien n'y est à nu et en contact avec le pus, si ce n'est la substance plastique.

Les interstices et les aréoles des parties voisines sont fermées par cette matière organisable que les tissus enflammés sécrètent avant de suppurer.

La cavité des abcès est souvent traversée par des brides qui devront être respectées, car elles supportent des vaisseaux et des nerfs.

Si le rôle de l'exsudation de lymphe plastique est important dans les abcès ordinaires, on peut dire qu'il est tout à fait providentiel dans ceux qui se développent dans les cavités thoraciques et abdominales.

Pour nous convaincre de ce fait, voyons et prenons pour exemple ce qui se passe ordinairement dans un abcès de la face convexe du foie.

Dans cet abcès, une lymphe plastique est exhalée entre le feuillet du péritoine qui recouvre la surface du foie et celui qui, vis-à-vis, recouvre la paroi abdominale, de sorte qu'un passage se trouve établi entre l'abcès et la paroi de l'abdomen, ce qui permet au pus de se diriger au dehors, sans faire courir au malade le danger d'une péritonite toujours mortelle.

Symptômes. — Ils varient suivant que les abcès sont superficiels ou profonds. Nous n'indiquerons ici que les symptômes des premiers. Ils consistent en un soulèvement convexe de la peau, qui tend de plus en plus à prendre une forme acuminée; le centre de cette tuméfaction se ramollit, change sa couleur rouge en blanc jaunâtre; puis le ramollissement, continuant ses progrès, l'abcès finit par s'ouvrir au dehors.

Marche des abcès. — Dans des cas assez rares, du reste, il arrive que les abcès se résorbent, c'est-à-dire qu'ils disparaissent sans s'ouvrir.

Mais le plus souvent le tissu cellulaire sous-cutané et le derme subissent des parties profondes vers la surface du corps, une absorption ulcérative qui a pour but l'ouverture spontanée de l'abcès. Cette destruction de la peau s'opère souvent avec une grande rapidité, et il arrive parfois qu'elle se continue encore quelque temps après l'ouverture de l'abcès, laquelle se trouve agrandie au delà de son diamètre primitif.

Alors la paroi de la collection purulente se trouve formée par une peau amincie, bleuâtre, peu vasculaire, qui ne se prête guère à la cicatrisation, et qui, plus tard, donnera lieu à une cicatrice difforme.

Pour éviter cet inconvénient, il n'y a qu'une chose à faire : ne pas attendre qu'il s'ouvre de lui-même, et le faire ouvrir dès que le ramollissement est suffisant.

Malheureusement il arrive souvent que la pusillanimité des malades s'oppose à l'emploi de l'incision, ce qui fait qu'ils souffrent plus longtemps, la petite collection de pus donnant lieu à de vives souffrances, tant qu'elle ne s'est pas frayée un jour vers le dehors. J'engage donc le lecteur, si pareille circonstance se présente chez une personne de son entourage, à user de son influence auprès d'elle pour la déterminer à ne pas refuser l'incision jugée nécessaire par son médecin.

D'autant mieux qu'aujourd'hui, sans avoir recours à l'emploi du chloroforme, on peut détruire localement la sensibilité de la partie malade, en versant dessus, goutte à goutte, pendant une couple de minutes, de l'éther saturé de camphre et en dirigeant en même temps, à l'aide d'un soufflet, un courant d'air, afin d'activer l'évaporation.

Ce procédé a pour effet de produire un abaissement de température assez considérable et, en même temps, l'insensibilité de la partie du corps où cet abaissement de température a lieu.

L'abcès ouvert, le pus s'écoule, et si la collection purulente est d'un très-petit volume, le recollement de ses parois peut s'opérer par la réunion presque immédiatement. Mais cet heureux résultat arrive rarement. Le plus souvent, l'abcès continue à verser du pus pendant quelques jours, en même temps qu'il se produit à son intérieur des bourgeons charnus destinés à en oblitérer la cavité.

Ces granulations se forment aux dépens de la couche de lymphe plastique qui double la cavité des abcès; leur aspect varie suivant la nature de l'inflammation; elles sont rouges et érectiles dans les abcès qui succèdent à une inflammation aiguë, flasques, œdémateuses et violacées dans les inflammations de mauvaise nature.

A mesure que se développent les bourgeons charnus, ils se rapprochent, adhèrent les uns aux autres et finissent par combler peu à peu la cavité de l'abcès. Leur rétractibilité considérable contribue encore à amener cette occlusion.

Enfin, quelques bourgeons charnus se montrent

à travers l'orifice plus ou moins grand de l'abcès, et
se recouvrent peu à peu d'une pellicule cicatricielle,
seule trace de la collection purulente.

À cette période si voisine de la cicatrisation complète de l'abcès, il n'est pas rare de voir s'écouler,
au lieu de pus, une sérosité citrine.

Diagnostic. — Il est facile, pour les abcès superficiels, qui se reconnaissent à leur teinte blanchâtre
ou jaunâtre, tranchant sur celle de la peau environ-
nante ou bien à leur consistance molle ou pâteuse,
élastique, ou à leur fluctuation (ce dernier symptôme est le plus important pour reconnaître une
collection purulente). On distinguera s'il y a fluctuation en appliquant un ou plusieurs doigts de chaque main sur la tumeur, suivant son volume. Cela
fait, il faut appuyer alternativement avec le doigt ou
les doigts d'une seule main, tandis que ceux de
l'autre main restent simplement appliqués sur la
tumeur. Dans le cas de fluctuation, le doigt ou les
doigts immobiles sont soulevés par le pus déplacé
au moyen de la pression opérée par les autres doigts.

Pronostic des abcès superficiels. — En général
ils sont peu graves.

Traitement. — Dans les inflammations aiguës,
qui se terminent par suppuration, il ne faut pas dis-
continuer l'usage des antiphlogistiques actifs, bien
que la suppuration ait commencé, et si l'étendue de

l'engorgement inflammatoire circonférentiel est considérable, on fera bien de ne pas attendre qu'il soit entièrement fondu et mûr pour ouvrir l'abcès.

La résolution de l'engorgement plastique s'accomplira lorsque le pus s'écoulera librement au dehors, et que l'incision aura dégorgé les vaisseaux et les tissus par la saignée locale qu'elle provoque. On doit même ouvrir de bonne heure, dans les abcès du cou, de la gorge, pour éviter la suffocation.

On ne doit abandonner l'ouverture des abcès à la nature que lorsqu'ils sont peu volumineux, parce que les ouvertures spontanées sont souvent trop étroites, que le pus s'y écoule difficilement, que l'abcès devient souvent fistuleux, que la peau en est trop amincie et qu'alors l'abcès marche lentement vers la guérison.

L'abcès ouvert, on doit introduire entre les lèvres de la plaie une mèche de charpie proportionnée pour la longueur et la grosseur à l'étendue de l'ouverture, afin que celle-ci ne se cicatrice pas avant le fond, et pour éviter que l'abcès ne se reproduise ou ne devienne fistuleux. Puis on recouvre la mèche d'un cataplasme.

Puisque le mot *fistuleux* vient d'être prononcé, nous allons profiter de cela pour vous dire ce que l'on désigne sous le nom de *fistule*.

Une fistule est une ouverture morbide, étroite,

tendant, comme l'ulcère, à persister au lieu de guérir, et donnant passage à des matières morbides ou
normales, suivant qu'elle ne communique pas ou
qu'elle communique avec un conduit excréteur, cas
où les matières morbides et normales se trouvent
mélangées.

CHAPITRE III.

PANARIS.

On donne ce nom à l'inflammation des tissus qui entrent dans la composition des doigts.

Siége. — Tous les doigts peuvent être panarisés, pourtant l'indicateur, le médius et l'annulaire sont le plus souvent affectés.

Cette maladie est presque toujours bornée à un seul doigt.

Variétés. — Il y a deux variétés de panaris, un panaris superficiel, un panaris profond.

§ 1. — Panaris superficiel ou tourniole.

La première variété, qui est connue sous le nom de *tourniole*, est une inflammation érysipélateuse, ayant son siége à la dernière phalange, et souvent, au lieu de se trouver à la face palmaire du doigt, il siége à la face dorsale et entoure plus ou moins la matrice de l'ongle.

Cause. — Elle est plus souvent interne qu'externe, ce qui fait qu'il n'est pas rare de voir tous les doigts successivement atteints.

Symptômes. — Tuméfaction et rougeur de la

peau, accompagnées d'une douleur plus ou moins vive. Puis établissement, entre la peau et l'épiderme, d'un suintement de sérosité purulente, qui soulève celui-ci et donne lieu à une espèce de vessie transparente, qui ressemble assez bien à celle que produit ordinairement la brûlure.

Traitement. — Couvrir l'extrémité du doigt d'un cataplasme émollient, et aussitôt que la vésicule sera formée, l'ouvrir avec des ciseaux, en emportant une partie de l'épiderme enlevé, car si l'on tardait à faire cette petite opération, la vessie s'étendrait au pourtour de l'ongle. Panser avec du cérat. Le lendemain il faut achever d'enlever le reste de l'épiderme, partout où il est détaché de la peau, et si l'inflammation est bornée à la surface de celle-ci, on trouvera souvent un nouvel épiderme sous celui qu'on vient de soulever; mais il arrive parfois que l'inflammation a occupé toute l'épaisseur de la peau et a été assez considérable pour faire naître une suppuration qui détruit les adhérences de la racine de l'ongle.

Dans ces cas, l'ulcération ne disparaît pas aussi vite, parce que l'ongle détaché est un corps étranger qui arrête la cicatrice. Alors si le petit ulcère est profond et s'il règne dans toute la circonférence de l'ongle, celui-ci se détache peu à peu, tombe et est remplacé par une substance cornée ou un ongle nouveau moins régulier que le premier. Lorsque le bord de l'ongle n'est détaché que dans une partie de son contour, on doit le couper à mesure qu'il se détache, et placer, entre lui et les chairs qui suppurent, de la charpie très-fine, afin de les préserver de l'impression douloureuse de l'ongle.

Lorsque l'ongle n'est détaché que sur un des côtés, il s'élève quelquefois de l'ulcération de la

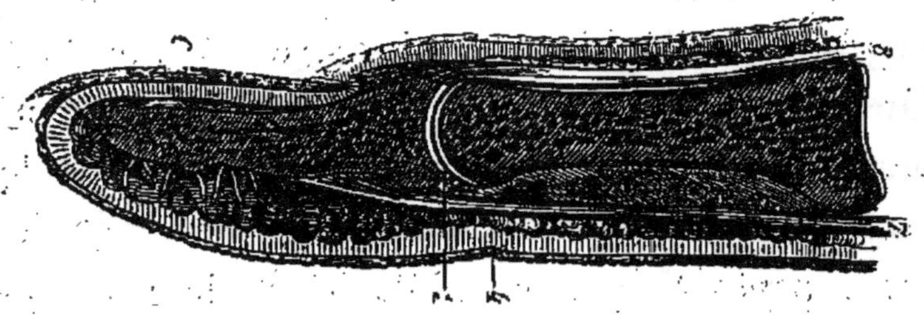

Fig. 10. — LE POUCE. — Coupe verticale.

peau une excroissance fongueuse très-douloureuse qu'il faut détruire avec le nitrate d'argent.

Dans certains cas, il arrive que la suppuration se forme sous l'ongle, ce qui détermine une douleur très-vive qu'on ne peut calmer qu'en donnant issue au pus, but qu'on atteint en râtissant l'ongle, et en le coupant très-près, lorsque la matière se trouve à son extrémité.

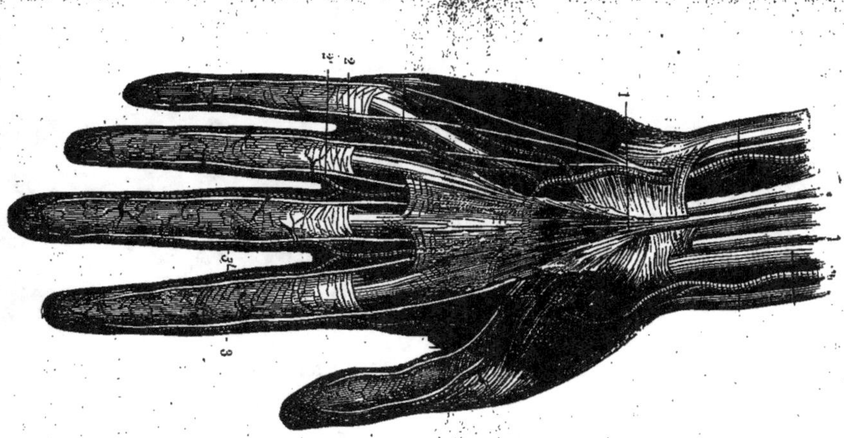

Fig. 11. — Muscles superficiels de la main.

1, Aponévrose palmaire. — 2, 2' Artères collatérales des doigts. — 3, 3' Nerfs collatéraux.

§ 2. — Panaris profond.

Causes. — Les piqûres, les pressions prolongées de la pulpe des doigts, le séjour d'épines et de fragments de petits corps étrangers restés dans les plaies étroites qu'ils ont faites aux doigts; enfin il arrive souvent que le panaris est produit par une prédisposition intérieure qui paraît liée à un état saburral des voies digestives.

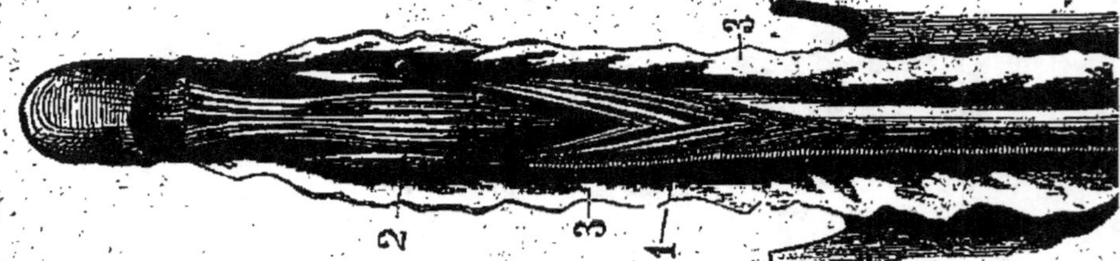

Fig. 12. — DISPOSITION DES TENDONS FLÉCHISSEURS DANS LEUR GAINE.

1, Tendon bifurqué du fléchisseur superficiel. — 2, Tendon du fléchisseur profond. — 3, Bords de la gaîne incisée.

Siége. — Il affecte toujours la région palmaire des doigts; lorsque l'inflammation se voit à la région dorsale, elle s'y est développée consécutivement et est rarement considérable.

La structure de la région palmaire rend compte de cette fâcheuse prédilection.

En effet, cette région des doigts contient un grand nombre de nerfs et de vaisseaux sanguins, qui rendent les douleurs plus vives et plus considérable le gonflement déterminé par l'inflammation. D'autre part, la densité du tissu cellulaire graisseux, l'épaisseur et la consistance de la peau mettent obstacle au gonflement qui tend à se produire et donnent lieu à une sorte de compression ou d'étranglement, étranglement qui a surtout lieu lorsque l'inflammation, outre les parties mentionnées ci-dessus, a gagné la gaîne des tendons fléchisseurs.

C'est à ces symptômes de compression que l'on doit attribuer la violence des symptômes locaux et généraux du panaris.

Symptômes. — Ils sont *locaux* ou *généraux*.

1° *Symptômes locaux.* — Douleur sourde plus ou moins étendue dans le doigt malade, qui ne tarde point à augmenter, à devenir pulsative et à être accompagnée de tension et de chaleur ; la peau devient rouge et luisante ; toute la partie est dure et excessivement sensible à la moindre pression et au moindre mouvement ; les artères collatérales présentent de fortes pulsations. Enfin, lorsque l'inflammation s'étend à la gaîne des tendons, la tension devient extrême, les douleurs deviennent lancinantes et intolérables ; le gonflement gagne rapidement les parties voisines, la paume de la main, l'avant-bras, le bras, quelquefois l'épaule et les parties latérales du thorax.

2° *Symptômes généraux.* — Malaise général,

soif vive, chaleur de la peau, fièvre plus ou moins

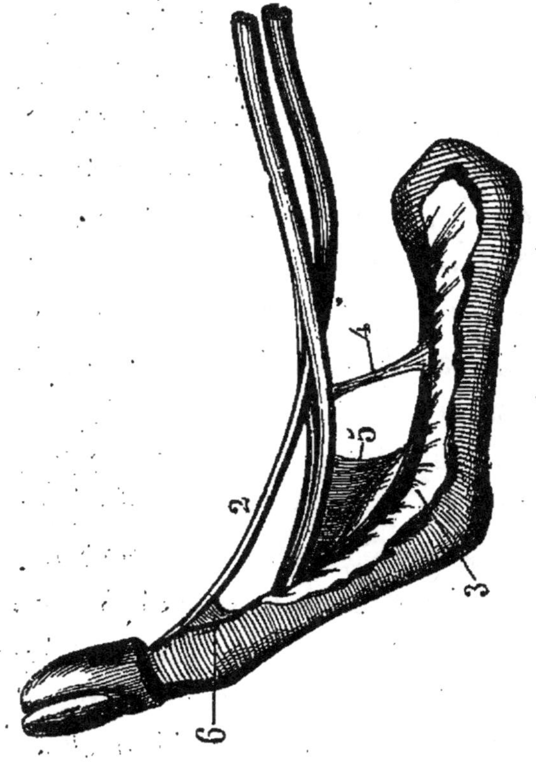
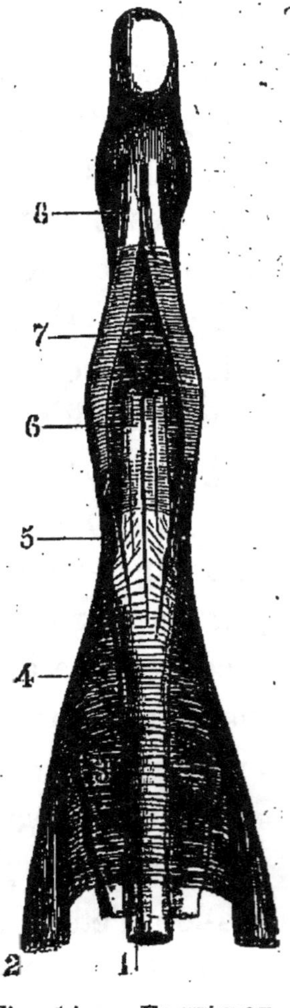

Fig. 13. — TENDON DES FLÉCHISSEURS DES DOIGTS DANS LEUR GAINE.

2, Tendon du fléchisseur profond. — 3, Bord renversé de la gaîne fibreuse des tendons. — 4, Filaments conjonctifs étendus du tendon profond à la partie profonde de la gaîne tendineuse. — 5, Filament de tissu conjonctif étendu de la partie profonde de la gaîne au tendon superficiel. — 6, Filament étendu de la gaîne au tendon du fléchisseur profond.

Fig. 14. — FACE DORSALE D'UN DOIGT AVEC SON APPAREIL TENDINEUX COMPLET.

intense, insomnie provoquée par l'acuité de la dou-

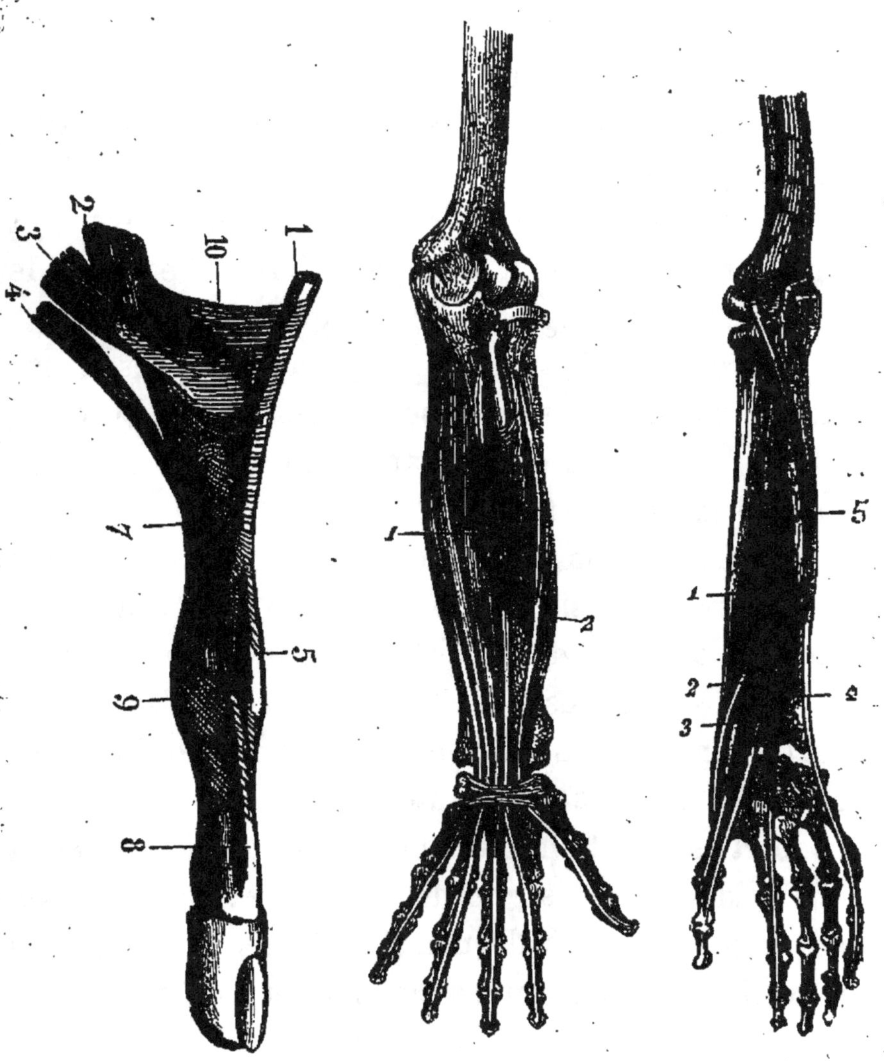

Fig. 15. — PARTIE LATÉ- Fig. 16. — FLÉCHIS- Fig. 17. — EXTEN-
RALE D'UN DOIGT.   SEURS DES DOIGTS.   SEURS DES DOIGTS.

leur; il peut y avoir des vomissements, du délire et des mouvements convulsifs.

Marche. — Elle est toujours aiguë.

Terminaisons. — Par résolution, par suppuration ou par gangrène.

La terminaison par *résolution* est excessivement rare, et il n'y a pas d'exemple qu'elle ait eu lieu, le mal s'étant prolongé au delà de quelques jours.

La *suppuration* est la suite à peu près constante du panaris, ses conséquences sont subordonnées à la violence de l'inflammation et à la manière dont la maladie est traitée.

L'inflammation étant peu intense, si on donne issue au pus aussitôt qu'il est formé, on prévient la dénudation de la gaîne des tendons, des tendons eux-mêmes, et l'abcès guérit comme ceux des autres parties; mais si, au lieu de pratiquer cette incision, on attend, le pus fond toutes les graisses et fait dans le doigt, surtout chez les personnes qui ont la peau et l'épiderme épais, un tel désordre, que la gaîne des tendons et ces derniers sont mis à nu, ce qui rend leur exfoliation inévitable et la flection du doigt perdue à jamais. Dans ce cas, si la maladie est abandonnée à elle-même, le pus perce la peau, et la partie séreuse de ce liquide s'arrêtant sous l'épiderme, le détache de la peau, tout autour du doigt, et forme une tumeur presque transparente, offrant une fluctuation manifeste : si l'on incise cet épiderme décollé, on aperçoit au-dessous de cette pellicule un petit trou par où le pus s'échappe. Dans ce cas la gaîne des tendons et ces derniers sont dénudés, ce qui amène leur exfoliation et par suite l'extension ou la roideur du doigt.

Terminaison par gangrène. — La gangrène arrive quelquefois, et lorsqu'elle est bornée au doigt le malade en est quitte pour la perte d'une partie ou de la totalité du doigt; mais lorsqu'elle s'étend à la main, à l'avant-bras et au bras, ce qui suppose toujours une disposition maladive générale, elle fait ordinairement périr le malade.

Traitement. — Le traitement se divise en *préservatif* et en *curatif*.

1º Le traitement préservatif n'est pas toujours applicable; car la formation du panaris est quelquefois spontanée. Lorsqu'un doigt a été piqué, il faut examiner si la piqûre est simple, si un corps étranger est resté dans la plaie ou si quelque substance délétère n'y a pas été déposée.

Si l'instrument dont on a été blessé est lisse, poli et très-propre, il convient de favoriser l'écoulement du sang par une légère pression, et pour peu que la douleur se prolonge ou augmente, on devra baigner pendant quelques heures la partie blessée dans un liquide tiède, composé avec une décoction de graines de lin ou de racines de guimauve, dans laquelle on ajoutera une ou deux têtes de pavots. A la sortie de ce bain on enveloppera la même partie d'un cataplasme.

Lorsqu'un corps étranger, comme une écharde, un morceau d'aiguille, est resté dans la chair, il faut en faire l'extraction, même en agrandissant la plaie, si on ne peut y parvenir avec les pinces à disséquer.

Enfin, lorsque l'instrument vulnérant est imprégné d'une liqueur putride ou d'un virus, il faut en prévenir l'absorption, qui pourrait déterminer des accidents plus ou moins graves, suivant la nature du virus.

Dans ce cas, on doit de suite laver la plaie dans de l'eau tiède, et en exprimer le sang à plusieurs reprises, pour entraîner le liquide malfaisant. (Dans ce but on pourrait pratiquer des succions au moyen d'une pipe, ce qui serait préférable à la bouche, car si les lèvres portaient quelque écorchure, il y aurait du danger.)

Après avoir fait saigner le plus possible la petite plaie, on la cautérise au moyen d'un liquide caustique, tel que l'acide nitrique sulfurique ou le beurre d'antimoine; on obtiendrait le même résultat avec un peu de potasse caustique.

A propos du danger que l'on court en se blessant avec un instrument souillé par une matière putride ou virulente, je crois devoir prévenir que le même danger existe à toucher ces mêmes matières avec des mains portant la plus petite écorchure. Ainsi, nous avons soigné une cuisinière qui courut le plus grand danger pour avoir vidé une volaille, lorsqu'elle avait une légère écorchure à un doigt. Cette femme eut un phlegmon diffus, compliqué de symptômes adynamiques, et ce ne fut qu'après un traitement long et très-douloureux qu'on parvint à la sauver.

Traitement curatif. — Les moyens propres à prévenir le panaris ayant été employés sans succès, il faut, dès le début de la maladie, tâcher de la faire avorter, et avoir recours aux antiphlogistiques avec énergie. Des applications de 15 à 20 sangsues seront faites successivement et d'une manière très-rapprochée à la base du doigt; les sangsues tombées, la main devra être baignée dans une décoction de racines de guimauve et de têtes de pavots à peine tiède, et dont la température sera entretenue la même avec le plus grand soin.

Dans l'intervalle de ces applications de sangsues et de ces bains, on enveloppera le doigt d'un cataplasme tiède, et l'on placera le bras en écharpe; le mieux serait de le placer, le malade étant couché, dans une position presque perpendiculaire; car nous avons vu plus haut le bon effet que le professeur Gerdy avait obtenu de cette position.

Concurremment avec ce traitement local, on devra donner des boissons tempérantes, telles que les
limonades végétales, et si, ce qui existe le plus souvent, la langue du malade est chargée, on donnera
avec avantage quelque purgatif doux comme la limonade de Roger, l'huile de ricin, l'eau de Pullna :
l'alimentation, suivant l'intensité de l'inflammation,
devra être nulle ou légère.

Bien que ce traitement ne réussisse pas toujours
à éviter l'incision, on ne devra pas négliger de le
faire faire, car il modère constamment les symptômes inflammatoires.

L'intensité de la maladie ne diminuant pas par
l'emploi de ces moyens, on ne doit pas perdre un
temps précieux ; il faut inciser de bonne heure la
partie malade. L'incision doit avoir une profondeur
proportionnée à l'étendue du mal, et avoir une longueur à peu près égale à celle des parties emflam-
mées. Si le panaris est profond, il ne suffit pas d'inciser la peau et le tissu cellulaire ; il faut en même
temps fendre la gaîne des tendons. Cette large incision faite de bonne heure, donne souvent issue à
une grande quantité de pus, et si celui-ci n'est pas
encore formé, elle est toujours très-utile. En effet,
elle détruit l'étranglement des parties (étranglement
qui, laissé à lui-même, détermine constamment une
mutilation plus ou moins grande de la main). Outre

cet avantage, ce débridement procure une saignée locale, de telle sorte qu'en ouvrant un panaris, n'importe à quelle date de son début, on est toujours certain d'agir dans l'intérêt du malade.

Cette opération faite, on continue pendant quelques jours encore l'usage des bains émollients et des cataplasmes. Le doigt étant revenu à peu près à son état normal, on panse la plaie avec un peu de charpie légèrement enduite de cérat, et si, par suite, des bourgeons charnus dépassent les lèvres de la plaie, vous devez les réprimer en les touchant avec un crayon de nitrate d'argent.

CHAPITRE IV.

FURONCLE OU CLOU.

Affection inflammatoire, siégeant dans la couche la plus profonde du derme et les paquets cellulo-graisseux contenus dans la couche sous-dermique (voir fig. 1, p. 35).

Il se montre sous la forme d'une petite tumeur circonscrite, dure, élevée en pointe au milieu, et dépassant un peu le niveau de la surface de la peau. Cette tumeur est douloureuse, et lorsqu'elle se termine par suppuration, ce qui arrive presque toujours, elle laisse échapper une matière grisâtre, concrète, qu'on appelle *bourbillon*. Cette matière a été considérée, par les uns comme du tissu cellulaire gangrené, par d'autres comme un produit de sécrétion, une véritable fausse membrane.

Siége. — Toutes les parties du corps, excepté la paume des mains et la plante des pieds.

Nombre. — Le furoncle est rarement isolé; le nombre en est quelquefois très-considérable.

Volume. — Il excède rarement celui d'un œuf de pigeon, et est toujours en raison inverse du nombre.

Causes. — Elles sont internes ou externes. Parmi

les premières, on range la fin de certaines maladies, comme la rougeole, la variole, une fièvre continue; dans ce cas, son apparition est considérée comme une éruption terminale et critique qui juge la maladie.

Le changement de nourriture, surtout celui d'une mauvaise nourriture contre une meilleure (ce qui arrive souvent aux conscrits mieux nourris au régiment que chez eux), et un état saburral des premières voies.

Enfin, au printemps, il se montre parfois chez les individus qui paraissent très-bien se porter ; ce qui pourrait bien dépendre d'une exubérance momentanée de santé.

Causes externes. — Tout ce qui irrite la peau. M. le docteur Peiffer attribue à l'usage du col carcan la fréquence des furoncles qu'on remarque à la nuque de ceux qui en font usage.

La malpropreté joue aussi un très-grand rôle dans son développement. Ainsi, suivant M. Levillain, la crasse des chevaux, détachée par l'opération du pansage et répandue dans l'air, s'attache à la peau des soldats, et, par l'irritation qu'elle y détermine, cause souvent chez ces derniers des furoncles.

Symptômes, marche et guérison. — Tumeur d'un rouge plus ou moins vif, tirant parfois sur le violet, à base large, située au-dessous de la peau, et à

sommet pointu, accompagnée d'une douleur péné-
trante et augmentant de plus en plus. Parfois, le
sommet de la tumeur présente une vésicule contenant un liquide trouble; au bout de six à huit jours,
cette tumeur se ramollit et présente à son point cul-
minant une petite ouverture, orifice d'un canal
creusé de dedans en dehors, laissant écouler un peu
de pus et destiné à laisser sortir le bourbillon, lequel se présente sous la forme d'une masse grisâtre
dont on favorise l'expulsion par une légère pression;
quelques gouttes de sang suivent la sortie du bourbillon, puis la cavité qui le contenait se resserre et
finit par se cicatriser.

Diagnostic. — Le furoncle est une maladie très-
douloureuse, parfois très-gênante, suivant le lieu
affecté, mais peu grave.

Traitement. — Cataplasmes émollients de fécule
de pommes de terre, de riz cuit, de mie de pain,
de farine de graine de lin très-fraîche, qu'on arrose
avec du laudanum, bains généraux. Lorsque le sommet du furoncle se perfore, on doit en presser légèrement les côtés, afin de faciliter la sortie du bourbillon. On peut aussi dans ce but, lorsque le sommet
n'est pas encore perforé, y appliquer un emplâtre
de Diachylon ou d'onguent de la mère Thècle.

Lorsqu'un furoncle se développe sur le périnée,
et qu'il gêne l'expulsion de l'urine, on doit appli-

quer des sangsues, afin de combattre l'engorgement;
on doit faire de même lorsqu'il est très-volumineux
ou qu'il détermine l'inflammation des vaisseaux
lymphatiques. Dans le cas d'un grand volume ac-
compagnant une vive douleur, on ne doit pas hésiter
à recourir à l'incision, afin de détruire l'étranglement des parties affectées.

Lorsque plusieurs furoncles se succèdent, on doit,
outre les bains, se purger une ou deux fois par
semaine avec de l'eau de Sedlitz, de Pullna, ou une
limonade magnésienne comme celle de Roger : on
se trouve aussi très-bien dans ce cas de l'usage de
l'eau de goudron, à la dose de quatre à cinq verres
par jour.

CHAPITRE V.

ANTHRAX.

C'est une maladie qui ne diffère du furoncle que par son volume plus grand. En effet, le furoncle, étant une tumeur produite par l'inflammation d'un paquet aréolaire sous-dermique avec sécrétion et dépôt de matière concrète dans une cellule, l'anthrax est produit par l'inflammation de plusieurs paquets aréolaires sous-dermiques, avec sécrétion et dépôt de matière concrète dans les cellules.

Causes. — Les mêmes que celles du furoncle.

Symptômes. — L'inflammation existant dans une plus grande surface, la tumeur, bien que proéminente, ne présente pas un sommet pointu, comme dans le furoncle. L'anthrax peut acquérir un volume considérable et occuper un espace très-large; sa marche a été divisée en quatre périodes.

La première, qui est parfois précédée de fièvre, de perte d'appétit et de nausées, dure huit à dix jours, à partir de l'apparition de la tumeur. Cette tumeur est circonscrite à son début et s'annonce ordinairement par des démangeaisons; elle est dure, tendue, d'un rouge livide et couverte d'une peau luisante. Alors apparaissent des douleurs brûlantes, accompagnées d'une tension considérable.

Dans la deuxième période, qui peut durer de trois à vingt jours, la tension de la peau augmente ainsi que les douleurs ; de la fièvre survient, l'épiderme qui recouvre la tumeur se soulève, se détache, et laisse voir au-dessous de lui le derme livide, tendu et luisant. La tumeur palpée, on reconnaît qu'elle repose sur une base indurée, large et profonde, tandis qu'elle-même présente une sorte d'empâtement à son centre. La maladie continuant ses progrès, une ulcération, marchant du dedans en dehors, ne tarde pas à perforer plusieurs endroits et à donner issue à des gouttelettes d'un pus grisâtre ; enfin ces perforations s'agrandissent et laissent apercevoir les bourbillons, correspondant à chaque alvéole sous-dermique enflammée. Souvent il s'opère un grand décollement de la peau, ce qui fait que lorsque la tumeur est vidée, le derme, criblé de trous correspondant aux cavernes vides, ressemble assez bien à un guêpier.

Au fond des vastes anthrax, on aperçoit quelquefois l'aponévrose qui recouvre les muscles percée de trous et laissant, par la pression, sourdre du pus, ce qui indique une infiltration purulente profonde, plus ou moins étendue.

La troisième période est celle de la réparation, et

elle dure plus ou moins longtemps, suivant les désordres éprouvés et surtout l'amincissement de la peau, amincissement qui, quand il est trop prononcé, s'oppose à la cicatrisation et oblige le chirurgien à réséquer les parties amincies ; car attendre leur destruction des progrès de l'ulcération serait parfois très-long.

Pronostic. — Beaucoup plus grave que celui du furoncle. L'anthrax, qui se développe sur des individus affaiblis par l'âge et la misère, est extrêmement grave et compromet souvent l'existence. Du reste, on cite des cas de mort déterminés par cette maladie.

Diagnostic. — Suivant certains auteurs, l'anthrax peut être confondu avec la pustule maligne, désignée sous le nom de *charbon* ou *d'anthrax malin*. Nous montrerons, en traitant du diagnostic de la pustule maligne, qu'il y a autant de ressemblance entre l'anthrax et la pustule maligne qu'il y en a entre le ruisseau de la rue et la Seine.

Traitement. — Au début de la maladie, on pourra appliquer des sangsues, puis des cataplasmes émollients, rendus narcotiques au moyen de décoction de têtes de pavots.

Mais ce qu'il y a de mieux à faire pour le traitement de l'anthrax, c'est de le diviser par deux incisions qui se croisent et qui intéressent toute son étendue et sa profondeur. Une longue expérience a sanctionné l'utilité de cette pratique très-vantée par Dupuytren, et, ce qui se comprend parfaitement, d'après l'analyse anatomique de l'anthrax, qui met à découvert deux maladies accumulées sur un point :

1º Affection des follicules de la peau (voir fig. 1, p. 35).

2º Autour de ces follicules enflammés, une phlegmasie du tissu cellulaire sous-cutanée, tendant à la gangrène.

Ici, l'affection tégumentaire se trouve donc compliquée par un phlegmon diffus. Or le traitement par excellence du phlegmon diffus étant l'incision, il n'y a rien de surprenant à ce que le traitement par excellence de l'anthrax soit l'incision multiple et profonde.

Les incisions faites, il faut pendant quelques jours, à chaque pansement, presser les lambeaux, afin d'en exprimer le pus et la matière concrète dont ils sont pénétrés comme des éponges.

On doit, en même temps, continuer l'usage des émollients, sous forme de bains et de cataplasmes. Durant le traitement de cette maladie, il peut se présenter bien des indications à combattre; mais ces indications sortent de mon sujet, et votre médecin vous indiquera les moyens de les remplir.

CHAPITRE VI.

BRULURE.

La brûlure est une lésion plus ou moins grave, produite sur une partie vivante par l'action du calorique concentré ou par l'action de certains agents chimiques caustiques.

Les corps, en dehors des agents chimiques, susceptibles de produire la brûlure, agissent avec d'autant plus d'énergie, qu'ils sont plus denses. Ainsi, les métaux, chauffés jusqu'au rouge, produisent des brûlures plus profondes que les liquides saturés de tout le calorique qu'ils peuvent contenir.

L'eau simple en ébullition brûle moins que ce même liquide contenant en solution une matière saline.

Les liquides gras produisent, toutes choses égales d'ailleurs, des brûlures plus profondes que·les autres liquides; ce fait qui, au premier abord, a l'air de démentir celui énoncé ci-dessus, que les corps agissaient d'autant plus comme caustiques qu'ils étaient plus denses, dépend de ce que les corps gras exigent une plus haute température pour entrer en ébullition que l'eau, par exemple, qui, à l'air libre, bout à 100 degrés et se volatilise.

Causes. — Elles comprennent tous lés modes par lesquels le calorique se manifeste à nous.

1º *Le calorique rayonnant* ne produit en général que des brûlures superficielles.

C'est lui qui donne lieu à ces érythèmes connus sous le nom de coups de soleil. Les rayons solaires ne se contentent pas toujours d'enflammer superficiellement la peau ; ils peuvent produire par leur intensité et leur action prolongée, des érysipèles, des phlegmons, et même produire la mort.

Nous avons eu l'occasion de voir survenir cette terrible issue chez un homme qui, étant ivre, s'était endormi dans une carrière de sable.

2º La combustion du gaz, qui produit la flamme, entraîne des accidents plus redoutables que ceux dus au seul calorique rayonnant. La flamme s'attache aux tissus, racornit d'abord les téguments, puis les détruit et arrive ainsi jusqu'aux couches graisseuses qui fournissent à la combustion rapide un aliment d'une redoutable puissance. Ainsi s'explique la combustion d'un membre chez une personne dont les vêtements s'enflamment.

3º Les liquides bouillants agissent suivant leur capacité pour le calorique. Il arrive parfois que des personnes inattentives causent des brûlures dans des endroits où l'on n'est pas habitué à les rencontrer. Ces brûlures se remarquent chez des enfants auxquels on fait avaler des liquides bouillants à l'aide de longs tuyaux métalliques, de biberons; quelques enfants succombent à ces lésions.

4º Les corps solides produisent des brûlures plus profondes que larges.

Tous ces agents agissent :

1º Suivant la durée de leur application;
2º Suivant l'état de finesse ou de callosité de la peau;
3º Suivant la présence ou l'absence de vêtements.

§ 1. — DIVISION DE LA BRULURE.

Plusieurs degrés ont été successivement reconnus; d'abord trois, puis quatre et enfin six degrés; cette dernière division, qui appartient à Dupuytren, est généralement suivie aujourd'hui.

Le *premier degré* de cette classification comprend l'inflammation érythémateuse (rougeur).

Le second, une inflammation avec phlyctènes (vésicules). Le troisième, la mortification superficielle du derme. Le quatrième, la mortification de la totalité de la peau et du tissu cellulaire sous-cutané.

Le cinquième, celle des parties molles, y compris les aponévroses et les muscles. Le sixième, la carbonisation de tout le membre.

§ 2. — Symptômes.

Ils sont locaux et généraux :

1º *Locaux*.

Malgré la nomenclature exposée ci-dessus des six degrés que peut parcourir la brûlure, nous ne croyons pas qu'il entre dans le cadre d'une chirurgie domestique d'exposer les symptômes locaux de tous ces degrés, et nous nous contenterons d'indiquer ceux des trois premiers.

1er *Degré*. La brûlure de ce degré, qu'elle soit produite par le calorique rayonnant ou l'impression d'un liquide au-dessous de 100 degrés, est caractérisée par une rougeur diffuse de la peau, une légère tuméfaction et une douleur cuisante.

Ces symptômes disparaissent en général assez vite, et il n'est pas rare de voir ensuite l'épiderme se flétrir et s'exfolier. Lorsque ce degré de brûlure se renouvelle souvent, la peau se ride, s'épaissit et se couvre de vergétures, de marbrures. Cet état de la peau se remarque sur le visage des personnes qui soufflent le verre, et à la partie interne des membres inférieurs des femmes qui font usage de chaufferettes trop chaudes.

§ 3. — BRULURE DU DEUXIÈME DEGRÉ.

Elle est caractérisée surtout par la présence de phlyctènes. Ces soulèvements épidermiques, qui contiennent de la sérosité, se montrent, en général, très-promptement, parfois aussitôt que le corps chaud a cessé d'agir sur les tissus.

Les phlyctènes une fois formées, on doit bien se garder d'enlever leur pellicule épidermique, sous peine de mettre le derme à nu, lequel, au contact de l'air, peut déterminer une très-vive douleur, si l'inflammation se développe dans les couches les plus superficielles des téguments qui suppurent.

Dans ce cas, il faut se contenter de percer les phlyctènes dans le point le plus déclive; ce qui permet au liquide de sortir peu à peu de la vésicule épidermique, et à mesure qu'il se reproduit. Lorsque le liquide cesse d'être sécrété, l'épiderme primitif s'exfolie et découvre une nouvelle couche épidermique.

De ces remarques sur la manière dont se comportent les brûlures, suivant qu'on déchire ou ne déchire pas leur pellicule, il résulte qu'on doit prendre les plus grandes précautions, lorsque l'on déshabille les personnes brûlées, afin d'éviter l'arrachement des vésicules.

§ 4. — BRULURE DU TROISIÈME DEGRÉ.

Généralement elle est produite par des liquides gras, enflammés, par des corps solides en ignition.

Elle existe sous deux formes :

L'une humide, dans laquelle il y a des phlyctènes avec plaques ramollies de la portion superficielle du derme; l'autre sèche, avec l'épiderme desséché, des escarres souples, jaunâtres, déprimées, insensibles à un léger contact; au bout de quelques heures ou d'un jour, la douleur cesse et ne reparaît qu'après six à huit jours, quand il se développe autour des escarres une inflammation éliminatrice; peu à peu les parties mortifiées se détachent, et il reste une surface granuleuse qui se cicatrise à la façon des plaies simples.

Ces trois degrés de la brûlure existent souvent simultanément; il n'y a que le premier degré qui puisse exister seul.

La douleur qui accompagne les brûlures est toujours très-vive.

En général, elle est plus intense quand la peau n'a été brûlée qu'à sa surface et que l'épiderme est détaché que lorsqu'elle a souffert un degré de chaleur capable de détruire entièrement son organisation.

Dans les brûlures fort étendues, la douleur est quelquefois si violente qu'elle produit les convulsions et même le tétanos.

Quel que soit le degré de la brûlure, si elle est peu étendue, ses effets se bornent à la partie malade. Lorsque, au contraire, elle est très-considérable, qu'elle a son siége sur la poitrine ou au ventre, la fièvre survient et la mort peut survenir. Dans le cas où le malade résiste à ces accidents, il survient une suppuration considérable, à laquelle il succombe ordinairement du 25e au 40e jour.

Diagnostic. — Il n'est pas toujours facile à établir, même après l'examen de la partie, et avec la connaissance de la nature du corps comburant et de la durée de son application.

En effet, avant le neuvième ou le douzième jour, l'inflammation n'étant pas arrivée à son summum d'intensité, les parties n'ont pas encore pris la couleur qui ne laisse aucun doute sur leur désorganisation.

C'est cette marche de l'inflammation déterminée par la brûlure qui donne lieu au préjugé de ceux qui pensent que cette dernière fait des progrès pendant neuf jours.

Pronostic. — Il varie suivant le degré, l'intensité de la brûlure, la nature des parties affectées, l'âge et la constitution du malade. Ainsi, elle est plus dangereuse chez les enfants et les vieillards que chez les adultes.

Traitement. — Si la partie brûlée est couverte, on doit la découvrir avec précaution, afin d'éviter de déchirer les phlyctènes qui peuvent se trouver sur la partie malade.

Cela fait, il faut tâcher de prévenir la congestion. Les moyens les plus efficaces pour atteindre ce but sont les réfrigérants, tels que les bains prolongés pendant plusieurs heures dans l'eau froide, additionnée de deux cuillerées de sous-acétate de plomb liquide par litre d'eau. Dans le cas où la partie ne peut pas être immergée, on la couvre de compresses imbibées de ce liquide, et, avec une éponge fine, on fait des ablutions, afin d'éviter l'élévation de température des compresses appliquées.

Lorsqu'il existe une contre-indication qui défend d'avoir recours aux applications froides, on a recours au coton cardé, qui s'oppose au contact de l'air, toujours douloureux, ou au corps gras. Parmi ces derniers, je ne saurais trop recommander un onguent qu'employait ma grand'mère, qui, ayant reçu une éducation chrétienne, comme on en donnait il y a un siècle, croyait qu'il était de son devoir de secourir les malheureux et de panser leurs infirmités, quelque dégoûtantes qu'elles fussent.

Cet onguent, dont je donne ci-dessous la formule

je l'ai employé peu souvent, mais je dois à la vérité de dire que, chaque fois que j'en ai fait usage, j'ai reconnu sa supériorité sur les autres compositions de ce genre :

Verdet tamisé	3	grammes.
Diapalme	100	—
Térébenthine de Venise	100	—
Beurre de mai	500	—
Cire jaune *de l'année*	250	—
Huile d'olive	67	—

Il faut faire fondre le beurre au bain-marie et l'écumer ; cela fait, on ajoute le diapalme et la cire, on remue de temps en temps afin de bien mélanger ces diverses substances ; ensuite on ajoute le verdet, que l'on a broyé dans un mortier, avec l'huile d'olive, puis la térébenthine ; on laisse ensuite sur le feu une dizaine de minutes, en ayant le soin de toujours remuer ; au bout de ce temps, on verse dans des pots qu'on laisse refroidir avant de les recouvrir.

Cet onguent est, pour ainsi dire, inaltérable. J'en conserve, depuis plus de vingt ans, un pot qui, quoique entamé depuis ce temps, ne présente nulle trace d'altération, et ne sent nullement le rance.

Au début de la brûlure, cet onguent doit être étalé sur un linge de toile, de manière à ce que toutes les parties du linge qui doivent recouvrir la partie malade soient enduites. Cela fait, on fera bien de recouvrir avec des compresses d'eau froide ou d'une vessie à moitié pleine d'eau, qu'on renouvellera au fur et à mesure qu'elle s'échauffera. Dans le cas de contre-indication du froid, on emploiera de la charpie ou de la ouate.

La brûlure étant arrivée à la période de suppuration, on devra étendre l'onguent sur du linge troué, afin de permettre au pus de passer à travers ces trous, ce qui procure à la plaie l'avantage de ne pas croupir dans le pus et expose moins aux accidents de résorption purulente.

Nous ne terminerons pas ce chapitre sans dire un mot du traitement de la brûlure par les applications de compresses imbibées d'eau-de-vie, d'autant mieux que c'est un moyen à la portée de tout le monde, qui n'exige que le soin d'humecter d'eau-de-vie les compresses au fur et à mesure qu'elles paraissent se sécher, ce qui calme les douleurs en très-peu de temps et empêche la formation des ampoules vésiculeuses à la surface des parties brûlées, ampoules qui retardent toujours un peu la guérison.

———

CHAPITRE VII.

EFFETS DU FROID.

Après avoir examiné les lésions produites sur le corps humain par le calorique concentré, nous croyons utile de mentionner celles qui résultent d'une température très-basse.

En dehors de toutes les affections internes que le froid peut causer, lorsqu'il est assez grand pour produire la congélation des rivières, on remarque que les lèvres, d'abord hâlées, se gercent, deviennent douloureuses, que les mains et les pieds se gonflent, se couvrent d'engelures qui peuvent donner lieu à des ulcères difficiles à guérir par une température aussi rigoureuse.

Le vent froid a une action plus énergique que l'air froid, mais calme. Ainsi Parry affirme qu'à l'air calme, les Anglais bien vêtus ont supporté sans inconvénient, pendant 15 heures, un froid de 39° R., tandis que par un froid de 28 à 29°, accompagné d'une légère brise, ils étaient obligés de rester renfermés.

Il y a beaucoup d'exemples où le froid a enflammé, gelé et frappé de mort les orteils, le nez et les oreilles.

« J'ai bonne mémoire, dit Paré, d'avoir médicamenté, en Piémont, plusieurs soldats ayant passé les montagnes en hiver, desquels les uns, par l'extrême froid, avaient perdu les oreilles, les autres la moitié du bras, d'autres les orteils, beaucoup y perdirent la vie ; témoin la Chapelle des Transis, située sur le Mont-Cenis. »

En 1600, un pèlerin breton souffrit, à son retour de Rome, un froid si vif dans le mont Saint-Bernard, où il s'était égaré, et où il passa la nuit dans la neige, que le bout des doigts de la main droite tomba en gangrène ; ce qui força Fabrice de Hilden à amputer le doigt vers le métacarpe (obs. 87).

Le même auteur affirme que la gangrène s'observe souvent chez les gens qui voyagent en hiver, surtout dans les climats glacés des Alpes, de l'Islande, de la Norvége, de la Livonie et d'autres contrées septentrionales. Au rapport d'Olaüs Magnus et d'autres auteurs, c'est une chose commune d'y trouver en hiver des gens morts de froid. Plusieurs y perdent les oreilles, le nez et les doigts, etc.

A la suite, de Hilden ajoute qu'il a donné des soins, en décembre 1588, au comte Mansfeld, qui, par suite du froid, avait aux deux pieds une gangrène qui lui emporta quelques orteils ; dans le même temps, il traita plus de cinquante cavaliers et fantassins allemands pris de la même affection ; il en guérit plusieurs, mais il y en eut qui perdirent la jambe, le pied et la main.

Borelli rapporte une observation analogue dans sa troisième centurie (Observation 24e).

Le père Charlevoix prétend n'avoir jamais passé l'hiver au Canada sans avoir vu porter à l'hôpital général quelqu'un à qui il fallait couper un bras ou une jambe gelée. (Prévot, *Hist. gén. des voy.*, t. XV, p. 215.)

Dans ce même tome XV de l'histoire de Prévot, Ellis dit, dans son voyage de 1747 à la baie d'Hudson, que plusieurs matelots de l'équipage anglais eurent le visage, les oreilles et les doigts des pieds gelés, mais avec peu de danger. Pendant que la chair était dans cet état, elle était blanche et dure comme de la glace.

Maupertuis, dans le même volume, p. 351-352, raconte que le froid était si grand à Torneä, situé au 65° de latitude nord, que dès qu'on ouvrait la porte d'une chambre chaude l'air du dehors convertissait aussitôt en neige la vapeur qui y était suspendue et la roulait en tourbillons blancs. Lorsqu'on sortait, il semblait déchirer l'intérieur de la poitrine; à voir la solitude qui régnait dans les rues, on eût dit que presque tous les habitants étaient morts. On y voyait des gens mutilés par le froid, et les naturels d'un climat si dur y perdent quelquefois le bras et la jambe. Le froid, toujours extrême dans ce pays, reçoit souvent des augmentations subites, qui le rendent presque infailliblement funeste à ceux qui s'y trouvent exposés.

MÉCANISME DE LA GANGRÈNE PAR CONGÉLATION.

D'après des expériences de M. Poisseuille, le mécanisme de cette gangrène serait le suivant:

Dans une partie vivante soumise à un abaissement de température, les globules se ralentissent de plus en plus et finissent par s'arrêter; les capillaires ne paraissent pas resserrés, leur diamètre reste sensiblement le même; la couche de serum immobile qui tapisse leurs parois paraît très-considérablement augmentée. Alors, il en est du sang dans cet état comme de tout autre liquide, il se congèle et les parties qu'il animait sont frappées de mort.

D'après Larrey, le froid ne serait pas précisément la cause de ces graves accidents. Voici ses paroles:

« Tous les médecins qui ont écrit sur cette mortification, considèrent le froid comme sa cause déterminante. »

Cependant, si nous portons notre attention sur le temps de l'explosion de cette maladie, nous pouvons-nous convaincre que le froid n'en est que la cause prédisposante.

« En effet, ajoute-t-il, pendant les trois ou quatre jours qui précédèrent la bataille d'Eylau (le mercure était descendu du 10 au 15° Th. R.), et jusqu'au deuxième jour de la bataille, pas un soldat ne s'était plaint de quelque accident dépendant de la congélation, néanmoins nous avions passé ces journées et une grande partie des nuits des 5, 6, 7, 8 et 9 février dans la neige et sous les frimas les plus rigoureux; mais la température s'étant élevée tout à coup dans la nuit du 9 au 10 février jusqu'à 3, 4, 5 + 0, le dégel survint précédé d'une sombre pluie de verglas. Dès ce moment arrivèrent à l'hôpital un grand nombre de soldats, se plaignant de vives douleurs dans les pieds, d'engourdissements, de pesanteur et d'un fourmillement incommode dans les extrémités, qui étaient d'un rouge obscur et à peine tuméfiées. Chez quelques-uns, une rougeur légère colorait le dos du pied et s'étendait vers la base des orteils; chez d'autres, ces doigts privés de mouvement, de sentiment et de chaleur, étaient déjà noirs et comme desséchés. Tous les malades déclarèrent qu'ils n'avaient éprouvé aucune sensation pénible pendant le froid rigoureux qu'ils avaient eu à supporter aux bivouacs des journées des 5, 6, 7, 8 et 9 février, et que c'était dans celle du 10, où la température varia de 18 à 20°, qu'ils s'aperçurent des effets de la congélation.

« Ils ressentaient d'abord un fourmillement douloureux dans les pieds, à ce phénome succédaient de l'engourdissement, de la gêne, un sentiment de pesanteur et enfin l'impuissance du mouvement. » (*Mém. de chirurg. milit.*, t. III, p. 60.)

Ce passage de Larrey peut-il autoriser cet auteur à affirmer que le froid n'est que la cause prédisposante de la gangrène par congélation, et se mettre ainsi en opposition avec tous ceux qui prétendent que l'intensité du froid est la seule cause déterminante de cette maladie? Nous ne le pensons pas. En effet, le dégel qui survint le 10 fevrier fut précédé d'une sombre pluie de verglas, et ce fut à dater de ce moment que les soldats arrivèrent à l'hôpital.

Or, de même que la température de l'air ambiant s'élève, lorsqu'il va neiger, phénomène dû au calorique latent que l'eau abandonne pour passer à l'état de glace, de même la glace ne peut fondre qu'en absorbant le calorique des corps sur lesquels elle repose et celui de ceux qui l'environnent. Il n'y a donc rien d'étonnant à ce que des parties exposées pendant un certain temps au contact d'eau glacée qui absorbe leur calorique, finissent par se congeler; c'est par la même raison que les marins anglais cités par Parry supportaient moins bien un froid de 28 à 29° accompagné d'une légère brise, qu'un froid de 39° R. à l'air calme.

Les congélations sont un des moindres maux que produise le froid. Souvent il cause la mort, et plus d'une brillante armée a été ravagée par lui: Xénophon, dans sa retraite des Dix Mille, affirme qu'il périt beaucoup de monde en traversant les montagnes d'Arménie, couvertes de neiges abondantes. Alexandre-le-Grand, d'après Quinte-Curce (liv. VII, § 10 et 11), vit également son armée décimée dans une occasion semblable. En 1568, les troupes allemandes, lors de leur retraite précipitée à travers les Alpes, éprouvèrent aussi des désastres. (Fabrice de Hilden, *De la gangrène*, chap. IV.)

Le mémorable hiver de 1709 détruisit une partie de l'armée de Charles XII. Ainsi, dans une de ses marches, ce souverain vit tomber morts de froid deux mille hommes. (Voltaire, *Hist. de Charles XII*, livre IV.)

Mais tous ces souvenirs s'effacent devant le grand désastre de 1812, dont Larrey, Desgenettes, Jouffret, Ségur, etc., nous ont laissé la douloureuse histoire.

Symptômes. — Le froid plonge parfois les transis dans un engourdissement qui les invite au sommeil, et ce besoin de sommeil devient si grand pour eux, qu'il s'y abandonnent, lors même qu'ils savent très-bien que ce perfide repos leur ouvre les portes du tombeau. Le premier voyage de Cook autour du monde en contient un exemple remarquable. Celui de Solander, qui, dans une relâche à la Terre de feu, ayant entrepris avec Banks une incursion botanique, fut saisi par le froid, et se laissant aller aux charmes d'un repos délicieux, refusait de retourner aux vaisseaux, aimant mieux périr d'une mort pleine de volupté que de supporter les angoises d'une marche qui troublait son repos.

Ce sentiment de fatigue qui s'empare du corps et fait préférer tous les périls aux souffrances d'une marche plus longtemps prolongée, a été signalé par Xénophon.

Du reste, le sommeil hivernal de certains animaux, l'engourdissement des reptiles, sont des phénomènes qui se rapprochent de ceux que je viens de décrire.

Mais l'engourdissement produit par le froid n'est pas toujours agréable; il est parfois douloureux. Quinte-Curce a signalé ses terribles effets sur les soldats d'Alexandre. Des voyageurs périrent de la même manière en 1732, sur les côtes septentrionales de l'Islande : leurs membres se raidirent avec douleur et ils moururent tous, enchaînés dans leurs lits par la violence d'un froid excessif. (*Mém. de Champeaux* dans ceux de l'Académie de chir., obs. 19.)

La mort est souvent précédée d'une sorte d'idiotisme, de difficulté de parler, de faiblesse ou de perte de vue, et quelquefois les personnes saisies du froid chancellent comme des gens ivres et expirent sur la place.

Les soldats d'Alexandre dans les montagnes du Caucase indien, et ceux de Napoléon dans les plaines de la Russie, ont présenté ces phénomènes alarmants à 21 siècles de distance. Quinte-Curce d'une part et Larrey de l'autre en ont été les historiens.

Le premier raconte que l'armée, manquant de tout secours humain dans la solitude de ces montagnes, éprouva tout ce que l'on peut souffrir de maux, la disette, le froid, la fatigue et le désespoir. Ces neiges, inaccoutumées pour ces soldats grecs, en firent périr un grand nombre. Elles leur enflammaient les pieds, et leur attaquaient surtout les yeux. Opprimés par le froid, ils tombaient sous sa main de glace. Manquaient-ils de s'agiter, il enchaînait leurs mouvements, et il leur était impossible de tenter le moindre effort pour se relever.

Les malheureux qu'il avait engourdis étaient excités par leurs camarades; car se forcer de marcher était le seul remède contre de si grands maux. Alors en effet, la chaleur ranimée de la vie rendit aux membres quelque vigueur, et ceux qui purent gagner les huttes des Barbares se rétablirent promptement. (Quinte-Curce, livre VII, ch. II.) La neige de ces déserts était durcie par le froid et couvrait la terre à une si grande hauteur que l'on n'y voyait pas la moindre trace d'oiseaux et de bêtes féroces. (Quint-Curce, livre VII.)

Larrey dit, en parlant des soldats de Napoléon : « La mort de ces infortunés était devancée par la pâleur du visage, par une sorte d'idiotisme, par la difficulté de parler, par la faiblesse de la vue et même par la perte totale de ce sens. Quelques-uns marchaient encore en cet état, conduits par la main de leurs camarades ; cependant, les muscles s'affaiblissaient, ils chancelaient sur leurs jambes comme des ivrognes et tombaient enfin. La chute était alors le signe assuré de leur mort. Ceux qui s'écartaient des colonnes serrées de l'armée, tombaient dans la neige des fossés, où la mort les saisissait bientôt, après les avoir frappés d'un engourdissement douloureux et d'un assoupissement léthargique. Dans quelques cas, l'émission involontaire des urines précédait le dernier soupir. » (*Mém. de chir. méd.*, t. IV, p. 127.)

Desgenettes, dans son discours à la Faculté du 7 novembre 1814, dit avoir entendu ces infortunés se plaindre qu'un voile obscurcissait leurs yeux, et il ajoute : « Ces organes, momentanément hagards, devenaient immobiles ; les muscles du cou se raidissaient, la raideur gagnait le tronc, les jambes fléchissaient sous le corps, et les malheureux tombaient à terre. »

Larrey a vu des hémorrhagies nasales précéder la mort des transis.

Traitement. — Le traitement applicable aux individus que le froid a jetés dans un état de torpeur ou de suspension des parties vitales, consiste à communiquer au corps du calorique, de la manière la plus graduelle ; et d'après Hunter, il existe une loi, appuyée sur des observations et des expériences, d'après laquelle, chez les corps animaux, le degré de chaleur qui vient du dehors doit être proportionné à la force vitale que possède l'individu. D'après cette loi, on doit augmenter la quantité de chaleur, à mesure que les forces du transi augmentent. Si on ne suit pas ce conseil donné par Hunter, et qu'on soumette d'abord à un trop haut degré de chaleur l'individu ou la partie gelée, on ne tarde pas à voir l'individu mourir ou la partie se mortifier.

Le même auteur pense que ce principe est le même pour les animaux, et dit que si une anguille est exposée à un froid assez intense pour l'engourdir à tel point que les restes de vie soient à peine perceptibles, bien que conservés, dans un froid d'environ 5° 1/2, ce peu de vie se maintiendra longtemps sans diminution ni augmentation ; mais si l'animal est placé dans une chaleur de 33°, il mourra en peu de minutes, après avoir donné des signes très-actifs de retour à la vie. Il ajoute : « Il y a plusieurs années, j'ai observé dans quelques-unes des parties les plus froides de notre île, que quand le froid intense avait forcé les merles ou les grives à chercher un abri dans les bâtiments écartés, ceux de ces animaux qui avaient été pris et que l'on avait exposés à un degré de chaleur considérable, par suite d'une compassion mal entendue, mourraient très-promptement. »

Larrey, témoin oculaire des désastres subis par l'armée française, lors de la retraite de Moscou, semble confirmer les principes émis à ce sujet par Hunter et d'autres auteurs tels que Richter, Callisen, etc.

En décrivant tous les maux que cette malheureuse armée avait à souffrir, il s'écrie : « Malheur à l'homme engourdi par le froid, et dont les forces animales étaient épuisées, surtout s'il avait perdu sa sensibilité extérieure ; malheur à lui, dis-je, s'il entrait trop subitement dans une chambre chaude ou s'il s'approchait trop près du feu de bivouac !

« Les parties proéminantes engourdies ou gelées, situées à une certaine distance du centre de la circulation, étaient frappées de gangrène, qui apparaissait à l'instant même, et s'étendait avec une télle rapidité que ses progrès étaient perceptibles à l'œil ; ou bien l'individu était subitement suffoqué par une sorte de turgescence, qui paraissait affecter le cerveau et les poumons, et il périssait comme dans l'asphyxie.

« C'est ainsi que mourut le pharmacien en chef des gardes.

« Il était arrivé jusqu'à Kowno, sans aucun accident ; mais il avait perdu une grande partie de ses forces par le froid et le manque d'aliments. Un asile lui fut offert, dans un appartement chaud, à la pharmacie de l'hôpital. A peine avait-il passé quelques heures dans cette atmosphère si nouvelle pour lui, que ses membres, dont la sensibilité était perdue, devinrent considérablement enflés, et il périt peu de temps après dans les bras de son fils et de l'un de ses collègues, sans pouvoir prononcer une seule parole ; nous vîmes aussi quelques hommes tomber morts dans les feux des bivouacs. » (*Mém. de chir. milit.*, vol. IV, p. 134.)

Callisen et Richter conseillent de ne communiquer au corps le calorique que très-graduellement. Le premier prescrit des frictions longtemps continuées avec de la neige ou des linges trempés dans de l'eau très-froide. Ces frictions seront faites dans une chambre froide, et il conseille au chirurgien de ne pas cesser trop promptement ses secours ; car on a vu des individus ne donnant aucuns signes de vie pendant plusieurs jours être cependant arrachés des bras de la mort dès que la sensibilité, le mouvement et la chaleur se rétablirent. Des frictions aromatiques spiritueuses peuvent être employées ; on peut aussi élever la température de l'atmosphère dans laquelle le corps est placé, et administrer des cordiaux et une boisson diaphorétique ; et dès que le malade aura été bien séché, il sera placé au lit et y restera jusqu'à ce qu'il commence à transpirer. Richter recommande d'approcher des narines des substances volatiles très-fortes et des sternutatoires, d'insuffler de l'air dans les poumons, de chatouiller l'arrière-bouche avec une plume, d'injecter du vin chaud dans le rectum et l'œsophage, au moyen d'une sonde en caoutchouc.

Des expériences faites sur des animaux à sang chaud viennent à l'appui de l'opinion, qu'une partie du corps humain ayant été gelée simplement et sans destruction de son organisation, la vie peut s'y rétablir par une restitution graduelle du calorique.

En effet, si un membre qui n'est pas réellement gelé, mais excessivement froid, est exposé brusquement à la chaleur, des engelures, des excoriations et d'autres formes d'une inflammation étendue en sont le résultat ; la partie enflée devient livide et affectée d'une douleur insupportable ; il est évident qu'une portion du corps frappée d'une congélation complète, si elle est soumise à une chaleur subite, éprouvera les mêmes symptômes à un degré plus intense et sera envahie par la gangrène.

Pour dégeler graduellement une partie congelée, ce qu'il y a de mieux à faire, c'est de la frictionner avec de la neige ou avec de l'eau froide mélangée de glace, jusqu'à ce que la sensibilité et le mouvement y aient été rappelés. Si l'oreille et le bout du nez sont gelés, on prendra les plus grandes précautions pour ne pas les briser; dès qu'on s'apercevra du retour de la sensibilité et du mouvement, on remplacera les frictions glacées par des frictions alcooliques; on donnera pour boisson, soit du vin chaud ou du thé, puis le malade sera mis au lit dans une chambre échauffée et y restera jusqu'à ce qu'il commence à transpirer, moment où le retour complet de la sensibilité perdue se manifeste.

Lorsque, par suite d'une exposition intempestive à une chaleur soudaine, une partie est à un état voisin de la gangrène, on peut encore la rappeler à la vie en la baignant dans de l'eau dont la température est presque celle de la congélation.

Ce bain doit être prolongé jusqu'à ce que le gonflement, la douleur et les marques de décoloration commencent à diminuer. Alors on doit recourir aux frictions alcooliques et augmenter graduellement la chaleur.

CHAPITRE VIII.

ENGELURES.

On donne ce nom à un gonflement dont la couleur varie depuis le rose jusqu'au rouge le plus livide.

Cette maladie, qui ne survient qu'en hiver, est produite par l'action alternative de la chaleur et du froid. Le froid seul ne saurait la produire. Cette maladie attaque particulièrement les enfants, les femmes, les jeunes gens d'une faible constitution.

Les personnes qui, étant dans les conditions décrites ci-dessus, ont une profession qui exige l'immersion fréquente d'une des parties du corps dans l'eau, comme les blanchisseuses, y sont encore plus prédisposées.

Siége. — 1º Les mains, où cette maladie occupe particulièrement la face dorsale des doigts;

2º Les pieds, où elle siége aux orteils et au talon. Enfin, elle se développe parfois aux coudes, au nez, aux joues, aux oreilles et aux lèvres.

Symptômes. — Gonflement douloureux et chaud de la peau, d'une couleur rouge, livide, violette ou bleuâtre, avec picotements, engourdissements et démangeaisons insupportables; ces derniers symptômes se manifestent, surtout la nuit, dans les parties affectées, que les malades ont de la peine à mouvoir.

On n'observe jamais d'abcès purulents dans les engelures; mais si on continue à les exposer au froid, puis à la chaleur, ou qu'on y applique des remèdes irritants, les accidents augmentent; il s'y forme des vessies, des gerçures, des crevasses et même des ulcères plus ou moins profonds, d'un mauvais aspect, irréguliers, à fond grisâtre, parfois fongueux, laissant écouler une sanie ichoreuse et souvent très-difficiles à cicatriser.

Prophylaxie. — Bien que, dans les climats tempérés, les engelures n'exposent ordinairement à aucun danger; comme elles sont difficiles à guérir, si on n'y apporte un prompt remède, qu'elles sont gênantes, peu agréables à montrer, qu'elles reviennent assez régulièrement avec les grands froids, on doit s'efforcer d'en empêcher le retour.

Pour cela, il faut garantir sans interruption les parties de l'impression du grand froid; ce qui n'est pas possible aux personnes obligées de travailler dans des endroits froids ou au grand air.

Dans ce cas, il convient d'habituer au froid les parties exposées à cette maladie, en les frottant, dès le commencement de l'hiver, avec de l'eau froide, de la neige, de l'alcool ou bien un mélange de 30 gr. d'alun en poudre, broyé avec un blanc d'œuf et 100 grammes d'alcool camphré.

Avec ces moyens, il faut éviter d'approcher du feu les parties engourdies par le froid.

Diagnostic. — Il n'offre aucune difficulté, sauf l'engelure, qui siége au gros orteil, que l'on pourrait quelquefois confondre avec la goutte, confusion que nous désirons mettre à même d'éviter.

Sans doute, la goutte, comme l'engelure, apparaît parfois l'hiver pour reparaître l'été ; mais elle attaque indistinctement l'articulation du gros orteil, celle du poignet, celle du genou, etc. Il n'en est pas ainsi pour l'engelure, qui n'est jamais seule.

La goutte ne se rencontre jamais chez les adolescents, et va toujours en augmentant jusqu'à la vieillesse ; tandis que l'engelure se dissipe au fur et à mesure que la constitution se fortifie et que l'individu devient plus âgé.

Enfin, la goutte affecte plus particulièrement les hommes, et l'engelure existe surtout chez les jeunes filles.

Pronostic. — Il est peu grave, sauf dans l'engelure maligne de l'oreille, qui peut entraîner la surdité.

Traitement. — Aux moyens indiqués plus haut comme préservatifs, on peut joindre le liniment suivant, dont on enduit deux ou trois fois par jour les parties malades :

> Glycérine — 30 grammes.
> Jaune d'œuf — 1 gramme.
> Acide gallique ou tannin — 4 grammes.
> Borate de soude — 4 grammes.

Ce liniment peut servir en outre contre les crevasses des mains.

Pour les ulcérations fongueuses, nous croyons que des pansements avec de la charpie imbibée d'eau-de-vie seraient très-efficaces.

Quand les enfants sont très-lymphatiques, il faut les mettre à l'usage de l'huile de foie de morue, du sirop de gentiane, de l'infusion de houblon coupée avec du bon vin, et les soumettre à une alimentation fortifiante, composée de viandes rôties ou grillées.

CHAPITRE IX.

ULCÈRES.

On désigne sous ce nom des solutions de continuité plus ou moins anciennes qui, n'ayant pas,
comme la plaie fistuleuse, une disposition dans leur
structure qui s'oppose à la cicatrisation, n'ont aucune tendance à se guérir.

Les ulcères peuvent se diviser en deux classes :
la première dépend de causes externes, la seconde
de causes internes.

Le type de la première classe est l'ulcère simple ;
c'est celui dont nous allons faire mention. S'il est
ridicule de traiter dans un livre destiné à des personnes étrangères à la pratique chirurgicale, des
questions aussi difficiles que celles qui se rapportent aux maladies constitutionnelles, il ne l'est pas
de tâcher de détruire dans le monde la croyance de
l'incurabilité des ulcères, croyance qui est cause
qu'une foule de personnes se trouvent affligées de
cette dégoûtante infirmité.

Siége. — L'ulcère simple peut se montrer dans
toutes les parties du corps ; mais les jambes en sont
le plus souvent affectées, et la plus exposée est la
gauche, à cause de la manière dont les ouvriers qui

travaillent debout se servent de leurs membres supérieurs et placent leurs membres inférieurs. En effet, tous ceux qui ne sont pas gauchers portent leur jambe gauche en avant pour élargir leur base de sustentation; dans cette situation, ce membre est bien plus exposé aux chocs, et comme c'est toujours la partie inférieure et interne qui se présente la première, c'est cette partie qui est le plus souvent le siége des ulcères.

Causes. — Elles sont de deux sortés : prédisposantes et déterminantes.

1º *Causes prédisposantes* :

a) Œdème des membres inférieurs.

La station debout qu'exigent certaines professions amène parfois un état œdémateux, lequel doit sa naissance à la déclivité des parties et à la difficulté qu'éprouve le sang veineux dans sa marche ascendante. Dans cette position, il suffit de la moindre excoriation pour produire un ulcère.

Les varices favorisent également le développement de cette affection, ainsi que l'âge avancé, une constitution délabrée, et les excès de tout genre qui enlèvent aux tissus leur plasticité; alors le moindre choc suffit pour produire un ulcère.

2º *Causes déterminantes*. Tantôt, à la suite d'une fatigue, le membre s'œdématie, il rougit et un érysipèle devient souvent la cause première de l'ulcération, tantôt c'est une contusion, une plaie légère, une brûlure, un petit abcès; enfin parfois l'ulcère remplace une plaie simple, soumise à des pansements irritants ou mal faits.

Symptômes. — Lorsque l'ulcère succède à une plaie, les bords de cette dernière se gonflent, ses bourgeons charnus se ramollissent ou disparaissent, et elle ne donne plus lieu qu'à une suppuration peu abondante et fétide. Ce changement ne s'effectue guère sans un cortége de vives douleurs.

Dans le cas où les ulcérations sont spontanées, il survient quelquefois une rougeur érysipélateuse avec chaleur, tension et état luisant de la peau; de vives démangeaisons engagent le malade à se gratter, le derme ne tarde pas à être mis à nu, et l'ulcère prend ainsi naissance; d'autres fois c'est au-dessous d'une phlyctène qu'apparaît l'ulcération; parfois aussi l'ulcère est la suite de l'induration d'un point du derme qui s'est ramolli, puis abcédé. L'élimination d'escarres partielles de la peau produites par une inflammation gangréneuse du derme, peut aussi être la cause d'ulcères, qui souvent se réunissent les uns aux autres dans une assez grande étendue.

Les ulcères varient d'étendue et de forme; ils peuvent atteindre de grandes dimensions; à la jambe, ils peuvent circonscrire toute la partie inférieure du membre et s'étendre vers le pied; mais dans la mesure des ulcères, on doit tenir compte de l'engorgement des parties; lorsque celles-ci sont tuméfiées, les bords de l'ulcère s'écartent et ils ne se rapprochent qu'après le dégorgement des tissus.

Les ulcères des membres affectent plusieurs formes.

Les *bords* des ulcères sont en général taillés à pic, parfois ils sont taillés en biseau, tantôt aux dépens de la face externe, tantôt aux dépens de la face interne.

Leur *fond* est en général rempli par des bourgeons charnus inégaux et à peine développés sur certains points; ils sont plus pâles, plus mous que les granulations des plaies et ils sécrètent une matière puriforme d'un gris sale et d'une odeur souvent fétide.

Ce fond de l'ulcère simple des membres inférieurs ne dépasse guère la profondeur du derme, mais lorsque l'ulcère est très-ancien, qu'il siége à la partie antérieure du tibia, il peut développer au-dessous de lui une ostéite par propagation (inflammation de l'os). Le musée Dupuytren renferme une pièce où l'on peut voir l'hypertrophie de l'os limitée à l'emplacement de l'ulcère.

L'ulcère simple peut exister sans douleur, sans signe d'inflammation vive et sans retentissement sur l'économie; mais les troubles généraux de la santé réagissent au contraire assez facilement sur eux, et sous l'influence d'un embarras gastrique, d'un excès de table, etc., on remarque dans l'ulcère des élancements douloureux et une légère phlogose.

Marche. — Une fois formé, l'ulcère peut persister indéfiniment dans les mêmes limites, ou s'agrandir en conservant le même caractère; et même, si, par une circonstance quelconque, le malade est obligé de garder le lit, marcher vers la guérison, ce qui s'annonce par l'affaissement des bords de l'ulcère, le changement dans l'aspect des bourgeons charnus qui deviennent plus fermes, plus roses, et en s'égalisant tapissent la solution de continuité d'une membrane granuleuse analogue à celle des plaies ordinaires. La cicatrisation se fait de deux façons : tantôt lentement, de la circonférence au centre; tantôt par îlots qui se réunissent entre eux et recouvrent vite l'ulcère d'une cicatrice mince.

Pronostic. — L'ulcère simple n'est pas grave, mais il constitue une infirmité dégoûtante et qui ne tend pas spontanément vers la guérison.

D'ailleurs, la gravité augmente avec l'âge avancé et la débilité du sujet, l'étendue, l'ancienneté et les complications de l'ulcère.

Traitement. — Bien des moyens ont été employés et préconisés pour guérir les ulcères simples.

Il y a trente ans une seule espèce de traitement

était instituée au bureau central des hôpitaux contre cette maladie. Nous croyons utile d'en indiquer une seconde : l'élévation du membre sur un plan incliné. Car le traitement du Bureau central qui se fait au moyen de bandelettes compressives, et qui a l'immense avantage de permettre au malade de travailler, n'est pas toujours praticable par suite de l'irritation que les bandelettes produisent sur la peau.

1º *Traitement au moyen de l'élévation du membre.*

Avant de décrire ce procédé, nous devons dire que nous avons vu, dans le service du professeur Gerdy, des ulcères larges comme la paume de la main se cicatriser au moyen de l'élévation seule en huit jours, par la formation d'une membrane nouvelle sur tous les points de la surface de l'ulcère à la fois et non par la formation graduelle de la cicatrice de la circonférence au centre.

On donne une position ascendante en posant la cuisse et la jambe sur un plan incliné, plus ou moins élevé, de manière que la fesse repose au bas du plan et le pied vers le sommet. On compose ce plan, soit avec des oreillers, soit avec des coussins de balle d'avoine, soit avec une chaise couchée sur le lit, de manière que l'extrémité supérieure corresponde à la fesse et que le dos du meuble soit tourné en l'air ; on a le soin de recouvrir cette chaise de coussins ou d'oreillers pour que le membre puisse y reposer commodément; mais on doit toujours avoir la précaution de l'y fixer au moyen de liens transversaux ou circulaires qui embrassent le membre avec le dos de la chaise.

Le membre ainsi placé, on pourrait laisser l'ulcère exposé au contact de l'air; mais on en hâtera la guérison en recouvrant sa surface d'un gâteau de charpie imbibée d'alcool. Si durant ce traitement les bourgeons charnus venaient à se développer par trop et à devenir fongueux, il faudrait les cautériser avec la pierre infernale.

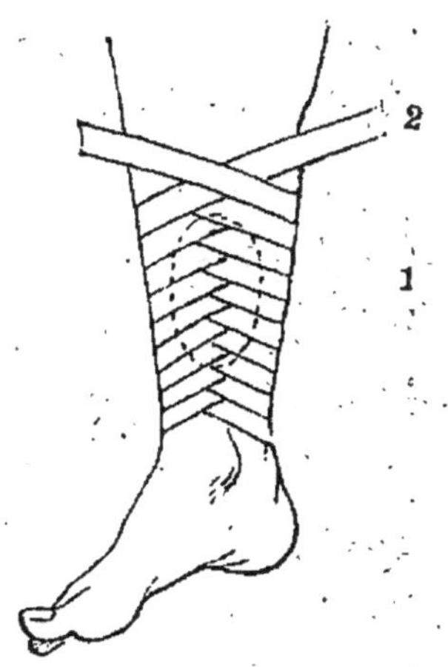

Fig. 18. — 1, Cercle pointillé indiquant l'ulcère; 2, Entrecroisement des bandelettes de sparadrap.

Du reste, ces cautérisations avec le nitrate d'argent sont souvent employées avec avantage dans le traitement des ulcères, parce qu'ils modifient la nature de leur inflammation, et, par suite, la vitalité des parties et rendent cicatrisante une inflammation ulcéreuse qui n'a point tendance à la guérison.

2° *Traitement par les bandelettes compressives.*

Cette méthode, mise en usage en Angleterre par

Baynton et importée et vulgarisée par Roux, se pratique de la manière suivante :

On taille des bandelettes de sparadrap de dyachilon de 2 centimètres de largeur, d'une longueur capable de faire deux fois le tour de la jambe.

Le milieu de la bande ainsi préparée doit être appliqué sur la partie saine du membre, vis-à-vis de la partie inférieure de l'ulcère, de manière que son bord inférieur puisse être placé à 3 centimètres au-dessous du bord inférieur de l'ulcère, et les extrémités croisées sur celui-ci, en exerçant graduellement une compression aussi forte que le malade pourra la supporter ; les autres bandelettes seront appliquées de la même manière, l'une par dessus l'autre, jusqu'à ce que toute la surface de l'ulcère et le membre, au moins 3 centimètres au-dessous et 6 à 9 centimètres au-dessus, se trouvent complétement couverts.

Il faut ensuite recouvrir toute la jambe de morceaux de calicot doux en trois ou quatre doubles et d'un bandage de même étoffe, large de 6 à 8 centimètres et long de 5 à 6 mètres ; de manière que tout le membre se trouve maintenu depuis les orteils jusqu'au genou.

Le bandage doit être appliqué aussi serré que le malade pourra le supporter et aussi exactement que possible. Ce pansement doit être fait avant ou peu après le lever des malades, parce qu'alors leurs jambes sont moins engorgées, et l'engorgement du membre nuit toujours au succès de ce mode de pansement, qui n'a besoin d'être renouvelé que tous les quatre ou cinq jours.

Pour enlever cet appareil, il suffit d'introduire l'extrémité mousse de ciseaux droits entre la peau

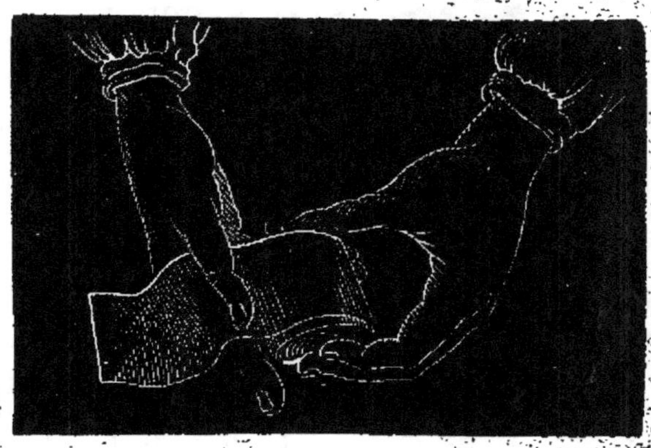

Fig. 19. — ENROULEMENT D'UNE BANDE.

non ulcérée et les bandelettes, de couper successivement celles-ci; puis prenant de chaque main les extrémités coupées, de les détacher doucement des téguments : on arrive ainsi à découvrir l'ulcère des deux côtés à la fois. Cela fait, on nettoie soigneusement la plaie, puis on applique de nouvelles bandelettes.

Pansé par cette méthode, le malade peut contiñuer de marcher et de se livrer à ses occupations; mais si on veut une guérison plus rapide, il faut joindre aux pansements avec les bandelettes le repos absolu et la position ascendante.

Pour envelopper la jambe avec la bande, on s'y prendra de la manière suivante : le malade étant assis, placera son pied par le talon sur le genou de la personne également assis qui fait le bandage (appelé spirale de la jambe).

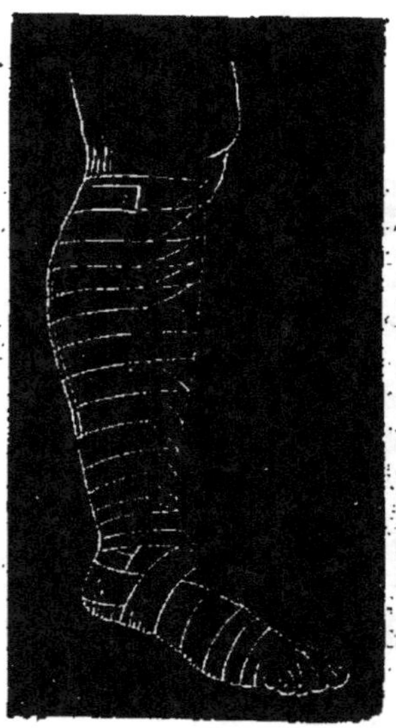

Fig. 20. — BANDAGE DE LA JAMBE

On commence l'application sur les orteils, on y fait deux ou trois circulaires et on remonte en enveloppant le pied et la jambe de spiraux qui se recouvrent à moitié ; on fait en même temps des renversés avec la bande autant qu'il est nécessaire afin d'éviter que le bandage ne gode. On doit les faire d'arrière en avant sur le dos du pied, de bas en haut au-dessus des malléoles (chevilles du pied), de haut en bas au-dessous du mollet et de bas en haut au-dessus de cette partie jusqu'au genou; s'il en est besoin, on termine le bandage par des circulaires et on fixe le chef au moyen de deux épingles.

Action des bandelettes. — Par la manière dont elles sont appliquées elles agissent :

1° En rapprochant les bords latéraux de la solution de continuité, ce qui diminue l'étendue du mal et lui donne une forme plus favorable à la cicatrisation ;

2° En comprimant les bords engorgés ou calleux et en facilitant par conséquent la résolution des parties engorgées ;

3° En excitant l'ulcère par leur matière résineuse.

Si elles ont tous ces avantages, il arrive aussi parfois qu'elles déterminent des érysipèles et des phénomènes d'eczémation ;

Fig. 21. — MOYEN D'ÉVITER LES GODETS PAR DES RENVERSÉS.

alors on est obligé d'en suspendre l'usage, et on fait bien dans ce cas d'appliquer des cataplasmes de fécule de pommes de terre qu'on arrose avec quelques gouttes d'extrait de Saturne.

L'éruption calmée, on aura recours à la position ascendante et aux applications de plumaceaux de charpie imbibée d'alcool.

En se servant à la fois du repos, de la position ascendante du membre malade, de la compression et de l'excitation locale produite par les bandelettes agglutinatives, aidée de temps en temps de la cautérisation par le nitrate d'argent, on forme la méthode de traitement la plus puissante qu'on ait à opposer aux ulcères simples.

Aussi, on en retire les plus grands succès, non-seulement pour la rapidité, mais encore pour la sûreté de la cure. On doit donc recourir à cette méthode dans tous les cas d'ulcères rebelles aux autres moyens thérapeutiques. (Gerdy, *Traité des pansements*, p. 387.)

Nous ignorons si le traitement des ulcères par la méthode de Baynton est encore pratiqué au Bureau central ; mais ce que nous savons, c'est que cette méthode qui faisait dire dans la relation d'un voyage à Londres, en 1814, p. 148 : « M. Roux a rendu un véritable service à l'art et à l'humanité en important et vulgarisant ce procédé en France, à la suite de son voyage chirurgical en Angleterre, » cette méthode est laissée de côté par un grand nombre de médecins de nos jours. Le fait suivant en est un exemple :

Delorme-Larjou, âgé de 47 ans, de la commune de Monnerville (Seine-et-Oise), a eu ; il y a sept ans, toute la partie inférieure de la jambe droite brûlée, à la suite de l'introduction accidentelle de ce membre dans une chaudière de la laiterie. Comment a été traitée cette brûlure, nous l'ignorons; mais ce que nous savons, c'est qu'après avoir suivi les conseils de plusieurs médecins, passé six semaines dans un hôpital, il a été laissé comme incurable, et que nous l'avons trouvé le 25 novembre 1875 avec un ulcère fongueux occupant tout le tiers inférieur de la jambe et descendant en avant un peu sur le pied.

Cette plaie, qu'on panse avec une légère solution d'acide phénique, donne lieu à une suppuration abondante et très-fétide; en outre elle est très-douloureuse, et l'état général du malade est sensiblement affecté.

Après avoir fortement passé le crayon de nitrate d'argent, nous appliquons des bandelettes de sparadrap des hôpitaux, et nous recouvrons le tout d'un bandage roulé : au quatrième pansement la suppuration est sensiblement diminuée et au cinquante-sixième le malade est entièrement guéri.

Cette guérison eût été obtenue plus rapidement, si en place de se contenter de passer simplement sur les fongosités le crayon de nitrate d'argent, on les eût préalablement réséquées avec des ciseaux, et si on eût pu joindre à ce moyen le repos au lit et la position ascendante. Mais cet homme, veuf et père de six enfants, dont plusieurs en bas âge, ne pouvait garder le lit, et si au début nous avions proposé de couper les fongosités de sa plaie, il est probable qu'avec la persuasion qu'il était incurable, il s'y serait refusé.

CHAPITRE X.

ONGLE ENTRÉ DANS LES CHAIRS.

Cette maladie ne se rencontre guère qu'au gros orteil, et résulte de la déformation de l'ongle, qui, au lieu de protéger les chairs, tend toujours à se recourber, à s'enfoncer dans celles-ci, ce qui les irrite et détermine l'ulcération.

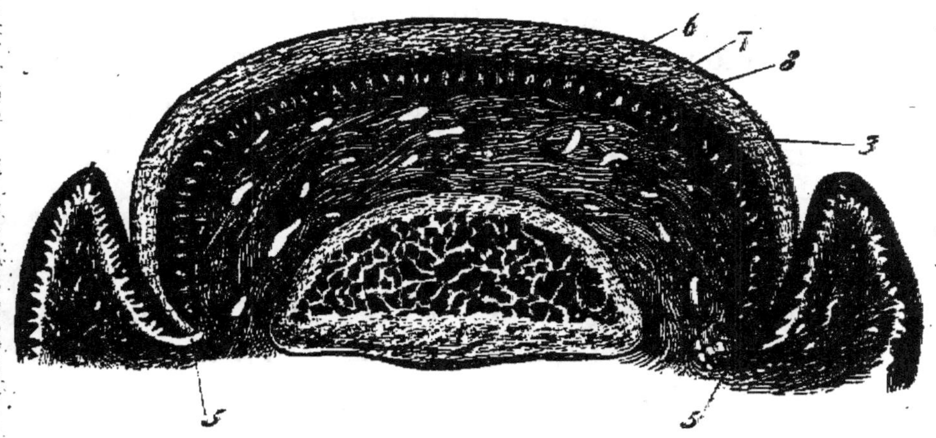

Fig. 22. — COUPE TRANSVERSALE DE LA 3e PHALANGE.
(1.) Os de la phalange. — (2. 3.) Lit de l'ongle; les orifices blancs représentent les sections des vaisseaux. (4. 4. 5. 5.) Matière de l'ongle. (6.) Ongle. (7. 8.) Couches profondes de l'ongle correspondant à la couche muqueuse de l'épiderme.

Siége. — Les deux côtés du gros orteil, mais le plus souvent le côté interne.

Causes. — Elles sont au nombre de deux. La compression exercée sur les orteils par une chaussure étroite et la manière de couper ses ongles.

1º Une chaussure trop étroite, en diminuant le diamètre transversal des orteils, augmente la courbure des ongles, dirige leurs bords en bas, et favorise ainsi l'action de ces bords sur la peau.

2º La manière de couper l'ongle du gros orteil a une grande influence sur la formation de cette maladie.

Ainsi, pour éviter cet inconvénient, il faut couper cet ongle carrément au niveau du bout de l'orteil; car si on le coupe comme ceux des doigts, en retranchant les côtés, afin de l'arrondir, les chairs n'étant plus soutenues et protégées par l'ongle qui leur sert de bouclier, se rapprochent pour le rejoindre, poussées par la pression de la chaussure, et finissent par s'élever au-dessus de lui et par se présenter à son bord tranchant.

Si, au contraire, on n'a pas le soin de couper cet ongle et qu'on le laisse trop long, il s'incurve en avant et au-dessous, parce que son extrémité n'est plus soutenue; et cette incurvation, lorsqu'elle se produit, amène nécessairement l'incurvation dans le sens latéral ou, autrement dit, l'exagération de la convexité de l'ongle.

Symptômes. — Au début l'ongle est courbé, ce qui le fait paraître plus étroit; les chairs qui l'avoisinent deviennent sensibles, gonflées et rouges, surtout après la marche, qui devient souvent très-douloureuse et parfois impossible; le côté ou les côtés de l'ongle paraissent tout à fait enfouis dans les chairs qui se gonflent, reviennent sur lui et finissent par s'ulcérer, suppurer, et se couvrir de bourgeons charnus plus ou moins fongueux. Il n'est pas rare qu'à l'aide des vaisseaux lymphatiques, l'inflammation ne se propage aux glandes de l'aîne et n'y détermine un engorgement.

Traitement. — Plusieurs moyens ont été opposés à cette affection douloureuse. Tous se rapportent à deux méthodes :

1° L'arrachement de l'ongle ; je n'en parlerai pas pour plusieurs raisons ; la première, c'est qu'elle sort du cadre de cet ouvrage, ensuite c'est qu'elle est horriblement douloureuse et souvent inefficace ; en effet, l'ongle arraché repousse quelquefois dans une mauvaise direction, et oblige à recourir de nouveau, et souvent à plusieurs reprises, à cette pénible opération.

2° Le *redressement de l'ongle* n'est pas un procédé nouveau, car Guy de Chauliac, qui vivait au quatorzième siècle, conseille de placer une lame de plomb entre l'ongle et la chair, pour tenir le premier élevé et comprimer la seconde.

Mais avant d'avoir recours à la plaque de plomb, on fera bien d'introduire, à l'aide d'un stylet, de la charpie fine, ou mieux encore de la charpie râpée, entre l'ongle et la chair, et de l'enfoncer le plus avant possible ; cela fait on place dessus un petit rouleau de diachylon et on maintient le tout par une petite rondelette de diachylon qu'on applique de dehors en dedans, afin d'enfoncer de plus en plus la charpie entre l'ongle et la chair, et d'exercer sur celle-ci une compression qui contribue à son affaissement.

Ce pansement doit être renouvelé tous les deux ou trois jours, et chaque fois on doit augmenter la quantité de charpie et l'enfoncer de plus en plus profondément, et cela jusqu'à ce que la chair soit assez écartée de l'ongle pour que l'on puisse apercevoir le bord de la portion de celui-ci qui était recouvert par la chair. Arrivé à ce point, il faut soulever le bord de l'ongle avec une spatule ou une lame de ciseaux et introduire dessous un linge fin ou une mèche de charpie, que l'on fait ressortir, en passant, bien entendu, sous le bord qui entrait dans les chairs, de manière à coucher l'excédant entre l'ongle et le petit bourrelet de chair. Cela fait, on continue la compression au moyen du petit rouleau et de la rondelette de diachylon.

Dans le cas où la mèche de charpie ne suffirait pas pour préserver la chair de l'action de l'ongle et faire cesser la douleur, il faut avoir recours à la lame de plomb, qui doit être assez large pour isoler entièrement l'ongle de la chair, et assez longue pour pouvoir être couchée sur le côté interne de l'orteil; une fois placée, il faut la fixer à l'aide d'une petite bande de diachylon, dirigée comme dans le pansement avec la charpie, de dehors en dedans, puis envelopper le tout avec une petite bande roulée. Cet appareil doit être visité tous les deux ou trois jours, afin de remédier au déplacement de la plaque, et être laissé en place jusqu'à ce que l'ongle soit parvenu à recouvrir la chair, c'est-à-dire jusqu'à guérison.

Quelquefois il s'élève sur le bourrelet formé par la peau, une excroissance fongueuse, très-douloureuse, que l'on est obligé de détruire avec du nitrate d'argent, avant d'entreprendre la compression nécessaire pour écarter l'ongle de la chair.

Ces fongosités peuvent aussi être détruites à l'aide de perchlorure de fer sec, que l'on introduit entre l'ongle et le bourrelet. On en saupoudre, en outre, la partie interne de ce bourrelet, puis on maintient ce petit pansement à l'aide d'une petite bande roulée, qu'on imbibe de perchlorure de fer liquide.

Le lendemain, le bourrelet devient dur, la suppuration se tarit, et trois applications le guériront.

Au bout de quelques jours la douleur primitive cesse, le gonflement disparaît et la marche devient possible; le bourrelet durci se détache un mois après l'application du perchlorure.

CHAPITRE XI.

VERRUES.

On désigne sous ce nom des excroissances de la peau, pleines, dures, d'un aspect calleux, à surface lisse ou granulée, dépassant le niveau de cette membrane de quelques millimètres et insensibles par elles-mêmes.

Siége. — Toutes les parties du corps, et surtout les mains et le visage, peuvent être déformées par des verrues.

A la main, elles occupent presque toujours le dos de cette partie et la face postérieure des doigts.

Elles sont tantôt solitaires, tantôt multiples.

Forme. — Sous ce rapport, elles peuvent se diviser en deux classes distinctes:

Les unes, à large base, ont reçu le nom de *poireaux*; les autres, à base plus ou moins pédiculée, celui de *verrues*.

Les *poireaux* sont de petits tubercules coniques, insensibles, durs, s'élevant à la surface de la peau, qu'ils dépassent de 2 à 10 millimètres et quelquefois davantage. Ils varient de couleur, ils sont souvent jaunâtres, quelquefois d'un rouge livide. Leur surface, lisse au début, finit par se fendiller plus ou moins. Si l'on coupe un poireau par tranches minces et successives, sa coupe présente un pointillé; cela vient de ce qu'ils sont formés par des faisceaux accolés l'un à l'autre et implantés perpendiculairement sur le derme.

Lorsqu'on approche de la base, souvent très-profondément située, quelques gouttes de sang apparaissent; ce qui prouve qu'ils possèdent des vaisseaux sanguins.

Les *verrues* sont constituées par un tissu plus mou, plus homogène, sans apparence de fibres distinctes et revêtues d'un mince feuillet épidermique; quelques vaisseaux très-fins les traversent quand elles sont anciennes, mais elles ne paraissent pas envoyer dans le derme des racines aussi profondément que les *poireaux*.

Les poireaux disparaissent quelquefois spontanément; il n'en est pas de même des verrues, qui, en outre, par suite d'une irritation prolongée, peuvent dégénérer en cancer.

Traitement. — Lorsque la verrue ou le poireau sont à base étroite, on peut avoir recours à la ligature, qui se pratique au moyen d'un fil ciré.

Si la verrue ou le poireau sont à large base, il faudra recourir à l'incision, à la cautérisation ou à ces deux moyens combinés.

Il nous est arrivé bien des fois d'enlever des poireaux à large base au moyen de la ligature, bien que ce procédé ne soit indiqué par nul auteur.

Voici la manière de poser cette ligature. Avec une pince à disséquer que l'on applique horizontalement, de manière à saisir la petite tumeur, un peu au-dessous de sa base, on la soulève; ce qui permet à un aide de passer un fil ciré au-dessous des branches de la pince, et par conséquent sur la peau environnant le poireau.

Ensuite on fait un nœud et on le serre; on voit alors le poireau s'élever et sortir en partie de la peau, par le même mécanisme que le noyau de cerise pressé entre deux doigs, à la seule différence qu'il n'est que soulevé, tandis que le noyau est lancé dans l'espace.

Lorsque l'on veut détruire ces petites tumeurs par la cautérisation, on enlève les lamelles les plus superficielles de la verrue avec un instrment tranchant, puis, après avoir recouvert les parties voisines d'un peu de diachylon ou d'un corps gras, afin de préserver ces parties saines du contact du caustique, on touche avec de l'acide nitrique, du nitrate acide de mercure ou du beurre d'antimoine, la partie à cautériser, à l'aide de l'extrémité d'un cure-dents ou d'une plume.

On répète cette petite opération jusqu'à l'entière

disparition de la verrue, en ayant le soin de ne pas faire cette opération le même jour à toutes les verrues, si elles sont nombreuses; car on risquerait de déterminer de graves accidents inflammatoires.

CHAPITRE XII.

CORS AUX PIEDS.

On désigne sous ce nom une excroissance en forme de clou dont la base, tournée vers l'extérieur, est large et aplatie, tandis que la partie aiguë ou sommet s'enfonce en profondeur dans le tissu de la peau, traverse quelquefois celle-ci et pénètre jusqu'au périoste et aux enveloppes fibreuses articulaires.

Causes. — La compression exercée par des souliers trop étroits ou trop courts et dont l'empeigne d'un cuir très-fort a peu d'élasticité est la cause la plus ordinaire des cors. Une chaussure trop large, dans laquelle le pied tourne et joue librement, peut aussi devenir la cause des cors par les frottements continuels qui en résultent.

Ces causes agissent d'autant plus efficacement pour produire les cors que la peau est plus mince, plus fine et plus sensible : aussi remarque-t-on que ces tubercules sont plus fréquents chez les femmes et chez les personnes qui mènent une vie molle et sédentaire que chez les hommes et chez les individus qui marchent beaucoup ou qui se livrent à des travaux rudes et pénibles.

Il n'est pas douteux que les compressions et les frottements exercés par les souliers ne soient la cause principale des cors, puisque les gens qui marchent nu-pieds n'en ont jamais, et qu'il n'en vient pas aux doigts, quoique leur structure soit la même que celle des orteils. Mais cette cause ne suffirait pas seule pour produire certains cors, qui se développent avec une facilité et une promptitude étonnantes dans des endroits du pied où la pression est médiocre, quel que soit le rapport de grandeur de ce dernier avec la chaussure.

Cette influence d'une prédisposition individuelle est encore confirmée par une remarque de M. Dudon. (*Manuel du Pédicure*, p. 6.) Il dit avoir remarqué que « beaucoup de personnes portant des chaussures gênantes, autant par leur petitesse que par leur dureté, sont exemptes de cors, tandis que d'autres ont les pieds parsemés de cors, quoiqu'elles fassent usage de chaussures souples et assez bien proportionnées pour ne causer aucune gêne. »

Anatomie pathologique. — Comme la connaissance de la structure des cors peut intéresser nos lecteurs, nous leur dirons que la production cornée qui constitue l'affection qui nous occupe présente deux portions à considérer, la tête et la pointe, nommée vulgairement et improprement la *racine*. La superficie ou la tête est ordinairement saillante, quoique aplatie ; elle est rugueuse, surtout vers le centre ; la pointe, dure, semblable à de la corne, est le plus souvent conique.

Le cor est unicuspide, bicuspide, tricuspide (à une pointe, deux pointes, trois pointes), etc., suivant le nombre de pointes qui en font partie. Dans le centre de chacune on aperçoit ordinairement un point brun très-foncé, ou bien une substance cornée et transparente, qui pénètre plus ou moins profondément, se prolonge et même s'étend, tantôt jusqu'à la capsule synoviale des articulations, tantôt jusqu'au périoste.

Dudon raconte qu'en faisant l'extraction de certains cors, dont l'origine remontait à une date très-ancienne, il a vu la pointe se prolonger en filament dans une petite ouverture oblongue qui ressemblait à l'origine du canal de l'urèthre.

Aussitôt après l'extraction de ce filament, qui se laissait entraîner avec de petites pinces, il suintait une espèce de liqueur roussâtre qui se séchait au contact de l'air et bouchait immédiatement le petit orifice. Une fois retiré, ce filament, qui paraissait d'abord tendre, flexible, élastique, acquérait promptement de la dureté, il se raccourcissait et devenait inflexible.

Le centre du tubercule arrive presque toujours à un tel degré de compacité que les couches superposées s'y confondent. Il paraît d'abord pellucide et d'un blanc de perle ; il devient successivement jaune, roux, brun et noir. Si avec un instrument tranchant on coupe ce centre dans son état de pellucidité, on sent sous l'instrument le même effet que si l'on coupait de la corne ramollie. Si quelque.dureté se fait sentir, la coupe, dans l'endroit dur, présente un point blanchâtre et pour ainsi dire farineux. Si l'on fait la même expérience quand le point noir s'est développé, il semble que l'on coupe un morceau de bois très-dur. La partie la plus centrale est quelquefois très-friable et se réduit facilement en poussière.

Siége des cors. — Les orteils sont le siége le plus ordinaire, et on les observe plus souvent sur le cinquième que sur les autres, à la partie moyenne du côté externe.

Cet orteil est l'endroit où les cors se forment ordinairement ; ils se montrent aussi quelquefois plus près de l'extrémité de l'orteil, au devant de l'articulation de la seconde avec la dernière phalange.

Les cors ne se développent guère sur le second, le troisième et le quatrième orteils que chez les personnes dont la première phalange de cet orteil est légèrement étendue et la seconde fléchie ; de sorte que l'articulation de ces phalanges forme une saillie qui dépasse le niveau des autres orteils, ce qui l'expose à être comprimée par l'empeigne des souliers; aussi est-ce sur cette saillie que vient le cor. Cette direction vicieuse des phalanges peut être un état de première conformation, mais presque toujours elle est le résultat de la compression exercée par une chaussure trop étroite. Les cors se montrent quelquefois entre les orteils, sur les parties latérales de ceux-ci.

Symptômes. — Les cors qui existent à la partie supérieure des phalanges des orteils offrent une saillie dure, sèche, cornée, plus ou moins large et qui diffère de l'aspect présenté par ceux qui siégent sur les parties latérales, en contact avec la face correspondante de l'orteil voisin.

Ces derniers sont ordinairement situés au-dessous des têtes articulaires des phalanges, où la compression est toujours plus forte et plus soutenue. Ils sont presque constamment humides, leur centre est déprimé et présente une petite cavité, de couleur grisâtre, qui contraste avec la couleur nacrée que la transpiration habituelle de ces parties donne au bourrelet qui environne le cor.

Dans les premiers temps, alors qu'ils sont peu volumineux, qu'ils pénètrent peu profondément, les cors n'occasionnent aucune douleur, excepté cependant chez les personnes délicates et qui ont la peau mince, fine et très-sensible. Mais quand la production cornée a acquis un certain volume, elle donne lieu à des douleurs plus ou moins intenses, attribuées à la pression qu'ils déterminent sur toutes les parties environnantes.

Ces douleurs se montrent surtout dans la marche, quand le sujet est chaussé à l'étroit, pendant la station debout, dans les temps humides, dans les chaleurs, dans les variations atmosphériques et particulièrement lorsque le temps se met à la pluie; il est des personnes qui éprouvent alors des élancements tellement sensibles qu'elles peuvent dire, près de vingt-quatre heures à l'avance, le changement qui doit avoir lieu dans l'atmosphère.

Les circonstances dans lesquelles le pied se gonfle, comme il arrive quand le pied est tenu dans des bas de laine et dans une chaussure fourrée, après des excès alcooliques, etc., augmentent aussi la sensibilité des cors. Si le malade continue à marcher malgré ces douleurs, il n'est pas rare de voir alors survenir dans les parties voisines des cors une inflammation plus ou moins vive. Dans quelques cas, cette inflammation se déclare spontanément sans cause connue et indépendamment des fatigues de la marche et de la pression exercée par la chaussure.

Quoiqu'elle n'ait presque jamais de suites fâcheuses, néanmoins on doit chercher à la prévenir en écartant toutes les causes capables d'irriter les partiés où sont placés les cors et surtout en garantissant les tubercules de la compression et des frottements. Cette inflammation se termine quelquefois par suppuration, et cette terminaison peut devenir salutaire en déterminant la chute des cors. Cette guérison spontanée des cors à la suite de l'inflammation est fort rare. On en trouve un exemple très-remarquable dans le IXe volume des *Actes curieux de la nature*, pl. 89, p. 364. (Boyer, t. XI, p. 66.)

Nous avons eu l'occasion d'observer un cas de guérison semblable chez une dame Bouthemard, habitant le moulin de Saint-Denis, commune de Saclas; chez cette dame il s'était formé un petit abcès qui soulevait le cor, de sorte qu'après avoir incisé l'abcès à la partie la plus déclive, le cor se trouvant détaché en forme de lambeau, il n'y eut plus qu'à l'exciser avec des ciseaux. La guérison de la petite plaie fut très-rapide et ne fut pas suivie de récidive.

Si l'inflammation produit quelquefois la guérison de cette petite infirmité, nous devons dire que, quelquefois aussi, elle détermine la perte de l'orteil qui la supporte. Ainsi nous avons vu une femme, à l'hôpital Beaujon, venue pour la consultation du docteur Robert, chez laquelle le pus, après avoir pénétré dans l'articulation, avait déterminé la carie des surfaces articulaires, carie pour laquelle on dut lui enlever l'orteil.

Pronostic. — Les cors ne sont généralement pas dangereux : c'est plutôt une infirmité qu'une maladie, infirmité tellement incommode pour les personnes obligées de se tenir souvent debout ou de faire de longues marches, qu'on doit se hâter de s'en débarrasser, d'autant mieux que plus ils sont récents, plus il est facile de s'en délivrer. Celui qui siége au niveau d'une articulation proéminente, exposée par conséquent aux froissements de la chaussure, est très-sujet à récidiver ; quelquefois ces excroissances disparaissent sans l'emploi d'aucun moyen curatif ; mais ces guérisons spontanées n'ont guère lieu que chez les personnes sédentaires, et qui font habituellement usage de chaussures simples et adaptées sans gêne à la forme du pied. Il est de la plus haute importance, pour éviter les récidives, de soustraire les pieds aux causes qui ont amené la formation de ces productions anormales.

Traitement. — Lorsque les cors sont récents et peu volumineux on parvient souvent à les arracher, après les avoir ramollis par des bains de pieds, et en les couvrant avec une substance emplastique composée suivant la formule de Kennedy ou suivant celle de Baudot. Mais si les cors sont trop gros, trop anciens ou trop enfoncés dans la peau pour pouvoir être enlevés de cette manière, il faut avoir recours à leur extraction.

Avant de venir à cette extrémité, nous conseillons d'employer le traitement suivant : tous les jours un bain de pieds d'une heure de durée au moins, dans lequel on mettra fondre trente à quarante grammes de sous-carbonate de soude ou de potasse; à la sortie du bain, on frottera la surface du cor avec un morceau de pierre ponce, de manière à l'amincir le plus possible, sans produire d'excoriation; cela fait, on applique un peu de sparadrap de diachylon, puis on recouvre avec un petit morceau d'agaric bien épais et moelleux auquel on a pratiqué un trou circulaire de manière à servir de fenêtre au cor et de le préserver ainsi de la pression du bas et du soulier.

Si le cor est situé à la plante du pied, on se servirait d'une semelle de feutre, percée d'un trou correspondant à l'induration et qui aurait la forme et le diamètre de cette dernière. Le soir, en se mettant au lit, on remplacera ce petit pansement par un cataplasme de fécule de pommes de terre qu'on appliquera à nu sur la partie affectée. Nous sommes persuadé que peu de cors résisteraient à ce traitement, si l'on avait la patience de le suivre le temps nécessaire.

Extirpation. — Cette opération qui n'est pas nouvelle, puisque Paul d'Egine, qui vivait au septième siècle, l'a décrite, consiste à enlever, non-seulement la portion du tubercule qui dépasse le niveau de la peau, mais encore sa pointe ou sa racine qui est enfoncée plus ou moins profondément dans la peau.

Le cor, ayant été préalablement ramolli au moyen d'un bain de pieds, est circonscrit en grattant à l'entour avec la pointe d'un poinçon carré; après s'être frayé une petite voie du côté du jour, on saisit les bords du tubercule avec des pinces à disséquer; et pour le séparer de la dernière couche épidermique, on le déchausse peu à peu, tantôt avec un poinçon rond, tantôt avec un poinçon carré.

Ces poinçons doivent être montés sur des manches et tenus entre le pouce et les deux premiers doigts comme une plume à écrire; les deux autres doigts servent à prendre un point d'appui. On portera la plus grande attention à ne pas blesser; on ne se pressera pas dans l'opération; on détachera peu à peu le tubercule avec la pointe de l'instrument, en déchirant légèrement ses adhérences. Si l'extrémité du cor adhère à la capsule synoviale, au périoste, à quelque tendon ou à quelque nerf, on redoublera de soins et de précautions; on ne s'obstinera pas à pénétrer trop profondément; il convient mieux de procéder à une nouvelle opération au bout de huit jours. Il faut même, dans tous les cas, visiter l'état des pieds dans la quinzaine pour y toucher, s'il est nécessaire. Les résidus non emportés de la première opération se trouveront soulevés à la superficie ; il en sera de même des petites parties qu'on aurait respectées, à cause de leur adhérence aux nerfs, aux tendons, au périoste et aux capsules synoviales ; on en fera l'extraction : ces résidus, ces petites parties donneraient infailliblement lieu à des cors, si on n'avait pas le soin de les enlever.

Après l'extraction on met les pieds dans l'eau, environ un quart d'heure. Par ce moyen, les dépendances du cor, qui n'ont pu être extraites, se gonflent ; elles forment une élévation blanche et spongieuse qu'on essuie bien et qu'on a soin de tondre avec l'instrument tranchant.

Aussitôt que l'opération est achevée, on met dans l'excavation une goutte de *baume Tranquille*, on essuie l'orteil et on applique de la baudruche recouverte d'un côté d'une légère couche de diachylon gommé et de joubarbe.

L'opération est bien faite lorsque l'opéré se sent le pied aussi dégagé que s'il n'avait jamais eu de cor. Dans le cas contraire, il conviendra de recourir sous huitaine à une nouvelle opération.

Pendant cette opération il faut bien prendre garde de ne pas intéresser le derme et surtout les parties nerveuses voisines, ce qui, avec une lésion même très-légère de ces parties, pourrait amener des accidents nerveux ou inflammatoires très-graves, et quelquefois même mortels.

Le passage suivant de Boyer enseigne qu'on ne peut pas toujours impunément se servir de chaussures trop étroites, et négliger les productions cornées qui en sont souvent la suite.

« L'étendue considérable d'un cor en profondeur, et ses adhérences intimes avec les parties sous-jacentes, peuvent le rendre rebelle aux secours ordinaires de l'art ; alors si les douleurs qu'il occasionne sont assez vives pour empêcher le malade de marcher, il n'y a d'autre parti à prendre que d'amputer la portion de l'orteil sur laquelle il est placé. J'ai été obligé de recourir une fois à cette opération : un jeune homme portait depuis longtemps, à la partie antérieure externe du petit orteil, un cor à base large, qui s'étendait sur toute la dernière phalange et qui adhérait intimement au périoste. On avait fait l'excision du cor à différentes reprises ; on avait tenté, sans succès, d'en faire l'extirpation, et l'on avait employé, sans en retirer aucun avantage, tous les remèdes vantés par l'ignorance, le charlatanisme et la crédulité, pour la guérison des cors. Les douleurs causées par ce cor étaient si vives, qu'elles empêchaient le malade de marcher. L'amputation de la dernière phalange de l'orteil me parut le seul moyen de guérison ; je la pratiquai, et elle eut tout le succès que je m'en étais promis ; c'est-à-dire qu'après la guérison de la plaie, qui fut très-prompte, le jeune homme marcha facilement sans éprouver la moindre douleur. » (Boyer, *Traité des maladies chirurgicales*, t. XI, p. 71.)

Dans l'observation qui précède, Boyer enseigne non-seulement le danger qu'il peut y avoir à laisser croître les cors, mais il avertit, en outre, de se méfier des charlatans ; il y voyait un tel inconvénient qu'il insiste un peu plus bas, p. 72, et dit : « On a conseillé un grand nombre de topiques pour la guérison des cors, et on s'en est servi sous toutes les formes ; mais à l'exception des émollients, dont nous avons précédemment indiqué l'usage, les topiques ne doivent être employés qu'avec la plus grande réserve, attendu qu'ils contiennent presque tous des substances plus ou moins cathérétiques, et qu'ils peuvent exciter de l'irritation et de l'inflammation. On doit surtout se méfier de ces prétendus spécifiques pour la guérison radicale des cors que des personnes absolument étrangères à l'art de guérir annoncent avec emphase dans les journaux et par des affiches dont elles couvrent les murs de la capitale. Tous ces remèdes secrets sont nuls ou trop souvent dangereux. »

Si les topiques irritants appliqués sur les cors donnent souvent lieu à de fâcheux accidents, que n'a-t-on pas à craindre des caustiques dont on a conseillé l'usage pour la destruction de ces tuber-cules, ou pour consumer la racine de ceux dont on a fait l'excision ou que l'on a extirpés incomplète-ment.

Ces remèdes peuvent attaquer les nerfs, les tendons, les articulations, l'os même, causer des accidents nerveux et inflammatoires les plus graves, et même faire périr le malade, comme l'obs. 100 de la sixième centurie de Fabrice de Hilden en offre un exemple.

CHAPITRE XIII.

OGNONS.

On donne ce nom à une espèce de cor large, arrondi, plus ou moins élevé au-dessus du niveau de la peau, qui se développe sur le côté interne de l'articulation du gros orteil avec le premier os du métatarse.

Il doit cette dénomination à sa forme arrondie, à sa structure composée d'épiderme épaissi en forme de feuillets, qu'on peut séparer les uns des autres.

Cause. — Pression constante exercée par une chaussure trop étroite. Mais cette cause n'agit guère que chez les personnes dont le gros orteil est dévié considérablement en dehors et forme un angle obtus avec le premier os du métatarse, soit que cette déviation dépende d'une conformation première, ou qu'elle soit produite par les chaussures, comme on le voyait autrefois chez les femmes qui portaient des souliers très-étroits et très-pointus. Les ognons ne sont pas rares chez les danseurs et danseuses de profession, surtout à cause de cet exercice qu'on nomme *les pointes*, et qui consiste à se tenir debout et à marcher sur le gros orteil qui se trouve alors très-fortement dévié en dehors. Lorsque la déviation de l'orteil est considérable, la peau qui couvre le côté interne de l'articulation éprouve un tiraillement qui cause de vives douleurs à la moindre pression; quelquefois même elle est dans un état de phlogose qui rend la marche excessivement pénible et peut même l'empêcher entièrement. Enfin, dans certains cas, le centre de l'ognon s'enflamme et suppure.

L'hydropisie de la bourse muqueuse qui existe au niveau de la tête du premier métacarpien, tête dont la surface articulaire est en contact avec celle de la première phalange du gros orteil, a été souvent prise pour un ognon. On évitera cette méprise, si l'on fait attention que cette tumeur, qui ne prend jamais un volume considérable, est circonscrite, ronde, un peu aplatie par la compression du soulier, molle, indolente, et ne cause ordinairement aucune incommodité.

Quelquefois la peau qui la couvre s'enflamme, et alors elle devient douloureuse. Cette inflammation cède facilement aux cataplasmes émollients et au repos; mais lorsqu'elle est dissipée, la tumeur conserve assez souvent une sensibilité qui la rend gênante et fait désirer au malade d'en être débarrassé. Mais avant de satisfaire ce désir, il faut être certain que cette tumeur n'est pas formée par de la synovie amassée dans l'articulation.

On acquiert la certitude que cette tumeur est enkystée, lorsqu'elle est circonscrite.

Dans le cas où elle provient d'un amas de synovie, elle n'a aucune limite fixe ; et si, reconnaissant la nature de cette dernière, on venait à l'attaquer, soit avec le caustique, soit avec l'instrument tranchant, il pourrait en résulter les accidents les plus graves.

Boyer a vu commettre cette erreur. Le chirurgien, croyant ouvrir une tumeur enkystée, pénétra dans l'articulation ; il survint un gonflement inflammatoire énorme de tout le pied, accompagné de vives douleurs et de fièvre ; il se forma plusieurs abcès, tant sur le dos qu'à la plante du pied, et la vie du malade fut en danger : il guérit pourtant, mais la guérison fut très-longue et très-difficile.

Traitement. — Le traitement de ce kyste consiste à appliquer un petit morceau de potasse caustique, gros comme un grain de chenevis, sur le centre de la tumeur ; l'escarre étant formée, on l'attendra tomber ou on l'incisera ; des deux manières le kyste sera ouvert et laissera écouler le liquide visqueux qu'il contenait ; ce liquide écoulé, on touchera toute la cavité kystique avec le crayon de nitrate d'argent, puis on l'emplira de charpie, qu'on renouvellera chaque jour, jusqu'à ce que les bourgeons charnus, qui ne tarderont pas à se développer, aient formé une cicatrice.

Quant au traitement de l'ognon, il est le même que celui du cor.

CHAPITRE XIV.

PLAIES.

On désigne sous le nom de *plaies* des solutions de continuité plus ou moins récentes produites par une cause externe et qui ont une tendance vers la guérison; celles qui n'ont pas cette tendance portent le nom d'*ulcères*.

On les distingue entre elles suivant la nature de l'instrument qui leur a donné naissance.

Ainsi il y a des plaies :

1º Par instruments tranchants, ou coupures; 2º par instruments piquants, ou piqûres; 3º par instruments contondants, ou plaies contuses; 4º plaies par arrachement; 5º plaies empoisonnées et virulentes.

On a aussi fait une classe des plaies par morsures, ainsi que de celles qui sont produites par des armes à feu; mais nous croyons qu'elles doivent être rangées parmi les plaies contuses; car, suivant nous, toute solution de continuité produite instantanément dans les parties molles par une arme ou par un instrument mousse qui n'agit ni par son tranchant ni par sa pointe, est nécessairement une blessure contuse ou dilacérée.

Les plaies affectent différentes directions, de même qu'elles sont plus ou moins profondes. Elles peuvent être simples ou compliquées.

1º La plaie *simple* est celle qui présente, pour unique indication, la réunion immédiate.

2º Une plaie peut être *compliquée* avec sa cause, c'est-à-dire que l'instrument vulnérant peut être resté dans la partie blessée; la douleur, l'hémorrhagie, les convulsions sont encore des accidents de *complication.*

Il y a aussi la *complication* par une maladie, telle qu'une fracture produite en même temps que la plaie ou un abcès survenant durant son traitement.

§ 1. — PLAIES PAR INSTRUMENTS TRANCHANTS.

Les instruments tranchants peuvent diviser nos tissus en pressant dessus, à la manière d'un coin, ou bien en pressant et en sciant en même temps. Les plaies produites par ces instruments sont plus ou moins étendues en longueur et présentent deux lèvres saignantes réunies à un angle aigu. Elles varient dans leur direction, leur étendue et leur nombre. Dupuytren a vu un aliéné sur lequel il en compta 376.

Symptômes. — Les symptômes primitifs sont

l'écartement des bords de la plaie, l'écoulement de sang, la douleur.

1° *L'écartement des bords de la plaie* est d'abord causé par l'épaisseur de l'instrument vulnérant, puis par l'élasticité des parties et la contraction musculaire, lorsque les organes sont divisés.

2° *Écoulement de sang*. La plupart de nos tissus sont pourvus presque tous d'une telle quantité de vaisseaux sanguins qu'il est impossible de piquer la peau avec une aiguille, si fine qu'elle soit, sans en déchirer un ou plusieurs; cet effet doit donc à plus forte raison avoir lieu lorsqu'un instrument tranchant produit une plaie d'une certaine étendue.

L'écoulement de sang varie d'abord suivant l'étendue de la plaie et les parties lésées, puis suivant la constitution des individus blessés.

Ainsi, toutes choses égales d'ailleurs, un individu anémique dont le sang a peu de plasticité en perdra beaucoup plus que celui chez lequel ce liquide sera dans une position inverse, c'est-à-dire offrira beaucoup de plasticité.

3° *Douleur*. Si la piqûre d'une aiguille dénote, par l'écoulement de sang, la présence de nombreux vaisseaux sanguins, la même piqûre, par la douleur qu'elle produit, dénonce la présence des filets nerveux, car il ne peut y avoir de douleur que là où il existe des nerfs.

La douleur varie en intensité, suivant la qualité tranchante de l'instrument, l'étendue de la division, la sensibilité de la partie blessée, celle de l'individu blessé et surtout suivant qu'on s'attend à la blessure ou que l'on ne s'y attend pas.

Marche. — La marche d'une plaie par instrument tranchant varie suivant que les lèvres sont mises en contact ou qu'elles sont laissées écartées. Dans le premier cas, la réunion peut être immédiate (guérison par première intention); dans le second, la plaie reste exposée et suppure (cicatrisation à l'air libre).

La guérison se fait alors, soit par des granulations qui se recouvrent d'une cicatrice, soit par des bourgeons charnus qu'on rapproche et qui se réunissent (réunion par seconde intention), soit enfin sous une croûte qui se forme à la surface de la plaie (cicatrisation sous-crustacée).

On donne le nom de *réunion immédiate* à l'adhésion primitive et sans suppuration des lèvres d'une plaie mises en contact. Dès que deux surfaces saignantes sont rapprochées l'une de l'autre, il s'épanche entre elles une matière glutineuse, transparente, qui est de la lymphe plastique et qui, au bout de deux ou trois jours, contient des vaisseaux émanant des capillaires voisins.

Ces vaisseaux sanguins, d'abord assez nombreux,

ne tardent point à diminuer, et au bout de quelques jours, cette cicatrice vasculaire est remplacée par une lamelle fibreuse, peu riche en vaisseaux et toujours plus résistante que les tissus voisins.

Comme nous ne devons traiter ici que des plaies simples, nous ne parlerons pas du diagnostic ni du pronostic, qui n'ont d'importance que dans les lésions graves, et nous passerons de suite au traitement.

Traitement. — Il ne présente qu'une indication curative, la réunion, lorsqu'elle peut avoir lieu sans suppuration et par la simple agglutination des bords de la plaie; mais il arrive aussi que cette réunion est précédée par de la suppuration, et ce n'est qu'après le dégorgement des bords de la plaie que la cicatrisation s'opère.

On réunit les plaies simples lorsque l'instrument n'a opéré aucune perte de substance, lorsque les parties jouissent d'une grande extensibilité, comme on l'observe aux lèvres et aux joues.

Les conditions de l'agglutination des lèvres d'une plaie sont qu'elles soient actuellement saignantes, ou si l'inflammation s'en est emparée, qu'il se soit établi une bonne suppuration, et qu'elles soient couvertes de bourgeons charnus.

Il faut encore que la vie existe dans les deux lèvres de la division, et que la circulation se fasse librement jusqu'à leur surface, parce qu'elles doivent fournir l'une et l'autre, si l'on peut s'exprimer ainsi, leur contingent d'action vitale pour opérer l'agglutination. Si ces conditions n'existent pas, la coaptation serait inutile ou même nuisible; ainsi elle serait inutile dans une plaie dont les bords seraient contus, meurtris, désorganisés. Elle serait inutile et même nuisible dans une plaie qui a été négligée, dont les bords enflammés ne fournissent plus qu'une sérosité sanguinolente; on doit attendre dans ce cas que le dégorgement ait lieu et que les bourgeons charnus se soient élevés à la surface de la plaie.

Enfin la réunion a peu de chances de succès lorsque, dans les plaies, une partie a été entièrement séparée du tout et ne participe plus en rien aux influences de la vie.

Pourtant, malgré le peu de probabilité qu'on a de réussir, on doit toujours tenter la réunion; car elle est inoffensive pour le blessé, et la science chirurgicale possède des faits d'après lesquels on peut inférer qu'une partie entièrement séparée, et ne jouissant plus de la vie commune, est susceptible de se réunir au reste du corps.

Garengeot, à la page 55 du tome III de ses *Opérations de chirurgie*, rapporte : « Quelqu'un mordit un soldat au nez et lui emporta presque toute la partie cartilagineuse du bout; il la jeta par terre et marcha dessus; le blessé ramassa le bout de son nez et le jeta dans la maison d'un chirurgien voisin, et se mit à courir, transporté de colère, après son ennemi. Quand il fut revenu, on lui replaça le bout du nez, que l'on avait mis auparavant dans du vin tiède, et on l'assujettit bien ferme avec un emplâtre agglutinatif. Le lendemain on y voyait déjà un commencement de réunion, et le quatrième jour elle était parfaite. »

La possibilité du fait relaté dans cette observation de Garengeot, qui fit douter autrefois de la véracité de son auteur, est prouvée aujourd'hui, non-seulement par des expériences sur des animaux, mais encore par des faits. Velpeau a été témoin d'un fait de ce genre; Requin, ancien professeur de la Faculté, portait sur le pouce une partie de peau qu'il en avait séparée un jour et qu'il avait pu réunir tout de suite avec succès.

Sommé (d'Anvers), Piédagnel, Bauchène, W. Balfour, etc., ont rapporté des faits de réunion de doigts entièrement séparés du corps; et dans un cas rapporté par Brau, il s'agissait d'un doigt entier.

Enfin, nous terminerons nos citations à ce sujet par le fait suivant, qui se trouve dans le numéro du 6 juin 1868 de l'*Événement médical*, lequel le reproduit d'après le *Bulletin de thérapeutique* :

« M. Béranger-Féraud fut appelé le 25 août 1867, à 8 heures du soir, auprès d'une cuisinière qui venait de se couper, avec un couteau de cuisine, l'extrémité du doigt annulaire gauche.

« Il la trouve occupée à étancher son sang qui coule en nappe abondante, et il constate que la plaie comprend la moitié radiale de l'extrémité du doigt indiqué. L'organe est comme taillé en bec de flûte par une incision qui comprend, sur la face dorsale, le tiers de l'ongle, et sur la face palmaire, une partie correspondante de la pulpe digitale; l'extrémité de la phalangette est mise à nu. Désireux de tenter la réunion du fragment détaché, M. Béranger-Féraud le demande, mais on lui répond qu'il a été jeté.

« On le cherche, on le trouve sur l'appui d'une fenêtre où il est tombé par hasard. Ce morceau a la forme d'une demi-sphère, dont le diamètre est environ celui d'une pièce de 50 centimes : sa calotte est constituée par l'épiderme du tiers de l'ongle. Sur le plan de section on voit un épais morceau de tissu cellulaire graisseux qui constitue la pulpe digitale. Le fragment est d'ailleurs pâle et complétement exsangue.

« Après avoir débarrassé, par un lavage à l'eau tiède, le doigt et la main du sang qui les macule, M. Béranger-Féraud réapplique le morceau sur la surface saignante, et l'y maintient en place par une croix de Malte en linge fin sec.

« Sur cette première croix de Malte, il place un petit plumaceau de charpie sèche, puis une seconde croix de Malte, qu'il assujettit à l'aide d'une bande spéciale, nouée à la racine du doigt. Cela fait, le doigt est plongé dans un mé-lange d'une partie d'eau-de-vie pour trois parties d'eau.

« Le 29 août, le panse-ment, qui a été humecté jusque-là avec le même li-quide alcoolisé, est défait, et l'on constate que le bout du doigt est parfaitement recollé. La malade ne se garantit plus le doigt qu'à l'aide de gant en peau. Le 12 septembre, l'épiderme du fragment s'est exfolié, chassé par un épi-derme nouveau; et, chose importante à noter, la chaleur et la sensibilité, une sensibilité même exagérée, ont été récupérées par ce fragment. »

Fig. 21. — BANDAGE DU POUCE.

Si le succès de la réunion d'une partie entière-ment séparée du corps est incertain, il n'en est pas de même lorsqu'elle tient encore par un petit lambeau. En effet, pour peu que ce lambeau contienne de vaisseaux sanguins, la vie y est conservée et la consolidation peut avoir lieu. Ainsi l'on voit des doigts dont les os et les tendons ont été coupés par un instrument tranchant, et qui tiennent seulement par un reste de peau, se consolider, après qu'on a mis les parties dans une contiguité exacte.

Nous avons été plusieurs fois à même de constater ce fait, entre autres chez un nommé Cathelineau, maître-charpentier, à Méréville. Cet homme avait eu les quatre derniers doigts d'une de ses mains, pour ainsi dire, séparés entièrement par une hache. Un ouvrier, témoin de l'accident, voulait couper le petit fragment de peau qui retenait chaque doigt; heureusement pour le malade qu'il avait oublié son couteau. Invitation nous fut faite de terminer l'opération; mais ayant répondu qu'il serait toujours temps d'en arriver là, nous redressâmes les doigts à l'aide d'une planchette découpée, fixâmes chaque doigt avec des bandelettes de sparadrap de diachylon, puis, afin d'éviter l'inflammation, nous fîmes usage pendant plusieurs jours d'irrigation émolliente et tiède. Ce malade guérit parfaitement, et, chose singulière, les doigts qui avaient été tous séparés dans une articulation, recouvrèrent leur mouvement de flexibilité. Du reste, il n'y a pas que des parties d'un petit volume qui puissent se réunir, on a vu des membres considérables, le bras par exemple, se réunir par première intention, quoique l'os et les muscles eussent été coupés, et que le membre ne tînt plus que par un lambeau dans lequel l'artère brachiale et les nerfs qui l'accompagnent étaient restés.

La réunion des plaies s'opère au moyen de la situation, de bandages, d'emplâtres agglutinatifs, et la suture dont nous ne parlerons pas, attendu que, pour bien la faire, il faut la main exercée d'un chirurgien.

La situation consiste à mettre la partie blessée dans un état tel que les lèvres de la plaie soient contiguës l'une à l'autre. Ainsi, dans une plaie située transversalement à la partie antérieure du cou, la position nécessaire pour sa réunion est la flexion de la tête, flexion qui devra être maintenue au moyen d'un bandage convenable.

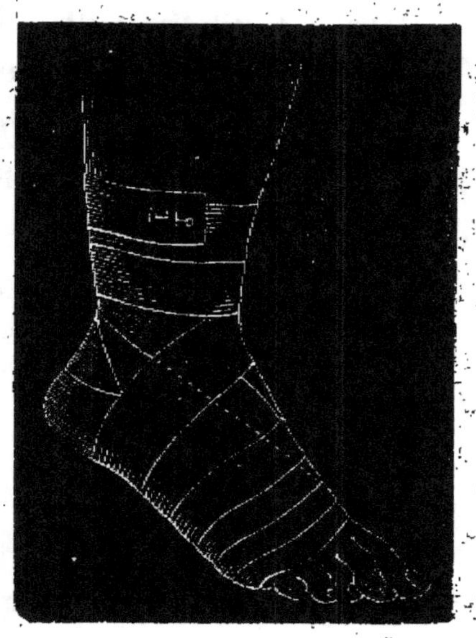

Fig. 24. — BANDAGE DU PIED ET DU BAS DE LA JAMBE.

Les *agglutinatifs* employés sont: le sparadrap

de diachylon, le sparadrap de colle de poisson
(taffetas d'Angleterre), le collodion.

Nous devons dire que le sparadrap de diachylon
est le plus usité en France. Il s'applique sous forme
de bandelettes d'une longueur variable et d'une largeur de 2 à 3 centimètres.

Après qu'on a bien nettoyé la plaie et séché ses
bords, un aide rapproche les bords de la solution
de continuité, on applique alors la bandelette d'un
côté, puis, en soutenant le bord de la plaie, on
étend cette bandelette de l'autre côte. Cela fait, on
continue le pansement avec du linge.

§ 2. — PLAIES D'ARMES A FEU.

Notre intention n'était pas de faire mention de ce
genre de plaies, beaucoup trop compliquées en général pour être soignées par le premier venu ; mais
ayant eu l'occasion de voir, dans la malheureuse
guerre que nous venons de subir, la facilité avec laquelle on abat les membres des pauvres diables qui
ont eu le malheur de recevoir une blessure un peu
grave, nous avons cru qu'il serait bon de mettre le
public en garde contre cette tendance à amputer.
Bien que nous soyons en mesure de publier grand
nombre de faits contre les amputations trop préci-

pitées, nous nous contenterons de citer les quatre suivants :

Le 10 janvier 1871, M. Carrière, lieutenant aux mobiles de la Haute-Garonne, après s'être battu une partie de la journée pour empêcher les Prussiens de passer la rivière de l'Huisne, au pont de Gesnes, fut blessé par accident en sortant de l'église de Montfort, transformée en caserne. Cette blessure, occasionnée par une balle de chassepot, était située au bras gauche, et s'étendait depuis l'épicondyle jusqu'à 2 centimètres de l'épitrochlée ; le coude était brisé. D'après M. le docteur de Villeneuve, chirurgien en chef de l'ambulance marseillaise, de la synovie s'était écoulée, et cette preuve de la lésion de l'articulation avait fait décider que l'amputation du bras aurait lieu le lendemain matin. Instruit de cette décision par Mme de Cathelineau, qui s'était intéressée à ce malade, par la raison qu'il appartenait à la brigade de son mari, nous allâmes réclamer ce blessé à notre savant confrère, qui nous avoua que tout était prêt pour l'amputation, et ajouta qu'il n'y avait que cette opération, faite immédiatement, qui pût le sauver ; que plus tard nous serions obligé d'en venir là, et qu'alors les circonstances seraient moins favorables. Comme nous ne partagions pas son avis, il convint qu'il ne regardait pas comme impossible, avec des soins tout particuliers, d'obtenir la guérison en conservant le membre, mais que c'était si peu probable qu'il nous engageait à ne pas risquer la vie de notre malade et à l'amputer.

Nous répondîmes à notre honorable confrère que nous étions décidé à ne sacrifier le bras qu'à la dernière extrémité et que nous nous faisions fort de procurer au malade ce qui serait nécessaire pour atteindre ce but.

En faisant cette promesse, nous comptions sans les Prussiens, qui, le lendemain, grâce à la défection des mobilisés, entraient au Mans, et nous forçaient à une retraite qui dura du 11 au 25 janvier.

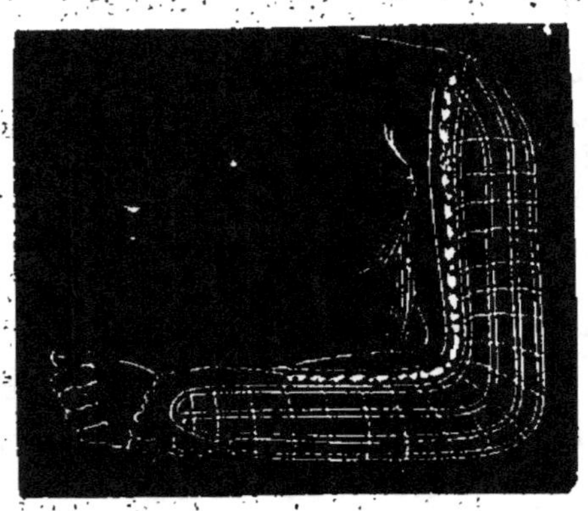

Fig. 25.
GOUTTIÈRES POUR LES FRACTURES DU MEMBRE SUPÉRIEUR.

Durant tout ce parcours, qui se fit par un temps affreux, des chemins on ne peut plus mauvais et dans une américaine, le malade n'eut que trois jours de repos. Malgré cette fatigue, l'état du blessé n'empira pas; il n'y eut qu'un engorgement assez considérable, situé sur le trajet des vaisseaux, engorgement qui disparut après une application de 15 sangsues, des cataplasmes et le repos.

Le 22 février suivant, M. Carrière, auquel un bandage inamovible avait été appliqué depuis huit jours, partait chez lui, ne souffrant plus de ses plaies, qui étaient en bonne voie de cicatrisation, ne suppuraient presque plus et ne donnaient plus lieu à l'issue d'esquille.

Le 13 mai de la même année, M. Carrière, en m'envoyant deux photographies, représentant, l'une son bras en écharpe, et l'autre sa main gauche appuyée sur la garde de son sabre, parle ainsi : « Je

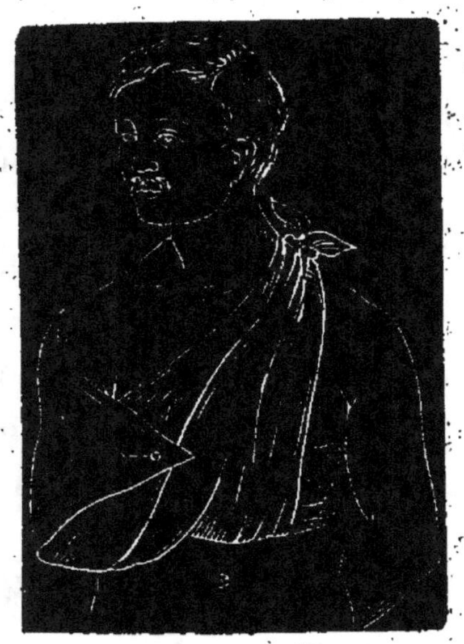

Fig. 26. — ÉCHARPE POUR MAINTENIR LE BRAS.

« dois vous dire que tous les chirurgiens auxquels « j'ai montré mon bras, ont été surpris qu'une pa- « reille blessure n'ait pas entraîné l'amputation ; le « médecin en chef des hôpitaux militaires de Tou- « louse, qui hier m'a fait subir une visite, a mani- « festé autant d'étonnement que ses confrères, et « m'a demandé à qui je devais la conservation de « mon membre.... »

La première photographie présente un angle de 105 et la seconde de 123°.

L'examen des deux photographies prouve avec évidence, non-seulement la guérison de l'articulation malade, mais la conservation d'une partie du mouvement du coude ; car si le coude se refusait à tout mouvement, M. Carrière ne pourrait poser sa main sur la garde de son sabre ; et de plus l'angle, dont le coude est le sommet, donnerait toujours la même ouverture.

Cette observation, suivant nous, prouve que ce n'est pas tant la fatigue et les rigueurs des saisons qui ont une influence fâcheuse sur les blessés, mais bien les miasmes développés par l'encombrement, et que dans beaucoup de cas on pourrait éviter les mutilations.

On nous objectera peut-être que la blessure n'était pas aussi grave que le docteur de Villeneuve l'avait cru. A cela nous répondrons que l'issue des esquilles, celle de la synovie qu'on ne peut contester, ayant été constatée par un homme de la valeur du chef de l'ambulance marseillaise, dénote sa gravité. Seulement nous pensons que si l'ambulance phocéenne eût été mieux placée qu'elle ne l'était, nous n'aurions pas eu personnellement l'honneur d'obtenir la guérison de notre lieutenant ; et ce dernier n'eût pas éprouvé toutes les fatigues de cette dure retraite.

Bernard Tirebac, ancien militaire, âgé de 30 ans, demeurant à Paris, a été reçu à l'hôpital Saint-Louis le 28 juillet 1830. Il est d'une assez grande taille, d'un tempérament sanguin et d'une bonne constitution. Il a servi pendant huit ans, et n'a jamais eu d'autre maladie qu'un point de côté qui lui a duré environ quinze jours; c'était la suite d'un refroidissement.

En 1823, à l'attaque du Trocadéro, il reçut au devant de la rotule un coup de baïonnette; l'instrument n'avait pas pénétré, et la plaie fut guérie au bout de trois semaines. Il put ensuite revenir à pied de Cadix à Paris.

Il a quitté le service en 1827. Jusqu'à cette époque il a été sujet à des épistaxis (hémorrhagies nasales); mais depuis elles se supprimèrent, et Tiberac fut, à plusieurs reprises, incommodé par le sang. Pour la première fois, il y a deux ans, puis au commencement de l'année dernière (1829), et ensuite à l'automne, il lui est survenu, à chacune de ces époques, une éruption pustuleuse avec gonflement à la partie supérieure de la face, et principalement au front, laquelle a été guérie chaque fois par une saignée copieuse. Aux pustules ont succédé des croûtes qui ont laissé de légères cicatrices. Il est resté sujet aux étourdissements et aux maux de tête. Marié peu de temps après sa libération, il a exercé dès ce moment le métier de plombier.

Le 28 juillet 1830, il reçut, sur le boulevard Saint-Martin, une balle qui, pénétrant dans la région inguinale au niveau de l'articulation coxo-fémorale, est ressortie à la partie postérieure inférieure et externe de la fesse. Recueilli d'abord dans une maison voisine, il fut transporté à Saint-Louis au bout d'une demi-heure environ. A son arrivée on reconnut une fracture de l'extrémité supérieure du fémur, intéressant très-probablement le col de cet os. L'écoulement sanguin était alors peu considérable ; l'état du malade était alarmant ; une saignée abondante fut sur-le-champ pratiquée, et le membre placé sur des coussins à la manière de Pott, parce que le malade, souffrant et indocile, ne voulait pas d'autre appareil, et que je craignais beaucoup d'ajouter à ses souffrances. A peine une heure s'était-elle écoulée que je fus averti d'un accident formidable qui venait de se manifester. Une hémorrhagie considérable était survenue, le sang avait traversé les matelas et la paillasse et coulait déjà sur le carreau. L'appareil fut enlevé, je reconnus que la plaie postérieure donnait issue à un courant de sang vermeil. Cet indice et la situation de la plaie me prouvèrent que l'une des circonflexes ou les deux étaient blessées. Que fallait-il faire ? Amputer dans l'article ? Je l'avoue, l'idée d'une opération qui, chez cet homme très-fort et très-robuste, eût entraîné une plaie immense, une horrible mutilation et très-probablement une mort prompte, m'effraya. La ligature m'offrait un moyen à peu près certain d'arrêter l'hémorrhagie ; j'avais en outre l'espoir de rendre par là moins intenses les accidents inflammatoires qui pouvaient survenir. Mon parti fut donc pris de suite. Je liai la crurale au niveau de l'arcade de ce nom, et sur-le-champ l'écoulement sanguin fut arrêté. Tranquille du côté de l'hémorrhagie, il fallait songer à la fracture. Je réappliquai l'appareil et plaçai le membre sur un double plan incliné, fait de coussins peu élevés, sans pratiquer aucune extension, de peur d'éveiller des douleurs et les accidents inflammatoires que je redoutais.

Le premier jour le malade était dans l'affaissement et souffrait peu, mais le lendemain les douleurs s'étant fait sentir, je les calmai au moyen d'une application de 50 à 60 sangsues ; le même accident, mais moins intense, nécessita encore à plusieurs reprises l'emploi du même moyen, et, pendant l'espace de six semaines, près de 200 sangsues furent appliquées en différentes fois. Après dix ou douze jours de diète on accorda du bouillon, puis quelques potages ; et au bout d'un mois le blessé commença à manger un peu vers le dixième jours, la plaie postérieure était cicatrisée, l'antérieure et celle faite pour la ligature continuèrent à donner chaque jour un peu de pus.

12 septembre. Six semaines environ s'étaient écoulées ; toutes les plaies, dont la marche n'avait été entravée par aucun accident grave, étaient fermées ; la consolidation de la fracture paraissait se faire avec un léger raccourcissement qui existait dès le principe. Enfin tout semblait promettre une guérison heureuse, autant qu'inespérée, quand tout à coup un accident vint détruire en un instant des résultats si péniblement achetés et remettre en question la vie du malade. Un mouvement involontaire pendant son sommeil détruisit la consolidation commencée ; une vive douleur s'empara de la région blessée, et des mouvements convulsifs produisirent immédiatement un raccourcissement considérable ; 66 sangsues furent appliquées sur-le-champ pendant la nuit, et le lendemain matin, à la visite, nous trouvâmes le membre raccourci de 4 ou 5 pouces, et la fesse, soulevée par le grand trochanter, remonté. Ce symptôme ne laissait aucun doute sur la fracture du col de l'os. Le pouls était fréquent, développé, la peau chaude. Le malade désespérait de sa guérison. 50 sangsues furent encore appliquées ce jour-là ; mais le déplacement entretenait une irritation,

dont je redoutais les suites ; il fallait à tout prix la faire cesser. Je résolus d'employer l'appareil mécanique de Boyer, seul et faible espoir de rétablir heureusement l'état des parties et de sauver le malade. Il fut employé. Des potions calmantes lui furent administrées, des cataplasmes laudanisés furent constamment appliqués autour de la partie supérieure du membre, et l'on diminuait la pression exercée par les lacs extensifs, à l'aide de cardes de coton qui enveloppaient l'aine et le pied. L'appareil fut gênant les premiers jours. Le membre étant devenu excessivement douloureux dans toute son étendue, mais surtout au niveau des articulations, je les couvris en entier de coton cardé, afin d'adoucir la pression des lacs, et je pris l'appui de ces derniers, non pas seulement sur le pied, mais sur la jambe et sur la partie inférieure de la cuisse. Une semaine s'était à peine écoulée que la fièvre s'était calmée et que l'état général commençait à s'améliorer. Dès le premier jour de l'application de l'appareil, les plaies antérieures de la ligature de l'artère et de la balle se rouvrirent et commencèrent à suppurer ; celle d'entrée de la balle donna une suppuration plus abondante qu'avant sa première cicatrisation. Cependant on exerçait, à l'aide de la vis, des tractions graduées et modérées qui, en sept ou huit jours et sans douleurs, grâce aux précautions ci-dessus mentionnées, ramenèrent le membre à la longueur qu'il présentait avant l'accident du 12 septembre, c'est-à-dire à environ un pouce de raccourcissement. Tout n'était pas fini. Au bout de trois semaines les douleurs se réveillèrent avec une telle vivacité que le malade fut pendant six nuits privé de sommeil ; à peine furent-elles diminuées par deux ou trois applications de 40 ou 50 sangsues et des calmants. Enfin la sixième nuit, un narcotique énergique ayant été administré, les douleurs s'apaisèrent, le sommeil revint et la santé du malade s'améliora de jour en jour.

Les plaies antérieures, qui s'étaient rouvertes, se cicatrisèrent en quelques semaines. La plaie postérieure, qui s'était rouverte aussi, huit jours après l'application de l'appareil, se referma au bout de vingt-quatre heures.

L'appareil mécanique fut enlevé le 28 novembre, alors le membre n'offrait qu'un pouce de raccourcissement ; mais quoique la consolidation parût assez bien faite, il s'est peu à peu raccourci jusqu'à la sortie du malade (30 décembre), sans qu'on s'en aperçût d'abord. Depuis dix à douze jours on lui permettait de se lever et de marcher avec des béquilles.

J'ai revu depuis ce malade, et voici l'état dans lequel il se trouve aujourd'hui 9 mars 1831 ;

Le membre offre un raccourcissement de près de trois pouces; il est comme soudé supérieurement avec l'os de la hanche et ne se meut que par un mouvement de totalité avec le corps. Le genou commence à pouvoir se fléchir un peu, il est probable qu'avec de l'exercice il pourra recouvrer ses mouvements. Quant à la cuisse, je ne crois pas que jamais elle puisse prendre de la mobilité. Une saillie osseuse se montre à la partie externe et supérieure de la cuisse, à peu près au niveau du grand trochanter opposé, et un peu plus en avant. Le malade éprouve encore de temps à autre, et surtout dans les changements atmosphériques, des douleurs, tantôt à la hanche, plus souvent au genou, qui est devenu très-sensible, et souffre toutes les fois que le pied touche à terre ou vient à heurter contre quelque corps saillant.

J'ai insisté sur les circonstances antécédentes pour bien faire ressortir le tempérament sanguin de cet homme, et faire comprendre comment, après une hémorrhagie aussi abondante, précédée déjà d'une forte saignée, il avait pu supporter les émissions sanguines répétées auxquelles il fut soumis. Malgré ces pertes, le pouls se maintenait fréquent et fort. C'est sur cet état de la circulation que nous nous fondons pour appliquer des sangsues en grand nombre et à plusieurs reprises, et, on le voit, un succès complet a couronné nos efforts. (Gerdy, *Traité des bandages*, p. 398.)

Le 10 mai 1853, le nommé Barré, âgé de 34 ans, de la commune de Rouvray-Saint-Denis (Eure-et-Loir), conduisant une grande voiture chargée de fumier, fut renversé par le cordeau qui lui servait à conduire ses chevaux, et l'une des roues, large de 20 centimètres, lui passa sur le bras et le lui écrasa à partir de l'articulation du coude dans une longueur égale à sa largeur. Le fragment supérieur qui avait échappé au contact de la roue faisait saillie à travers les téguments déchirés. Malgré la gravité de cette blessure, nous ne pûmes nous décider à priver de son bras un père de six enfants qui n'avait que son travail pour faire vivre sa famille.

Le membre fut placé dans une gouttière en tôle, que nous fîmes faire par le maréchal, en lui recommandant de percer de trous les bords parallèles au bras, de manière à pouvoir passer des cordons et la serrer à volonté. Le fond de la gouttière ayant été garni de ouate, des cataplasmes froids furent appliqués et enveloppèrent à peu près tout le membre blessé, l'élasticité de la tôle permettant un écartement assez considérable pour cela. Le 1er juillet, cinquante jours après son accident, l'appareil était enlevé et la guérison, qui ne s'est pas démentie depuis, était obtenue sans aucune difformité, et, chose remarquable, l'appétit a toujours été bon.

Armand Tessier, âgé de 38 ans, de la commune d'Erceville (Loiret), a fait un congé dans l'artillerie, est rentré dans ses foyers, s'est marié et exerce la profession de maçon. Cet homme, qui est on ne peut plus robuste et de haute taille, a été victime d'un accident le 19 mars 1875 : prié par des scieurs de long de leur donner un coup de main pour placer sur des trétaux un tronc d'orme, qui, d'après le dire d'un charpentier, pouvait peser de 12 à 1500 kilogrammes, un des trétaux s'étant renversé, le tronc d'orme tomba, et dans sa chute brisa la jambe gauche de ce malheureux dans une étendue comprenant au moins le tiers moyen ; une plaie existait de chaque côté de la jambe, l'interne laissait voir des fragments d'os. Appelé en consultation par M. Moreau, médecin des pauvres du canton, il fut convenu que, malgré cet épouvantable désordre, on tenterait de sauver le membre, qui fut placé dans une gouttière et soumis à une irrigation d'une décoction de plantes aromatiques ; de plus, deux ou trois fois par jour la blessure était arrosée d'eau de javelle, afin de neutraliser l'odeur fétide que n'eût pas manqué de répandre le sang qui s'était écoulé et avait imbibé tout le pansement. Un régime composé de potages gras, de viande et d'un demi-litre de vin par jour, non compris plusieurs petits verres de vin de quinquina, fut prescrit. L'irrigation fut continuée jusqu'au 25 avril, époque à laquelle une escharre de forme ovalaire, qui pouvait avoir de 10 à 12 centimètres dans son grand diamètre, fut détachée, et où, la jambe offrant un commencement de consolidation, la gouttière fut supprimée et remplacée par un appareil de Scultet. Préalablement à la pose de cet appareil, les plaies, dont l'interne, au travers de laquelle on voyait les fragments osseux, mesurait plus de 20 centimètres, et l'externe au moins 12, ces plaies, disons-nous, avaient été enduites de goudron végétal, recouvertes d'une couche de ouate, qui fut aussi goudronnée; puis le membre, ayant été enveloppé d'une nouvelle couche de ouate, fut placé dans l'appareil. Ce pansement est renouvelé tous les 24 jours; seulement au bout de 2 mois l'appareil de Scultet fait place à un bandage amidonné, ce qui permet à ce malade de s'habiller et de pouvoir placer sa jambe blessée sur une chaise recouverte d'un coussin.

Du 19 mars au 30 octobre, les plaies, qui sont à peu près cicatrisées, ont donné issue à 12 esquilles; nous ne décrirons que les 4 principales, les autres n'ayant guère que 1 à 1 1/2 centimètre d'étendue. La première, de forme prismatique, a une longueur de 9 centimètres sur 12 millimètres de largeur; la deuxième, d'une forme irrégulière, a 8 centimètres sur 2 de large; la troisième, 5 1/2 centimètres sur 2 de large; la quatrième, de la forme d'un ovale très-allongé, a 4 centimètres 7 millimètres sur 14 millimètres.

Dans le courant de l'hiver 3 autres petites esquilles sont sorties, et au pansement du 10 avril 1876 la cicatrisation est à peu près complète, et Tessier, dont le membre n'offre que 3 centimètres de raccourcissement, est assez solide sur sa jambe pour pouvoir bêcher son jardin, et si ce n'était la raideur encore assez grande qui existe dans l'articulation du pied, il pourrait marcher sans béquilles.

La lecture de ces observations vous laisse étonné du contraste qui existe entre la marche de celle de Tirebac et de celle des trois autres; l'on se demande quelle en est la cause. En effet, les quatre sujets qui en font l'objet sont tous dans la force de l'âge, ils sont vigoureux et bien constitués, et si la blessure de Tirebac au point de vue d'une amputation était la plus grave, il n'en était plus de même à celui de la conservation du membre. D'un autre coté, Tirebac était soigné par un des professeurs des plus instruits de l'école de Paris, lequel disposait de toutes les ressources qu'on trouve dans un grand hôpital. Malgré ces circonstances favorables, cet homme n'obtint sa guérison qu'à l'aide d'un traitement des

plus énergiques et qu'après avoir enduré de longues
et vives souffrances, et cette guérison paraissait à
cette époque tellement extraordinaire que Larrey,
qui faisait partie de la commission des soi-disant
récompenses nationales, lui dit après l'avoir examiné: « Tu as eu bien de la chance de ne pas être
tombé entre mes mains, je t'aurais désarticulé la
cuisse et tu serais mort. »   •

On ne peut alléguer en faveur de l'heureux résultat de nos malades des soins exceptionnels: Barré et
Tessier sont de pauvres diables chez qui, malgré la
meilleure volonté, on peut à peine obtenir l'indispensable ; quant au lieutenant Carrière, il n'est pas
possible de dire qu'il fut couché sur un lit de roses,
obligé qu'il était de cheminer dans une voiture non
fermée par un temps des plus rigoureux sur des
routes fraîches rechargée et cela pendant onze jours
consécutifs. Si l'on nous demande à quel arcane
nous attribuons ces heureuses cures, nous répondrons à l'air pur qu'ils ont toujours respiré, et nous
sommes certain que si, en place d'accumuler des
blessés dans de vastes locaux où ils sont en partie
empoisonnés par les miasmes qu'ils dégagent, on
les isolait, plus de moitié des opérations seraient évi-
tées et l'exception serait pour la mort en place d'être
pour la guérison ; mais ce but est probablement encore loin d'être atteint, car il faudrait pour cela re-

noncer à ces monuments à façades architecturales qui coûtent des millions, et dont le but est surtout de flatter l'œil de l'étranger. On songe bien à transporter les morts à la campagne, mais la possibilité d'en faire autant de nos malades n'est pas encore venue à l'idée de nos édiles ; cependant la chose serait facile avec les chemins de fer, et il est surprenant qu'à une époque où l'on parle tant du progrès moderne, les grandes villes n'aient pas encore réalisé celui de ne plus renfermer dans leur sein que de petites ambulances, transférant leurs établissements hospitaliers à la campagne, où elles pourraient les établir au milieu de vastes parcs. En faisant cela avec les ressources scientifiques et matérielles qu'elles possèdent, elles feraient descendre la mortalité bien au-dessous de celle qu'on observe chez les particuliers, surtout si en place de ces grands bâtiments qui finissent par devenir des foyers de miasmes délétères, elles les remplaçaient par de petits pavillons voûtés avec sous-sol et isolés les uns des autres, dont les façades seraient exposées au nord et au midi ; ces pavillons, qui ne contiendraient que deux malades, déboucheraient sur une galerie couverte mais non close, et la clef de chaque voûte serait à jour afin de donner issue à la fumée d'un bec de gaz et de servir ainsi de cheminée d'appel.

Nous terminerons ce chapitre par la formule d'un

onguent préparé par Madame de Cathelineau, lequel a suivant nous un grand avantage sur le cérat qu'on emploie ordinairement pour enduire les linges troués destinés à recouvrir les plaies, celui de ne pas rancir et de ne pas adhérer aux chairs comme ce dernier.

Térébenthine de Venise	30	grammes.
Résine	30	»
Cire	30	»
Huile d'olive	60	»
Eau-de-vie	60	»

Faire bouillir le tout au bain-marie pendant trois quarts d'heure.

§ 3. — PLAIES PAR MORSURES.

Ces plaies peuvent être faites par des animaux sains, des animaux malades (atteints de la rage, voy. ch. XV, art. 2) et des animaux vénimeux.

1º *Plaies par morsures d'animaux sains.*

Ces plaies, dont la gravité varie suivant leur étendue, leur profondeur et leur multiplicité, ne présentent qu'une première indication, celle de prévenir l'engorgement inflammatoire; nous ne les décrirons pas, et nous nous contenterons de conseiller des applications imbibées d'eau froide, dans laquelle on versera une cuillerée d'extrait de saturne par verre d'eau, en attendant l'arrivée du médecin.

2° Plaies par morsures de serpents venimeux.

En Europe, le reptile le plus venimeux est la vi-père, dont l'appareil venimeux présente de chaque côté de la mâchoire supérieure deux crochets cour-bes et mobiles, un canal parcourt le centre de ces crochets, et vient s'ouvrir par une fente étroite vers leur sommet et sur leur face convexe; une vési-

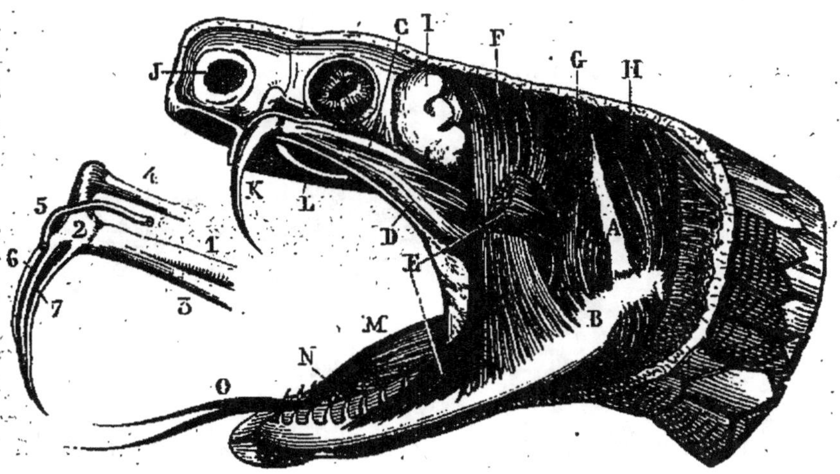

Fig. 27. — MACHOIRE D'UNE VIPÈRE.

cule, le réservoir à venin, couvre la racine des dents à crochet, et verse dans leur canal le venin, qui lui arrive d'une glande analogue à la parotide, située dans la fosse temporale; des muscles com-priment cette glande et en expriment le venin.

Les jongleurs indiens, charmeurs de serpents, savent bien comprimer cette glande avec leurs doigts avant de se livrer à des exercices avec des reptiles dangereux.

La tête de la vipère diffère de celle de la couleuvre, en ce que les écailles qui recouvrent sa tête sont semblables à celles du corps, tandis que chez la couleuvre la tête est couverte d'écailles plus grandes que celles du reste du corps.

On connaît plus de douze espèces de vipères; mais il n'y en a que deux en France, la *vipère commune* et l'*aspic*.

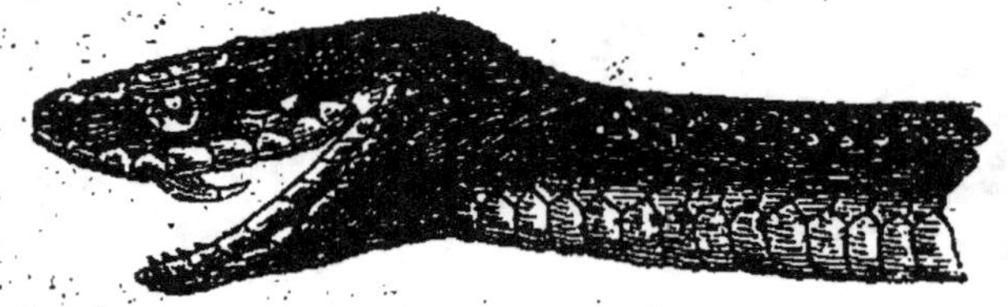

Fig. 28. — VIPÈRE DE FONTAINEBLEAU.

La *vipère commune* est brune, avec une ligne noire en zig-zag qui règne tout le long du dos: elle se trouve dans presque toute la France, et recherche les lieux boisés et rocailleux.

L'*aspic* est également brun, mais au lieu d'une ligne en zig-zag, son dos présente quatre séries de taches noires. Quoique ces deux serpents doivent être évités avec soin, il s'en faut de beaucoup que leur morsure soit toujours mortelle; car les venins n'agissent pas comme les virus, il en faut une cer-

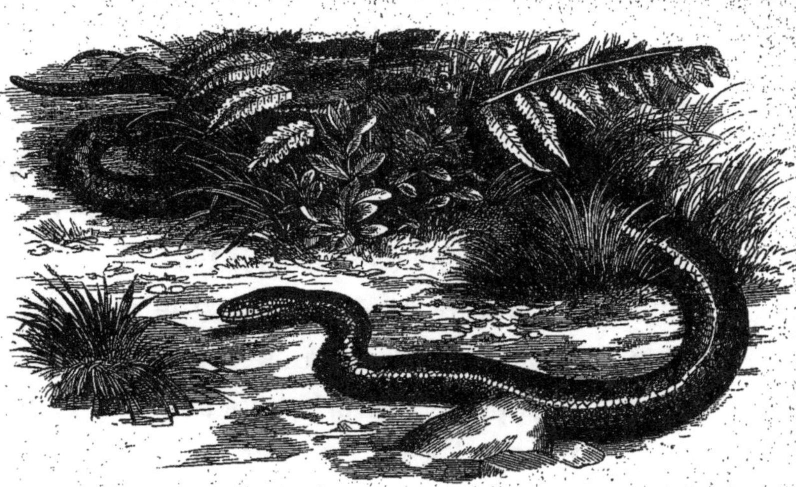

Fig. 29. — COULEUVRE.

taine quantité pour déterminer la mort : ainsi une seule morsure sera moins dangereuse que plusieurs morsures. On peut d'ailleurs éviter facilement la rencontre de ces dangereux reptiles ; on sait qu'ils ne sortent pas de leur retraite avant le lever du soleil, qu'ils y rentrent quand il est dans toute sa force, qu'ils se tiennent dans des endroits cachés et fuient toujours lorsqu'on s'approche d'eux.

Symptômes. — Ils sont de deux sortes : locaux et généraux.

1° Symptômes locaux.

La morsure porte l'empreinte des deux dents venimeuses et s'accompagne d'un léger écoulement sanguin ; le blessé accuse une douleur vive, cuisante, qui s'étend bientôt dans tout le membre et de là jusqu'aux viscères thoraciques.

Les deux piqûres des crochets à venin rougissent et s'ecchymosent ; la partie se gonfle et rarement ce gonflement s'arrête au point mordu, le plus souvent il s'étend au loin, gagne rapidement tout le membre blessé et même le tronc ; des phlyctènes, semblables à celles de la brûlure, s'élèvent aux environs de la plaie ; mais bientôt la douleur diminue, la tension inflammatoire dégénère en un empâtement mou, œdémateux ; la partie devient froide et la peau se couvre de grandes taches livides et comme gangréneuses.

2° *Symptômes généraux.*

Ils se montrent une heure ou deux après l'accident. Alors le malade éprouve des angoisses, des faiblesses, de la difficulté à respirer, des sueurs froides et abondantes ; le pouls se concentre, devient petit et inégal, l'œil se trouble, la raison s'égare, souvent il survient des vomissements, quelquefois des déjections bilieuses, abondantes ; des sueurs froides, presque toujours une jaunisse universelle, de vives douleurs vers le nombril.

Lorsque la maladie se termine par la mort, la gangrène envahit la blessure, des hémorrhagies ont lieu par les muqueuses nasales, buccales et intestinales.

Pronostic. — D'après Fontana, le pronostic ne serait pas très-grave ; un homme n'aurait rien à craindre, puisqu'il faudrait 15 centigrammes de venin pour le tuer, et que la vipère n'en possède que dix. Moquin-Tandon a depuis démontré que chaque crochet de la vipère peut fournir 7 centigrammes de venin.

Les idées de Fontana ont été partagées par plusieurs auteurs. Ainsi Boyer dit à ce propos : « Quelle que soit l'intensité des accidents qui accompagnent la morsure de la vipère, elle est bien loin d'être aussi dangereuse qu'on le croit ordinairement. Il est très-rare qu'elle soit mortelle, et dans le cas où elle fait périr, cet événement fâcheux est dû à la grande quantité de venin inoculé, au nombre de morsures, à leur situation dans le voisinage des organes les plus nécessaires à la vie et à l'omission des secours convenables.

« Dans les cas ordinaires d'une seule morsure aux extrémités des membres, les malades guériraient, quand même ils ne recevraient aucun secours ; mais alors les accidents seraient plus graves et se dissiperaient beaucoup plus lentement ; peut-être même le venin pourrait-il faire une impression longue et fâcheuse sur la constitution : il ne faut donc pas négliger d'employer de bonne heure les moyens les plus propres à faire cesser ces accidents. »

Depuis Boyer, Follin, dans son premier volume de Pathologie externe (1861), écrit : «Les conséquences des morsures de vipères ne sont point en général aussi graves ; la mort n'est guère la terminaison de cet accident que chez des enfants et chez des individus pusillanimes, ou dont la constitution est épuisée, quand la morsure a lieu dans certaine région comme le cou, où le gonflement des tissus peut amener des troubles graves dans les fonctions respiratoires ; enfin quand l'animal est âgé, irrité et sans avoir mordu depuis longtemps. Paulet a fait voir par des expériences que les morsures de vipères sont plus graves en été qu'en hiver ; c'est qu'en hiver le reptile est engourdi et peu disposé à verser beaucoup de venin dans la plaie. Le plus souvent donc, ces morsures n'ont pas de suites graves, et au bout de quelques heures ou d'une journée, le gonflement diminue, la chaleur revient, le pouls se relève, la sueur se développe et les plaies se cicatrisent; mais pendant plusieurs jours, et, dans quelques cas, pendant quelques semaines, on constate un peu d'œdème et une coloration un peu jaunâtre de la peau. »

Si nous comparons les affirmations citées plus haut, qui ne sont probablement basées que sur l'autorité de Fontana, au résultat des recherches sur ce sujet publié dans la *Gazette des hôpitaux* du 28 mai et 4 juin 1868 par le docteur Viaud-Grand-Marais, professeur à l'École de médecine de Nantes, nous sommes porté à croire que les auteurs qui, à l'envi les uns des autres, ont propagé l'opinion de Fontana, n'avaient jamais eu l'occasion d'étudier la morsure des vipères dans les pays où elle est fréquente.

Ainsi sur 316 morsures par l'aspic recueillies en Vendée et dans la Loire-Inférieure par le docteur Viaud-Grand-Marais, 44 ont été mortelles.

Trois autres faits, pareillement malheureux, lui ont été communiqués des Deux-Sèvres et de Maine-et-Loire; ce qui donne un total de 47 morts occasionnées par les vipères.

Sur ces 47 morts, 33 ont eu lieu dans la Loire-Inférieure, 11 en Vendée, 2 en Maine-et-Loire, 1 dans les Deux-Sèvres.

Deux sont dues à la vipère; toutes les autres doivent être attribuées à l'aspic.

Dans une des observations, la blessure avait été faite par une tête de vipère séparée du tronc.

Trois blessés seulement ont présenté des blessures multiples, mais faites par le même animal.

Quarante-six fois, les crochets du reptile ont atteint le bas de la jambe, le pied ou la main. Un enfant seul a été frappé au visage. Dix fois la mort a eu lieu dans les vingt-quatre heures; vingt et une fois du second au sixième jour; onze fois du septième au vingt et unième. Trois blessés ont succombé par suite de cachexie, au bout de plusieurs mois. La durée de la maladie chez deux des victimes n'a pas été suffisamment indiquée; mais jamais la mort n'est survenue d'une manière instantanée, et l'intervalle entre la blessure et le décès a toujours été au moins d'une heure.

Les 47 personnes qui ont succombé au venin se divisent en 26 hommes et 21 femmes, dont 14 petits garçons au-dessous de 15 ans, 11 petites filles, 2 jeunes gens de 15 à 20 ans, 2 jeunes filles, 8 hommes de 20 à 50 ans, 6 femmes du même âge, 2 hommes de 50 ans et plus, et 2 femmes pareillement du même âge.

Le venin, malgré les affirmations des auteurs, ne paraît pas beaucoup plus actif sur la femme que sur l'homme.

Traitement externe. — Avant tout traitement régulier, on doit bien laver et sucer la plaie, ce qui peut être fait sans danger, car il est démontré que ce venin peut être avalé impunément ; il n'est dangereux que mis en contact avec une plaie ou une surface excoriée. Ce danger existe encore, bien que le venin ait été desséché depuis un an.

Si l'on était à même d'appliquer une ventouse, on devrait le faire durant le temps qu'on prépare un traitement plus efficace. On doit aussi en même temps appliquer une ligature entre la partie blessée et le cœur, afin de retarder l'absorption du poison.

Ces soins préliminaires donnés, on doit se hâter de détruire le venin déposé sur la plaie, en le renfermant dans une escarre, ce que l'on obtient à l'aide de la cautérisation. Cette cautérisation peut être faite avec un petit fer rougi à blanc, ou mieux un morceau de potasse caustique, que l'on taillerait de manière à pouvoir être introduit dans la plaie ; on devrait alors le faire pénétrer jusqu'au fond, en le poussant à l'aide d'un stylet boutonné ou une aiguille à tricoter ; puis on le maintiendrait au moyen d'un morceau de sparadrap de diachylon. Faute de potasse caustique, on pourrait se servir de tout autre caustique liquide, tel que l'acide nitrique ou l'acide sulfurique; mais alors il faudrait agrandir la plaie, afin que ce liquide puisse pénétrer. Dans un cas pressé, on pourrait même se servir de poudre à canon qu'on allumerait; mais toujours à la condition de débrider, car sans cela il n'y aurait que la surface de cautérisée par la combustion de la poudre.

Faute de mieux, on pourrait se servir d'ammoniaque liquide ; mais on ne devrait le faire qu'en attendant qu'on puisse avoir recours à un traitement plus énergique; car, malgré l'observation de Bernard de Jussieu, l'ammoniaque liquide, comme caustique, n'est pas toujours efficace, ce dont il est facile de se convaincre en lisant le travail du docteur Viaud-Grand-Marais, travail où se trouvent rapportés plusieurs cas de mort, bien que les malades eussent été soignés par l'ammoniaque liquide, administré comme caustique à l'extérieur et comme excitant à l'intérieur.

Un entre autres, « six semaines après le pansement par l'ammoniaque, boitait encore, les ecchymoses n'avaient point complétement disparu, et les piqûres, transformées en ulcères, laissaient suinter un liquide sanieux; les troubles digestifs et même les nausées revenaient de temps en temps. Le blessé avait considérablement vieilli; il manquait de force pour les travaux des champs et mourut dix-huit mois après, sans avoir pu se remettre de cet état valétudinaire. »

Traitement interne. — Quoique le traitement local, lorsqu'il a été bien fait, suffise pour faire cesser les accidents qui résultent de la morsure-de la vipère, on ne doit pas négliger les moyens internes.

Le malade sera mis dans un lit bien chaud; on le couvrira le plus possible, on lui donnera une infusion de thé chaud, dans laquelle on pourra ajouter une cuillerée à bouche de bonne eau-de-vie ou de rhum (si l'on n'avait pas de thé, on pourrait se servir de fleurs de sureau); de deux heures en deux heures on donnerait de 5 à 15 gouttes d'ammoniaque liquide, suivant l'âge du malade, dans un verre de tisane. Enfin on doit favoriser la transpiration autant que possible, car c'est un moyen tout-puissant.

L'observation suivante, du docteur Viaud-Grand-Marais, en est un exemple d'autant plus curieux qu'il prouve, non-seulement que la transpiration abondante est efficace, mais encore qu'une femme grosse peut se tirer saine et sauve d'un pareil accident et accoucher à terme d'un enfant plein de vie.

Au mois de juin 1859, la femme N... de Hautes-Landes, à Aigrefeuilles, âgée de 27 à 28 ans, fut piquée au pied gauche par un aspic pendant qu'elle aidait à faire le foin. On exprima aussitôt sur sa blessure le jus de plusieurs feuilles de molène, et l'on donna à boire à la malade une grande quantité de vin chaud et sucré. Deux hommes vigoureux, la saisissant alors par les bras, la firent courir jusqu'à ce qu'elle tombât, épuisée par la fatigue et l'ivresse.

Elle fut ensuite mise au lit sous plusieurs couvertures. Un sommeil de quinze à vingt heures s'empara d'elle, tandis qu'une sueur profuse, partant à la surface de sa peau, traversait couette et matelas. A son réveil, a blessée n'avait qu'un souvenir confus de ce qui s'était passé et ne conservait qu'un peu d'engourdissement d'œdème à la jambe malade. L'enfant vint au monde à son terme et en parfait état de viabilité.

§ 4. — PIQURES ET COUPURES FAITES AVEC DES INSTRUMENTS IMPRÉGNÉS DE MATIÈRES ANIMALES EN PUTRÉFACTION.

Bien des personnes ignorent qu'il est dangereux de se blesser en faisant de l'anatomie, et parmi celles qui connaissent ce danger il en est beaucoup qui ne se doutent guère que ce péril existe de même pour les personnes qui se blessent en touchant des matières animales arrivées à un degré avancé de putréfaction ou qui, sans se blesser, les manient avec des mains gercées ou écorchées.

Nous pouvons affirmer aux personnes qui partagent cette croyance qu'elle est erronée. J'ai eu l'occasion de soigner dans ma famille une cuisinière qui manqua de mourir d'un phlegmon diffus d'un des membres supérieurs, pour avoir vidé, avec une écorchure au doigt, un poulet probablement un peu avancé. Elle en fut quitte pour trois semaines de maladie, plusieurs incisions, une au doigt blessé, une seconde à l'aisselle.

Depuis, j'ai vu succomber en quatre jours une sage-femme d'Eure-et-Loir des suites d'une piqûre d'épingle, probablement imprégnée de matière animale putréfiée; l'avant-bras, siége de la piqûre, se tuméfia légèrement; il devint froid, un peu livide; des symptômes généraux survinrent; à une vive excitation succéda une dépression profonde des forces, une difficulté subite à respirer, un pouls lent et petit, une excessive torpeur et la mort.

On doit donc éviter de toucher à toute espèce de chair morte lorsqu'on est incertain d'abord de sa provenance (car l'animal dont on possède le tout ou une partie a peut-être été tué parce qu'il était atteint d'une maladie virulente, telle que le charbon); ensuite de sa fraîcheur, parce qu'il existe des faits constatant que toutes les matières animales putréfiées, mises en contact avec nos tissus dépouillés de leur épiderme, peut déterminer des accidents dont la mort est souvent la terminaison.

Il faut éviter de raisonner comme ces personnes qui pensent qu'on a parfaitement fait, dans l'intérêt de la salubrité publique, d'éloigner les cimetières des églises et des pays, et qui trouvent en même temps admirable qu'on utilise comme engrais les débris d'abattoirs et de clos d'écarrissages, comme si la chair humaine en état de putréfaction et recouverte de 2 mètres de terre était plus insalubre que celle des animaux répandue à la surface d'une plaine.

Traitement. — Il ne peut être ici que préservatif : on devra donc, avec des écorchures aux mains, éviter le contact de toute viande suspecte ; ce qui est facile en recouvrant les petites plaies d'un morceau de taffetas d'Angleterre et d'un petit linge.

Lorsque la blessure sera faite avec l'instrument servant à découper le morceau de chair, on devra faire saigner le plus possible la plaie, afin d'entraîner avec le sang le liquide septique qu'il renferme. On atteindra ce but par des pressions réitérées assez fortes, la succion, des lavages et même l'immersion dans de l'eau très-chaude.

Si, par suite, la petite plaie devenait douloureuse et qu'un malaise général accompagnât cette douleur, il ne faudrait pas hésiter à faire venir un médecin.

§ 5. — PIQURES D'ABEILLES, DE GUÊPES, DE FRELONS.

Ces insectes sont munis d'un aiguillon formé de deux lames creusées en gouttière et juxtaposées; de là résulte un canal dont la partie supérieure s'ouvre dans une vésicule contractile qui contient la liqueur venimeuse.

En général, les piqûres d'abeilles, de guêpes, de frelons, lorsqu'elles sont peu nombreuses, ne déterminent qu'une douleur cuisante, accompagnée d'une rougeur vive et d'un gonflement limité : phénomènes qui ne tardent pas à disparaître.

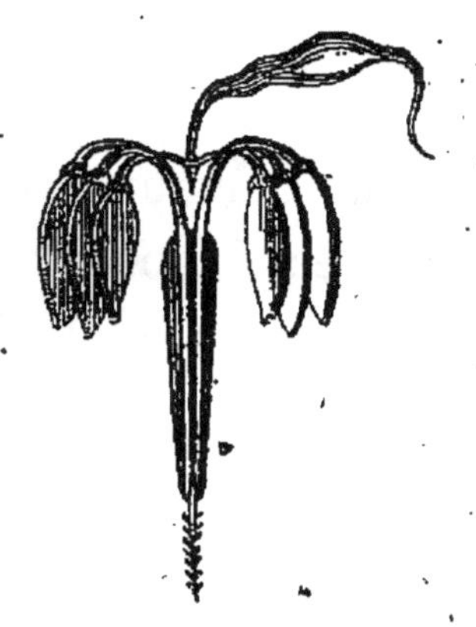

Fig. 30.
DARD DE L'ABEILLE.

Mais les choses ne se passent pas toujours d'une manière aussi inoffensive, lorsque l'économie se trouve dans un état défavorable. Ainsi le professeur Gibson cite l'exemple d'une dame âgée qui mourut dans un quart d'heure du désordre occasionné par une pi-

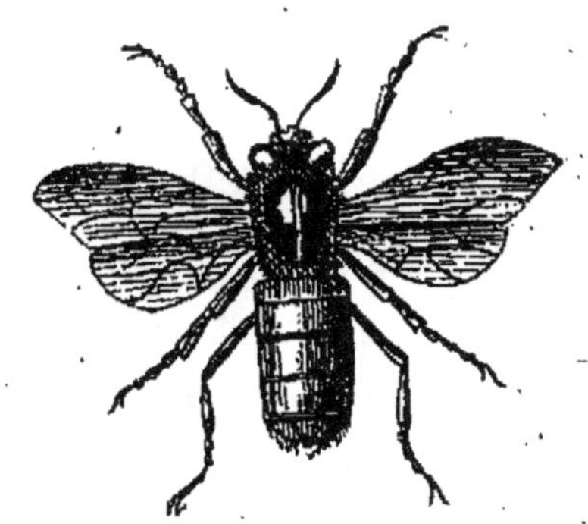

Fig. 31. — ABEILLE.

qûre de guêpe. Dans quelques cas rares, ces piqûres isolées ont produit un gonflement considérable, un abcès, de la gangrène.

On pourrait mourir pour avoir avalé une abeille
ou une guêpe qui se trouverait dans un liquide ou
dans un fruit.

Le docteur Gibson rapporte un cas de mort après
la déglutition d'une abeille qui se trouvait dans un
gâteau de miel. Dans une circonstance semblable,
rapportée par le *Diction-
naire des sciences médi-
cales*, la guérison fut obtenue au moyen d'une
grande quantité d'eau fortement salée prise immé-
diatement.

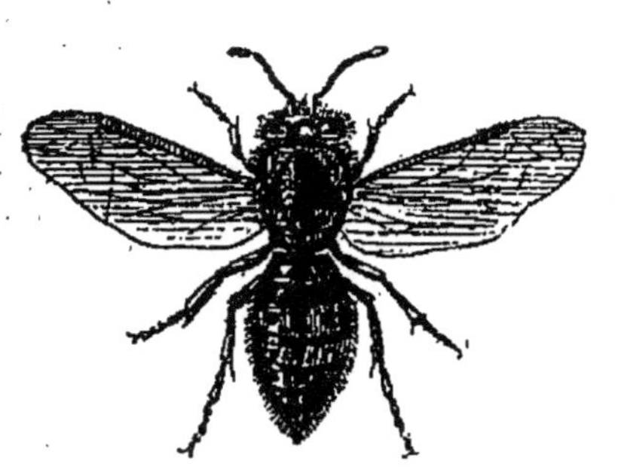

Fig. 32. — GUÊPE.

Si une piqûre d'abeille
est en général peu dange-
reuse, il n'en est plus de même lorsqu'on est attaqué par un essaim de ces insectes. Très-souvent
alors la mort en est la terminaison, non-seulement
pour l'homme, mais encore pour les animaux.
Ainsi, il y a quelques années, cinq chevaux qu'on
avait attachés près d'un jardin de la commune d'Al-
laines (Eure-et-Loir), lequel renfermait des ruches,
furent tués par les abeilles, qu'irritaient un temps
orageux et probablement les mouvements des malheureux chevaux.

Traitement. — Dans le cas où l'aiguillon de l'insecte est resté dans la blessure, retenu par ses dentelures, la poche à venin, arrachée aussi de l'abdomen de l'animal, reste quelquefois fixée à l'aiguillon et peut encore verser son contenu dans la piqûre ; on devra donc couper ce qui dépasse le niveau de la peau, puis retirer, à l'aide d'une pince, l'aiguillon dont la présence-suffirait à produire des accidents phlegmoneux. Cela fait, on aura recours à des lotions froides, composées d'un mélange d'eau, d'extrait de saturne et d'un peu de laudanum (une quarantaine de gouttes pour un demi-verre d'eau blanche), ou bien d'eau légèrement ammoniacale (une cuillerée à café d'ammoniaque liquide pour un demi-verre d'eau). Dans les cas graves, ce traitement local devrait être continué jusqu'à l'arrivée du médecin, et on devrait en outre faire boire au malade une tasse ou deux d'infusion de thé, dans laquelle on ajouterait un peu d'eau-de-vie ou de rhum.

§ 6. — Piqures de cousins.

Ces insectes font leurs piqûres profondes, au moyen d'une trompe saillante, presque aussi longue que leurs antennes, et surtout de cinq piquants qu'elles renferment ; ils percent la peau de la plupart des animaux pour en sucer le sang.

Avides de celui de l'homme, ils le poursuivent, le harcèlent sans cesse, particulièrement vers le soir; ses vêtements ne suffisent pas pour le garantir de leurs atteintes; leur longue trompe traverse ces obstacles pour parvenir jusqu'à lui et cause des blessures d'autant plus douloureuses qu'elle verse dans la plaie une liqueur venimeuse qui détermine de la cuisson et de l'enflure. En Amérique ils portent le nom de moustiques; leur morsure produit quelquefois une ulcération douloureuse. Le docteur Dorsey cite un exemple de gangrène mortelle provenant de cette cause.

Traitement. — Les moyens employés contre les piqûres d'abeilles sont aussi indiqués pour combattre les morsures de cousins.

§ 7. — Piqûre de scorpion.

Cet arachnide, qui habite les pays chauds des deux continents, a le corps long et terminé brusquement par une queue noueuse et munie à son extrémité d'un dard aigu qui verse dans les plaies qu'il fait une liqueur venimeuse.

Symptômes. — La piqûre forme une tache rouge qui s'agrandit peu à peu et devient noire dans son centre. Puis surviennent de la douleur, de l'inflammation, de l'enflure et quelquefois des phlyctènes.

Des phénomènes généraux accompagnent aussi ces manifestations locales et revêtent dans certains cas un aspect effrayant. Feu M. Allan eut l'occasion d'observer les effets de la piqûre de cet arachnide sur l'équipage de la *Diane*.

Cette frégate française, entrée au service de l'Angleterre, était remplie de scorpions, qui, bien qu'engourdis et inoffensifs dans notre climat, de-

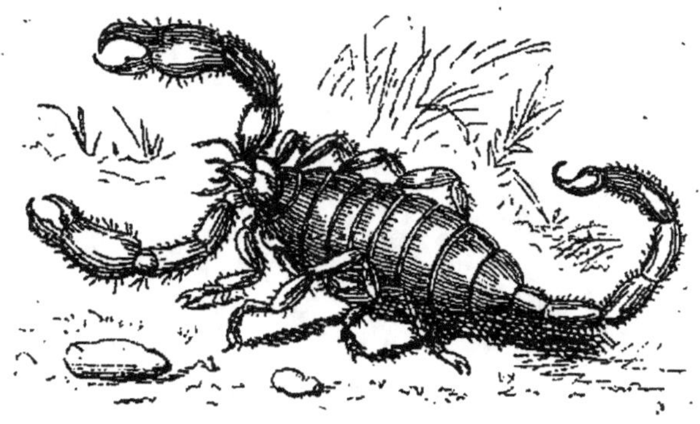

Fig. 33. — SCORPION.

vinrent fort actifs et très-incommodes, quand le vaisseau retourna dans les pays chauds. La piqûre était toujours suivie d'une inflammation violente et étendue, de gonflement et de douleur; mais M. Allan ne vit jamais se développer des symptômes généraux graves.

Traitement. — Appliquer une ligature au-dessus du point piqué, puis une ventouse en attendant qu'on cautérise la plaie; la cautérisation exécutée,

on devra faire transpirer le blessé; car les sueurs
abondantes produisent l'expulsion du venin. C'est
ce qui explique le succès du traitement italien, qui
consiste, dès qu'on est piqué par une tarentule, à
se faire jouer un air de danse animée qu'on se met
à exécuter jusqu'à ce qu'on tombe de sueur et de
fatigue.

CHAPITRE XV.

MALADIES VIRULENTES.

On donne le nom de *maladies virulentes* à des affections produites par l'inoculation d'un virus (poison animal que développent certaines maladies). Toutes ces affections, sauf une, n'existeraient jamais chez l'homme s'il pouvait s'isoler de certains animaux. Ainsi la rage lui est communiquée par le chien, la morve par les solipèdes, la pustule maligne ou charbon par les ruminants.

Nous allons successivement décrire ces trois maladies dans autant d'articles.

PLAIES PAR MORSURES D'ANIMAUX ENRAGÉS.

La rage est une des maladies virulentes communiquées à l'homme par certaines espèces d'animaux, et au moyen de l'inoculation. Cette affection se développe spontanément chez les animaux du genre chien et chat.

Les morsures de chiens enragés n'ont rien de particulier; souvent elles guérissent avec une grande facilité. Mais au bout d'un espace de temps qui varie de 15 à 40 jours, le malade devient triste, il semble abattu et ses nuits sont troublées par des rêves effroyables. Peu de temps après, se manifeste un sentiment de strangulation à l'isthme du gosier, le malade crachote souvent ; sa vue et son ouïe sont exaltées, il ne peut supporter ni la lumière, ni le bruit ; de temps en temps il éprouve de l'horripilation.

Enfin surviennent des accès convulsifs de rage, que provoque surtout la vue d'un objet brillant ou d'un liquide. Ces accès ne tardent pas à se rapprocher de plus en plus et le malade succombe au bout de trois ou quatre jours, au milieu d'un accès et par une asphyxie tétanique. L'aspect d'une plaie par morsure d'un animal affecté de la rage ne diffère aucunement de celle qui a été faite par un animal sain.

Il sera bon d'avoir égard aux données suivantes, lorsque l'on pourra se les procurer : Si la morsure a été faite par un loup qui a mordu plusieurs personnes ou plusieurs animaux, on peut présumer avec raison qu'il est enragé.

Si c'est un cheval, un âne qui auparavant n'avait pas de tendance à mordre, et qui d'ailleurs ait été mordu par un loup, un renard, un chat, un chien, on ne peut guère douter qu'il ne soit aussi affecté de la rage. Quant aux chiens, comme ce sont eux qui communiquent le plus souvent cette terrible maladie à l'homme, voici les signes d'après lesquels, suivant M. le professeur Bouley (aujourd'hui ins-

pecteur général des écoles vétérinaires), on recon-
naîtra que ces animaux sont affectés de la rage.

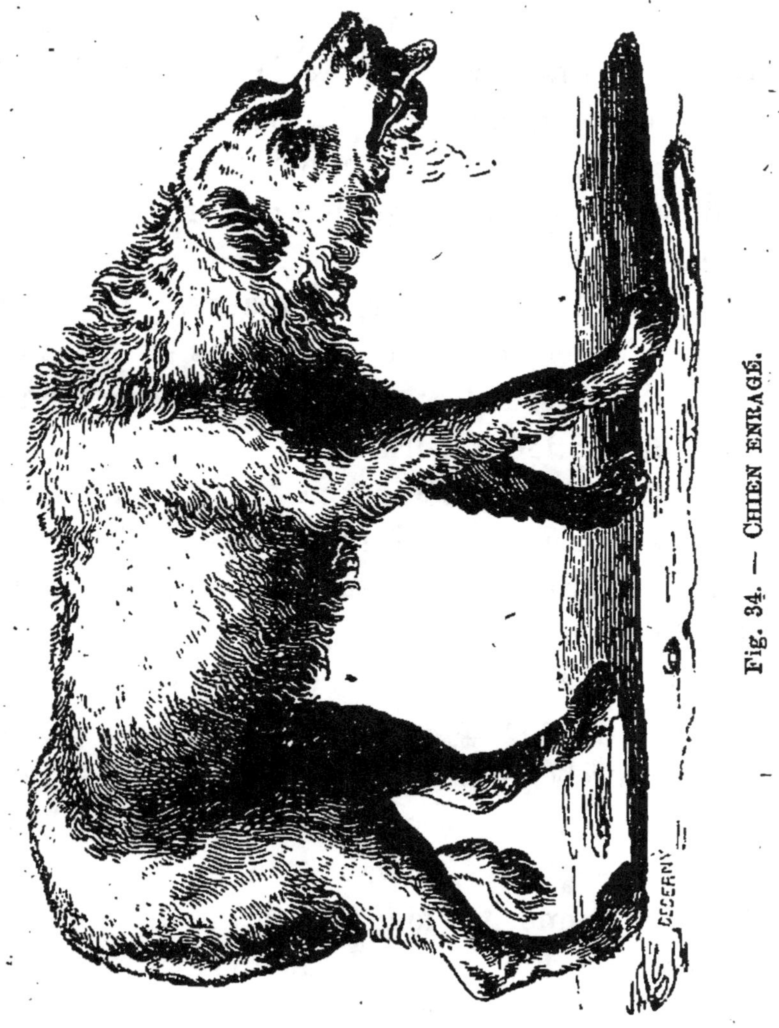

Fig. 34. — CHIEN ENRAGÉ.

Suivant ce savant professeur, on doit toujours se
méfier du chien qui commence à ne plus présenter
les caractères de la santé.

La crainte du chien malade n'est pas le commencement de la sagesse, c'est la sagesse même.

Les premiers symptômes de la rage du chien, quoique obscurs encore, sont déjà significatifs pour qui sait les comprendre.

Ils consistent dans une humeur sombre et une agitation inquiète, qui se traduit par un changement continuel de position.

L'animal cherche à fuir ses maîtres, il se retire dans son panier, dans sa niche, dans les coins des appartements, sous les meubles; mais il ne montre aucune disposition à mordre.

Si on l'appelle, il obéit encore, mais avec lenteur et comme à regret. Crispé sur lui-même, il tient sa tête cachée profondément entre sa poitrine et ses pattes de devant.

Bientôt il devient inquiet, cherche une nouvelle place pour se reposer, et ne tarde pas à la quitter pour en chercher une autre,

Puis il retourne à son lit, dans lequel il s'agite continuellement, ne pouvant trouver une position qui lui convienne. Du fond de son lit, dit Joualt, il jette autour de lui un regard dont l'expression est étrange. Son attitude est sombre et suspecte; il va d'un membre de la famille à l'autre, fixe sur chacun des yeux résolus, et semble demander à tous, alternativement, un remède contre le mal qu'il ressent.

Les symptômes décrits ci-dessus ne suffisent certainement pas pour affirmer l'existence de la rage; mais ils doivent, à coup sûr, faire naître dans les esprits prévenus, la pensée et, conséquemment, la crainte de son avénement possible.

Une des particularités les plus curieuses et les plus importantes à connaître de la rage du chien, c'est la persévérance, chez cet animal, même dans les périodes les plus avancées de sa maladie, des sentiments d'affection envers les personnes auxquelles il est attaché.

Ainsi, il arrive souvent qu'il s'abstient de diriger ses atteintes contre ceux qu'il aime, alors même qu'il est en pleine rage; et ce n'est ordinairement qu'à la suite d'une correction que, malgré lui, il fera une morsure fatale à son maître.

Le plus souvent donc, le chien enragé respecte et épargne ceux qu'il affectionne. S'il en était autrement, les accidents rabiques seraient bien plus nombreux; car la plupart du temps, les chiens enragés restent 24, 48 heures chez leurs maîtres, au milieu des personnes de la maison, avant que l'on conçoive des craintes sur la nature de leur maladie.

A la période initiale de la rage, et lorsque la maladie est complétement déclarée, dans les intermittences des accès, il y a, chez le chien, une espèce de délire qu'on peut appeler *délire rabique.*

Ce délire se caractérise par des mouvements étranges, qui dénotent que l'animal malade voit des objets et entend des bruits qui n'existent que dans ce que l'on est bien en droit d'appeler son imagination.

Tantôt, en effet, l'animal se tient immobile, attentif, comme aux aguets; puis tout à coup il se lance et mord dans l'air, comme fait, en état de santé, un chien qui veut attraper une mouche au vol.

D'autres fois il s'élance furieux et hurlant contre un mur, comme s'il avait entendu de l'autre côté des bruits menaçants.

L'étrangeté de ces signes, qui sont de véritables hallucinations, doit éveiller l'attention, et mettre en garde contre ce qu'ils annoncent.

Cependant, ceux qui ne sont pas prévenus ne sauraient y attacher d'importance; car ces symptômes sont très-fugaces, et il suffit que la voix du maître se fasse entendre, pour qu'ils disparaissent.

Alors vient un moment de repos; les yeux se ferment lentement, la tête se penche, les membres de devant semblent se dérober sous le corps et l'animal est prêt à tomber.

Mais tout à coup il se redresse; de nouveaux fantômes viennent l'assiéger; il regarde autour de lui avec une expression sauvage, happe comme pour saisir un objet à la portée de sa dent, et s'élance à l'extrémité de sa chaîne à la rencontre d'un ennemi qui n'existe pas.

Joualt dit que chez le chien d'un naturel affectueux, son attitude inquiète est éloquente ; qu'il semble faire appel à la pitié de son maître, et que dans ses hallucinations, rien ne témoigne de sa férocité.

Chez le chien sauvage, ou chez celui qui a été dressé pour la défense, l'expression de toute la contenance est terrible. Quelquefois les conjonctives sont fortement injectées, d'autres fois elles ont à peine changé de couleur ; mais les yeux ont un éclat inusité et qui éblouit : on dirait des globes de feu.

A une période plus avancée de la maladie, l'agitation du chien augmente. Il va, il vient, rôde incessamment d'un coin à un autre. Continuellement il se lève et se couche et change de position de toute manière.

Il dispose son lit avec ses pattes, le refoule avec son museau, pour l'amonceler en un tas sur lequel il semble se complaire à reposer l'épigastre ; puis tout à coup il se redresse et rejette tout loin de lui.

S'il est enfermé dans une niche, il ne reste pas un seul moment en repos ; sans cesse il tourne dans le même cercle. S'il est en liberté, on dirait qu'il est à la recherche d'un objet perdu ; il fouille tous les coins et les recoins de la chambre avec une ardeur étrange qui ne se fixe nulle part.

Une chose remarquable et en même temps bien redoutable, il est beaucoup de chiens chez lesquels l'attachement pour leur maître semble avoir augmenté et ils le leur témoignent en leur léchant les mains et le visage.

D'après tous ces symptômes des premières périodes de la rage canine, on ne doit pas se lasser de répéter aux possesseurs de chiens :

Méfiez-vous d'abord du chien qui commence à devenir malade ; tout chien malade doit être suspect en principe.

Méfiez-vous surtout de celui qui devient triste, morose, qui ne sait où se reposer, qui sans cesse va, vient, rôde, happe dans l'air, aboie sans motif, dans le calme le plus complet des choses extérieures, qui cherche et fouille sans cesse sans rien trouver.

Méfiez-vous surtout de celui qui est devenu pour vous trop affectueux, qui semble vous implorer par ses lèchements continuels.

Un signe que l'on peut regarder comme une pierre de touche de la rage, est l'impression que produit la vue d'un chien sur celui qui est affecté de cette maladie.

En effet, dès que le chien soupçonné malade se
trouve en présence d'un sujet de son espèce, il tend
à se jeter sur lui ; s'il peut l'atteindre, il le mord
avec fureur.

M. Bouley, à propos de ce signe caractéristique,
rapporte l'anecdote suivante :

« Il y a une vingtaine d'années, une personne
conduisit à Alfort, dans un cabriolet de place à
deux roues, un fort joli chien de chasse, qui fut
placé et muselé, dans le fond de la voiture, c'est-à-
dire sous les jambes de son maître et du cocher.
Pendant tout le trajet, et malgré l'excitation que
pouvait lui causer la présence d'une personne qui
lui était étrangère, ce chien resta inoffensif.

« La voiture entra dans l'école jusqu'à la cour des
hôpitaux, et là, le propriétaire du chien le prit
dans ses bras et le porta dans mon cabinet, où je
me rendis. Il me donna pour renseignement que
depuis deux jours cet animal était triste et refusait
de manger.

« N'étant pas alors en garde, comme je le suis
aujourd'hui, contre la rage et ses modes insidieux
de manifestation, je plaçai ce chien sur mes genoux
pour l'examiner de plus près. J'étais en train de
soulever les lèvres, pour me rendre compte de la
coloration des muqueuses, lorsqu'un caniche, qui
m'appartenait, entra dans mon cabinet. Dès qu'il

l'aperçut, le chien que j'examinais m'échappa des mains, sans essayer de me mordre, et se rua sur le caniche, qui parvint à l'éviter sans essuyer de dommage. Ce mouvement inattendu et tout à fait inhabituel au caractère de cet animal, d'après ce que me dit son maître, fut pour moi un trait de lumière.

« Je soupçonnai la rage : le chien fut immédiatement séquestré, et trois jours après il succombait à cette maladie. »

Une chose très-singulière, c'est que l'impression qu'éprouve un chien affecté de rage à la vue d'un de ses semblables, tous les animaux atteints de cette maladie, à quelque espèce qu'ils appartiennent, la subissent en présence d'un chien. Tous, en le voyant, s'excitent, s'exaspèrent, entrent en fureur, se lancent sur lui et l'attaquent avec leurs armes naturelles ; le cheval avec ses pieds et ses dents ; le taureau avec ses cornes, de même le bélier. Il n'y a pas jusqu'au mouton qui ne dépouille, sous l'empire de la rage, sa pusillanimité native, et qui, loin de ressentir de l'effroi à la vue du chien, ne lui en inspire au contraire, et fondant sur lui tête baissée, ne l'oblige à fuir devant ses attaques.

Ce fait de l'excitabilité, éprouvée par les animaux affectés de la rage, à la vue du chien, tout extraordinaire qu'il soit, l'est encore moins que le suivant, démontré par l'expérience qu'en fit M. Renault, expérience qui prouve que le chien perdrait cette singulière propriété, lorsque le virus rabique ne provient pas d'un individu de sa race.

Un cheval auquel M. Renault avait inoculé la rage du mouton, contracta cette maladie sous une forme plus sérieuse, car il se déchira à lui-même la peau des avant-bras à coups de dents. Un chien qu'on lui jeta dans sa mangeoire fut épargné et ne lui produisit aucune excitation; il le repoussa du bout de sa tête sans lui faire aucun mal. Il n'en fut pas de même pour un mouton qu'on lui présenta; il entra à l'instant même dans un accès de fureur terrible, et la pauvre bête saisie par lui fut à l'instant même broyée sous ses dents.

Ce fait, qui paraît démontrer que les animaux qui ont contracté la rage par inoculation sont surtout impressionnés par la vue d'un animal de la même espèce que celui sur lequel le virus a été puisé, ne peut guère être reproduit que dans des expériences; car la transmission de la rage par les herbivores est excessivement rare, et le plus ordinairement ce sont les sujets de l'espèce canine qui mettent en jeu l'excitabilité des animaux atteints de la rage, excitabilité qui devient un signe précieux. Bien qu'il n'y ait encore rien de changé dans le caractère du chien, dès que l'on s'aperçoit qu'il devient exceptionnellement hargneux à la vue d'un animal de son espèce, on doit soupçonner la rage. Une autre particularité très-importante à noter, c'est que très-souvent le chien qui ressent les premières atteintes de la rage, s'échappe de la maison et qu'on ne le revoit plus. Pourtant, dans quelques cas trop nombreux encore, le malheureux animal, après avoir erré un jour ou deux et échappé aux poursuites, revient, obéissant à une attraction fatale, vers la maison de ses maîtres. C'est dans ces circonstances que les malheurs arrivent, car le premier mouvement est de secourir la malheureuse bête, amaigrie, couverte de boue et de sang, mais malheur à qui l'approche! A la période où il en est de sa maladie, la propension de mordre est devenue chez lui supérieure; elle domine le sentiment affectueux, si vivace qu'il soit encore, et trop souvent elle le porte à répondre par des morsures aux caresses qu'on lui fait, aux soins qu'on veut lui donner.

Lorsque la maladie est arrivée à la période que l'on peut appeler véritablement *rabique*, qui est celle qui se caractérise par des accès de fureur, la physionomie du chien est terrible.

Son œil brille d'une lueur sombre et qui inspire l'effroi, même lorsqu'on observe l'animal à travers la grille de la cage où on le tient enfermé.

Là, il s'agite sans cesse; à la moindre excitation il s'élance vers vous, poussant son hurlement caractéristique. Furieux, il mord les barreaux de sa niche et y fait éclater ses dents. Si on lui présente une tige de bois ou de fer, il se jette sur elle, la saisit à pleines mâchoires et y mord à coups répétés.

A cet état d'excitation succède bientôt une profonde lassitude; l'animal épuisé se retire au fond de sa niche, et là il demeure quelque temps insensible à tout ce qu'on peut faire pour l'irriter. Puis tout à coup il se réveille, bondit en avant et entre dans un nouvel accès.

Lorsqu'un chien enragé est libre, il se lance devant lui, d'abord avec une complète liberté d'allures, et s'attaque alors à tous les êtres vivants qu'il rencontre, mais de préférence au chien, plutôt qu'à tous les autres.

Cette démarche libre, il ne la conserve pas longtemps. Épuisé par les fatigues de ses courses, par les accès de fureur auxquels il a trouvé, en route, l'occasion de se livrer, par la faim, par la soif, et sans doute aussi par l'action propre à sa maladie, il ne tarde pas à faiblir sur ses membres. Alors il ralentit son allure et marche en vacillant; sa queue pendante, sa tête inclinée, sa gueule béante, d'où s'échappe une langue bleuâtre et souillée de poussière, lui donnent une physionomie très-caractéristique.

Dans cet état, il est moins redoutable qu'au moment de ses premières fureurs, il n'attaque que ceux qu'il trouve sur sa ligne de parcours, n'étant plus assez excitable pour changer de direction et aller à la rencontre d'un animal ou d'un homme qui ne se trouve pas immédiatement à la portée de sa dent.

Bientôt son épuisement est tel qu'il est forcé de s'arrêter. Alors il s'accroupit dans les fossés des routes et y reste somnolent pendant de longues heures.

La fin du chien enragé est toujours précédée par la paralysie et arrive par asphyxie.

Tel est l'ensemble des symptômes que présente la rage chez le chien; il est sans doute plus difficile à observer que le signe regardé par l'opinion publique comme diagnostic infaillible de la rage, signe accepté d'après la signification du mot *hydrophobie;* mais il est plus certain, car l'horreur de l'eau n'existe pas toujours chez les animaux affectés de rage; on en a vu boire après avoir mordu des personnes, traverser des rivières et même se détourner de leur route pour aller mordre des ouvriers occupés au milieu d'un ruisseau.

Après la description de la rage chez les chiens, nous devons dire qu'elle se communique à l'homme, comme toutes les maladies virulentes, par inocula-tion; que cette inoculation, qui se fait ordinairement par la dent du chien, peut s'opérer aussi par le contact de la bave de l'animal malade, bave dans laquelle réside le virus rabique. Ainsi un chien enragé qui vous lècherait dans un endroit où existerait une écorchure, pourrait vous inoculer cette terrible maladie.

Incubation. — Le virus rabique déposé dans une plaie met toujours un certain temps avant de produire cette funeste affection : d'après plusieurs auteurs, l'explosion a lieu de quelques jours à plusieurs mois, après l'inoculation; mais d'après M. le professeur Renault, mort dernièrement, inspecteur général des écoles vétérinaires, le temps de l'incubation serait de 40 à 120 jours. Voici le résultat d'expériences qu'il communiqua, en 1863, à l'Académie des sciences :

Dans une période de vingt-quatre ans, 131 chiens ont été, les uns mordus sous les yeux de M. Renault, et à plusieurs reprises par des chiens en accès de rage, les autres inoculés par lui ou en sa présence par de la bave recueillie à l'instant même sur des chiens enragés.

Sur ce nombre, 63 n'ayant rien présenté après quatre mois d'observation, ont cessé d'être surveillés et ont été plus tard soumis à d'autres expériences.

Sur les 68 autres :

31	sont devenus enragés après le			40e jour,	
23	—	—	—	45e	»
16	—	—	—	50e	»
14	—	—	—	55e	»
12	—	—	—	60e	»
8	—	—	—	65e	»
7	—	—	—	70e	»
3	—	—	—	80e	»
1	—	—	—	118e	»

Notre intention n'étant pas de décrire l'histoire de la rage chez l'homme, nous laisserons de côté le diagnostic et le pronostic de cette maladie, pour ne nous occuper que du traitement préservatif; car jusqu'ici le traitement curatif s'est toujours terminé par la mort.

Ce qui a accrédité une foule de recettes particulières, c'est que la morsure d'un chien enragé n'est pas toujours suivie du développement de cette terrible maladie. On peut voir dans les expériences de M. Renault que 63 chiens furent rebelles à l'action du virus rabique; d'un autre côté, il peut très-bien arriver que la partie blessée par la dent du chien soit recouverte de vêtements; lesquels, essuyant la dent vulnérante, préserve cette même partie du contact de la bave.

L'Académie de médecine a cru devoir, dans l'intérêt du public, faire insérer, non-seulement dans les journaux de médecine, mais encore dans la presse non médicale, la note suivante que nous transcrivons du journal l'*Union*, en date du 8 août 1868 :

« Aucun des nombreux remèdes qui ont été vantés comme capables de neutraliser les effets de la morsure des animaux enragés, ne mérite la confiance que l'on est trop facilement porté à leur accorder.

« La dernière formule de remède à laquelle vient d'être donné un certain retentissement et qui, conservée comme un secret de famille, n'aurait été divulguée que par une philanthropique indiscrétion, cette formule, dont les principaux éléments sont la rue, l'écorce d'églantier, les marguerites, la scorsonère, l'ail, la fiente de poule, n'est autre chose qu'une des innombrables variantes d'un spécifique très-anciennement connu, la poudre de Julien Paulmier, déjà inscrite dans le Code ou la Pharmacopée de Paris (édit. de 1788), sous le nom de *Pulvis contra rabiem* (poudre contre la rage); et des remèdes de MM. Fouquet et de Tullius, additionnés de la fiente de poule par un maire de village et dont on trouve la recette, décrite tout au long, dans les deux rapports faits en 1852 et en 1855, à l'Académie, par le professeur Bouchardat, au nom de la

Commission des remèdes secrets et à la demande du ministre de l'agriculture, du commerce et des travaux publics.

« La confiance imméritée que l'erreur publique accorderait à ces prétendus préservatifs, constitue un danger réel, qu'il est du devoir de l'Académie de signaler une fois de plus. Elles ont eu en effet pour résultat d'empêcher ou de retarder l'emploi du seul moyen véritablement efficace contre la rage, celui que la tradition et l'expérience ont consacré, la cautérisation aussi profonde et aussi rapide que possible.

« L'expérience ne permet pas encore d'y joindre l'acide phénique, auquel, malgré de trop bruyantes promesses, il serait imprudent de se fier dans le traitement immédiat des personnes mordues. »

Traitement préservatif. — Pour prévenir la rage, il faut se hâter de détruire le virus dans le lieu où il a été déposé, et avant que l'absorption l'ait transporté au loin. Pour cela, il faut appliquer une ligature serrée entre la plaie et le cœur, ou mieux, si c'est possible, une ventouse sur la morsure, ce qui est toujours praticable, lorsqu'on est près d'une habitation.

En effet, un verre à boire fera l'office d'un verre à ventouse; un peu de ouate, que l'on imbibera d'alcool où d'eau de Cologne et que l'on allumera et jettera au fond du verre, vous mettra à même de faire cette petite opération on ne peut plus simple : car la ouate enflammée étant au fond du verre, il ne restera plus qu'à appliquer exactement ce dernier sur la partie malade, pour la voir se gonfler et donner issue à du sang ou de la sérosité sanguinolente.

Tandis que la ventouse fera son effet, on mettra au feu des morceaux de fer appropriés à la dimension des plaies ; on les fera rougir à blanc et on les introduira profondément dans chaque plaie ; car ici il vaut mieux ne pas épargner le tissu sain que de manquer à détruire tout le virus déposé.

Si l'accident arrivait près d'un pharmacien, on pourrait se servir du crayon de potasse caustique, comme il est indiqué au chapitre de la pustule maligne, et même chercher à abolir la sensibilité au moyen de l'éther.

DE L'AFFECTION FARCINO-MORVEUSE.

Si cette affection n'existait que chez les mammifères monodactiles, nous n'en ferions aucune mention ; mais comme elle est contagieuse de ces animaux à l'homme, nous croyons utile d'en dire un mot, afin d'éveiller l'attention des personnes qui en possèdent, et de les mettre en garde contre un mal presque toujours mortel. Dans ce but, nous allons procéder, comme pour notre histoire de la pustule maligne, à une description succinte de cette maladie au point de vue vétérinaire.

§ I. — DE L'AFFECTION FARCINO-MORVEUSE CHEZ LES ANIMAUX.

Cette maladie naît spontanément chez les animaux sous l'influence de causes qui altèrent la constitution générale : ainsi agissent les habitations insalubres, une mauvaise nourriture, un travail excessif, l'encombrement, l'action du froid sur la peau en sueur, les grandes souffrances que causent des opérations graves, enfin la contagion.

Division. — On distingue plusieurs formes de la maladie, suivant que les lésions restent limitées aux téguments et aux couches sous-cutanées, ou qu'elles envahissent des organes plus profondément situés, et en particulier les muqueuses nasale et respiratoire.

Limitée aux téguments et aux couches sous-cutanées, la maladie porte le nom de *farcin*, du mot latin *farcimen*, qui signifie *andouille* ou *boudin;* ce nom lui a été donné à cause de l'analogie de forme des tumeurs avec le boudin.

Lorsque les muqueuses nasale et respiratoire sont affectées, on a affaire à la *morve;* mais ces deux dénominations désignent plutôt deux variétés de la même maladie que deux affections différentes ; car au moyen de l'inoculation on peut reproduire l'une des maladies par l'autre, et souvent le farcin se termine par la morve.

Le farcin, comme la morve, se montre à l'état *aigu* et à l'état *chronique*.

Symptômes. — Le *farcin aigu* peut à peine être séparé chez les animaux de la morve aiguë, car il en est ou le signe précurseur ou l'une des expressions symptomatiques.

Tantôt l'éruption nasale *morveuse* précède, tantôt elle suit l'éruption cutanée *farcineuse*, et dans quelques cas les deux éruptions se font simultanément.

Quand on inocule le liquide purulent du *farcin aigu*, on produit, soit la morve ou le farcin isolément, soit les deux formes simultanément. En faisant l'histoire de la *morve aiguë*, on fait donc celle du *farcin aigu*.

La *morve aiguë* s'annonce chez les animaux par de la tristesse, de l'abattement, de la perte d'appétit, un amaigrissement rapide ; souvent tous ces symptômes se montrent 24 ou 48 heures avant l'éruption pustuleuse.

L'éruption morveuse se produit du côté des cavités nasales et du tégument externe.

La muqueuse des fosses nasales est d'abord très-rouge, et il s'écoule par les narines un liquide séreux et jaunâtre, les ganglions situés sous la langue s'engorgent aussitôt et deviennent douloureux.

Si l'on examine alors avec attention la membrane des fosses nasales, on y constate des plaques de pustules d'une teinte gris plombé à leur sommet, et rouges à leur circonférence, variables en nombre et en dimension (grain de millet, lentille et au delà).

C'est le plus souvent sous le repli de l'aile externe des narines que ces phénomènes sont le plus marqués. Le tissu de la membrane nasale s'infiltre en même temps d'une matière qui l'épaissit, en lui donnant un aspect marbré. Du côté du tégument externe, on observe l'apparition de tumeurs, les unes lenticulaires, développées dans le derme; les autres plus volumineuses, ovoïdes, comprenant la peau et le tissu cellulaire sous-cutané.

De ces tumeurs partent des cordons lymphatiques, parfaitement isolés, qui finissent par se perdre dans un gonflement œdémateux. Les ganglions auxquels ces cordes aboutissent sont gonflés. Sur le trajet de ces lymphatiques engorgés, on aperçoit de petites tuméfactions, d'abord vives, et plus tard fluctuantes (pustules cutanées de la morve, boutons de farcin).

L'ensemble de ces éruptions et de ces tumeurs

tégumentaires constitue ce qu'on appelle le *farcin aigu*, et les lésions du côté des fosses nasales caractérisent la *morve aiguë*.

Dans la *morve aiguë*, à ces éruptions cutanées se joignent des inflammations suppuratives du testicule, de l'épidyme, des articulations des gaînes synoviales, dés muscles, etc. Ces diverses fluxions morveuses du côté des organes génitaux et des muscles, s'accompagnent d'œdèmes souvent énormes et d'abcès multiples.

A la suite de la période d'éruption, on constate souvent un amendement momentané du mal; mais, bientôt après, les tumeurs pustuleuses s'ulcèrent. L'ulcère, qui, dans les fosses nasales, succède à la pustule, est à bords saillants, boursoufflés, taillés à pic. Souvent il est recouvert d'une croûte rougeâtre, formée par la dessication du suintement séreux.

Plusieurs ulcères se réunissent entre eux, puis gagnent en profondeur et perforent la cloison nasale; toute la pituitaire est détruite, et il s'écoule par les narines un liquide séro-purulent, mêlé de sang répandant une odeur putride.

Les téguments dans lesquels repose la pustule morveuse se dessèchent; cette pustule se sépare ensuite peu à peu des parties voisines, et aux limites de la séparation on observe un liquide huileux, filant, jaunâtre, qui forme une croûte sous laquelle l'ulcère se cache. Cet ulcère est circulaire, à fond granuleux, à bords taillés à pic ; plusieurs ulcères se confondent, et il résulte de là de vastes plaies anfractueuses, revêtues de croûtes jaunâtres et répandant une odeur fétide ; toutes les autres productions morveuses donnent également lieu à des ulcérations de mauvais aspect, comme celles des pustules cutanées.

Terminaisons. — Les terminaisons les plus ordinaires de la morve aiguë sont la mort, ou le passage à l'état chronique, par exception la guérison.

Le *farcin chronique* est une des formes les plus communes de cette maladie virulente. Il se manifeste par l'éruption, dans la peau et dans le tissu cellulaire sous-cutané, de certains tubercules, qu'on désigne, d'après leur volume, sous le nom de *boutons* et de *tumeurs*.

Ces tubercules, d'abord isolés, se relient les uns aux autres par des cordons lymphatiques unis ou noueux.

Les tubercules farcineux passent tour à tour par une période de crudité et par une période de ramollissement. On les voit surtout à la face, à l'encolure, aux flancs, aux fesses, formant des noyaux sphéroïdes ou olivaires, uniformément durs, peu douloureux et isolés des parties sous-jacentes. Les cordes farcineuses unies ou moniliformes (en forme de collier) suivent aux joues, à la face interne des membres, la direction des gros troncs lymphatiques et constituent des cylindres durs et indolents, qui aboutissent à des ganglions dont la consistance est la même. Quand on coupe une de ces tumeurs farcineuses à l'état de crudité, on y trouve une masse dure, blanchâtre, dont le centre est formé par une cavité contenant une matière puriforme.

L'induration des boutons farcineux peut durer plusieurs mois; mais peu à peu il se produit à leur centre un ramollissement progressif, qui transforme la tumeur ou la corde farcineuse en des kystes puriformes à coque fibreuse. Enfin, cette coque s'amincit et se détruit sur certains points; le pus se fait jour au dehors et s'étale sur la peau de l'animal, comme une huile épaisse; l'ouverture de ces abcès ne se cicatrise pas : elle est remplacée par des ulcères à bords renversés et végétants; les parties voisines de ces ulcères suppurent aussi, et ainsi de vastes lambeaux de peau sont entièrement détruits.

On observe encore dans le farcin chronique des engorgements froids et indurés d'un ou plusieurs membres, des inflammations suppuratives dans le testicule, etc.

Il y a un mouvement fébrile qui précède l'éruption du farcin chronique; mais lorsque cette éruption a eu lieu, les principales fonctions de l'animal peuvent s'exercer pendant longtemps sans aucun trouble.

Le farcin chronique peut finir par la morve chronique, mais il se transforme aussi en farcin et en morve aigus, sous l'influence de quelque opération, d'un travail exagéré, etc.

Morve chronique. — Les symptômes propres de la morve chronique confirmée sont les suivants :

1° Le *glandage*, c'est-à-dire la présence, sous la ganache, de tumeurs dures, allongées, inégalement bossuées à leur surface, adhérentes à la table interne du maxillaire de l'un ou des deux côtés, douloureuses sous une pression un peu forte; ce sont les glandes de la morve, constituées par l'induration des ganglions lymphatiques sous-glossiens (situés sous le langue). Simultanément, il existe souvent une corde indurée sur les joues.

2° Les *chancres*, c'est-à-dire les ulcères de la pituitaire. Ces ulcères, isolés ou confluents, le plus souvent étroits, circulaires, à bords saillants, taillés à pic, d'une teinte grisâtre, sans aréole rouge, donnent sous la pression du doigt, la sensation de tubercules exubérants.

A côté, il existe des érosions épithéliales qui donnent à la surface de la pituitaire un aspect dépoli et comme rongé superficiellement. Les chancres proprement dits existent presque constamment isolés ou réunis sous le repli de l'aile interne du nez, et leur présence indique d'une manière certaine l'état ulcéreux de la pituitaire dans les régions supérieures et inaccessibles à la vue ou au toucher.

3º Le *jetage*, c'est-à-dire l'écoulement par une des narines, cas le plus ordinaire, ou par les deux, ce qui est plus rare, d'une matière muco-purulente, mal liée, granuleuse, d'une teinte jaunâtre, inodore, s'étalant en nappe sur la lèvre supérieure et se concrétant en couches noirâtres et épaisses sur les poils de l'orifice du nez. Simultanément les os du front sont souvent gonflés du côté du jetage et donnent un son mat à la percussion (collection des sinus).

Dans le langage de la pratique, la morve est dite *confirmée*, lorsque ces trois symptômes (*glandage, chancre* et *jetage*) existent simultanément; mais pour un praticien exercé, la morve existe toutes les fois que l'un de ces symptômes caractéristiques peut être constaté.

La *morve chronique* peut rester stationnaire et paraît compatible, dans ce cas, pendant de longues années, avec les apparences de la santé et la conservation des aptitudes des animaux pour le travail, d'où la dangereuse possibilité de leur utilisation, cause la plus ordinaire de la transmission de cette maladie à l'homme.

Mais dans le plus grand nombre de cas, elle progresse; d'où la destruction de proche en proche de la pituitaire et les altérations viscérales croissantes, à mesure que le mal remonte à une date plus ancienne.

Un caractère remarquable de la morve chronique, c'est sa tendance à se raviver et à revêtir par intermittence un état plus aigu. Il suffit pour cela, comme dans le cas du farcin chronique, qui n'est qu'un des modes de manifestation de l'état morveux, d'une excitation physiologique exagérée (course violente, travail excessif, purgatif), ou une irritation pathologique, telle qu'une opération chirurgicale tant soit peu douloureuse, et susceptible d'allumer la fièvre de réaction : d'où l'association si commune des symptômes de la morve aiguë à ceux de la morve chronique.

§ II. — DE L'AFFECTION FARCINO-MORVEUSE CHEZ L'HOMME. — *Equinia grandulosa.*

Cette affection est une maladie virulente spécifique, communicable des solipèdes à l'homme et de l'homme à son semblable, caractérisée par un coriza particulier, avec sécrétions sanguinolentes et purulentes assez considérables pour qu'il y ait flux nasal, des éruptions cutanées spéciales, et souvent des tumeurs purulentes et gangréneuses sur divers points du corps, et en particulier sur le trajet des vaisseaux lymphatiques.

Division. — Cette maladie, comme chez les solipèdes, peut se montrer sous deux formes désignées par les noms de *farcin* et de *morve*, et, dans les deux cas, elle peut exister à l'état *aigu* ou à l'état *chronique*.

Étiologie. — L'origine de cette maladie est la contagion; elle est communiquée des animaux à l'homme ou de l'homme à son semblable, et, comme pour la pustule maligne, on peut, avec du virus de la morve provenant de l'homme, inoculer cette maladie aux animaux.

Deux modes de contagion ont été admis pour la propagation de cette maladie, l'inoculation et l'infection.

Quelques médecins ont soutenu que l'inoculation était le seul mode de transmission de cette maladie. Patellani (*Giornale di Veterinaria in Torino*, 1853, vol. 1er, p. 245), pour appuyer cette opinion, citait le gardien des chevaux morveux de l'école vétérinaire de Milan, qui occupait cette place depuis dix ans, lorsqu'il fut atteint de la morve à la suite d'une inoculation à son petit doigt.

Les expériences de Renault, d'Alfort, viennent encore fortifier cette manière de voir. Ainsi, ce savant expérimentateur n'a jamais pu la transmettre, en adaptant les têtes d'un cheval sain et d'un cheval morveux aux deux extrémités d'un long tube imperméable et en les obligeant par ce mécanisme à échanger pendant des heures entières l'air de leurs poumons.

Les faits sur lesquels s'appuient les partisans du développement de cette maladie par infection ne sont pas assez bien établis pour qu'on puisse admettre d'une manière certaine ce mode de propagation; et comme il suffit non-seulement de la plus petite éraillure de l'épiderme, lorsque l'on touche à des matières contenant du virus charbonneux, mais encore de la piqûre d'un insecte sortant de butiner sur les mêmes matières, pour inoculer la pustule maligne, il doit en être de même pour l'inoculation du virus *farcino-morveux*.

Les personnes qui contractent le plus souvent cette maladie sont naturellement celles qui soignent les chevaux.

L'introduction dans les voies digestives de chair ayant appartenu à des chevaux morveux peut-elle produire la morve?

Nous répondrons d'une manière négative à cette question, si importante pour les hippophages, et, en nous prononçant ainsi, nous croyons d'autant moins nous écarter de la vérité que les belles expériences de Renault sur les virus prouvent la destruction délétère de ces derniers par l'ébullition.

Ces expériences sont encore confirmées par le fait, car journellement des bêtes affectées de fièvre charbonneuse sont livrées à la boucherie, sans qu'il en résulte des inconvénients visibles pour le consommateur.

Or, si la chair des animaux affectés de fièvre charbonneuse perd ses qualités nuisibles par la cuisson, nous ne voyons pas pourquoi il n'en serait pas de même pour celle des solipèdes atteints de la morve.

Nous devons seulement faire remarquer, comme nous l'avons déjà fait dans notre *Traité du charbon*, que si l'on peut impunément manger des viandes contenant un virus quelconque après la cuisson, il n'en est pas de même lorsqu'elles sont crues : alors il y a non-seulement à craindre l'inoculation du virus par le contact, mais, d'après Hamont, un lion et des chiens de la ménagerie du pacha d'Égypte seraient morts après avoir mangé du cheval morveux, et l'autopsie de ces animaux aurait constaté les lésions de la morve.

Toutes les formes de l'affection farino-morveuse peuvent reproduire la maladie, en donnant lieu tantôt au farcin, tantôt à la morve proprement dite.

Christen rapporte qu'un même cheval infecta trois individus : le premier fut pris du farcin chronique, après six semaines de service auprès de l'animal; les deux autres furent atteints de la morve aiguë;

le deuxième six semaines plus tard, le troisième après avoir soigné l'animal 15 jours. Ces trois hommes moururent.

Le virus de la morve est à son maximum d'intensité dans la matière du jetage; mais le liquide purulent des boutons cutanés, des engorgements métastatiques du poumon, peut aussi reproduire le mal.

Ce virus agit avec une grande promptitude : Renault, d'Alfort, a constaté qu'une cautérisation, une heure après l'insertion du poison, ne suffisait pas à prévenir lés effets du mal. D'autre part, il conserve longtemps sa puissance.

MM. Renault et Bouley ont desséché de la matière de jetage à l'air libre, et l'ont conservée pendant un mois et demi; au bout de ce temps, cette matière a été délayée dans de l'eau distillée à l'air libre et conservée encore pendant un mois et demi; puis, au bout de ce temps, délayée dans de l'eau distillée et inoculée, elle a fait naître le farcin aigu; en outre, des inoculations successives de ce même virus ont démontré à ces messieurs qu'à la septième génération le virus est encore aussi énergique et aussi prompt dans ses effets que lorsqu'il provient d'une morve spontanément développée.

La morve ne se transmet pas seulement du cheval à l'homme, mais elle est aussi contagieuse de l'homme à l'homme et de celui-ci au cheval. Depuis

1835, où Gérard fils mourut de la morve aiguë, après une piqûre qu'il s'était faite en travaillant à l'autopsie d'un élève d'Alfort qui avait succombé à la même maladie, des faits analogues ont pu être recueillis.

Le plus frappant est celui de l'externe du professeur Auguste Bérard, Rocher, qui, trois jours après l'autopsie d'un morveux, vit des accidents locaux succéder à un malaise général; le seizième jour, il succombait avec tous les signes de la morve.

Il résulte d'expériences assez nombreuses, que la morve se transmet de l'homme au cheval, à l'âne, au bouc, à la brebis, à des chiens.

Symptômes chez l'homme. — La *morve aiguë* est une affection fébrile, caractérisée par le développement, dans les fosses nasales, d'ulcérations qui produisent le jetage, et par l'apparition sur la peau de plaques érysipélateuses, de bulles, de pustules et de plaques gangréneuses.

Quand la morve aiguë provient d'une inoculation connue, la période d'incubation est assez courte; les accidents locaux débutent par une angioleucite (inflammation des vaisseaux lymphatiques) ou une espèce d'érysipèle phlegmoneux qui se recouvre de phlyctènes, et les accidents généraux ne se montrent guère au delà d'une semaine après l'apparition de ces phénomènes extérieurs.

Dans d'autres circonstances, c'est tantôt du malaise, de la céphalalgie, du frisson fébrile, de la simple courbature ; tantôt de la prostration, des épistaxis, du dévoiement, tantôt enfin un état douloureux dans les articulations ou les muscles, au point de simuler une affection rhumatismale. Ces douleurs arthritiques ou musculaires ne manquent que rarement, et dans quelques cas elles dominent tout le début de l'affection. Ces douleurs sont tantôt continues, tantôt intermittentes, et plus vives la nuit que le jour ; on les a vues naître spontanément ou succéder seulement à la pression et aux mouvements. Quelquefois des engorgements phlegmoneux ou des abcès se développent dans ces parties très-douloureuses.

Dans quelques cas fort rares, l'invasion de la morve s'accompagne de phénomènes insolites trompeurs. C'est ainsi que M. Marchant, médecin de l'École d'Alfort, eut l'occasion de voir trois accès de fièvre intermittente tierce précéder les phénomènes caractéristiques de la morve.

Au bout d'un temps assez court, deux ou trois jours environ, il se montre, sur divers points du corps, des tumeurs molles, douloureuses, fluctuantes, véritables abcès qui souvent se gangrènent.

Des plaques érysipélateuses, précédées par de la démangeaison ou par un certain degré de chaleur, apparaissent en général au visage d'abord, puis aux membres. Elles ont pour centre une vésicule, une papule ou une pustule, et forment des taches diffuses d'un rouge jaunâtre ou violacé, luisantes, légèrement œdémateuses, et qui ne tardent point à se recouvrir de vésicules ou de bulles, remplies d'une sérosité brunâtre, au-dessous de laquelle le derme est sphacelé. Sous l'influence de cet érysipèle œdémateux de la face, les paupières se ferment, et la conjonctive est le siége d'une inflammation puriforme. Ces plaques érysipélateuses se voient encore sur les membres. On constate aussi un notable enchifrènement; la voix devient nasonnée; la respiration laisse entendre quelques bulles de râle; enfin le malade tousse un peu et accuse dans les fosses nasales et dans le nez une chaleur et une gêne particulières.

Il a envie de se moucher, et expulse alors un liquide ténu, opaque, blanchâtre et visqueux. Chez quelques sujets, on pourra facilement découvrir la rougeur et le boursouflement de la muqueuse, et quelquefois même les pustules qui la recouvrent.

Une éruption pustuleuse se développe enfin sur différents points du corps et surtout au visage. Ces pustules sont en général discrètes, mais dans quelques cas, on les a vues aussi confluentes que dans la variole; elles débutent par une papule rosée pourvue à son centre d'un point purulent, augmentent peu à peu, blanchissent et s'entourent d'un centre rosé. Ces pustules peuvent se dessécher, se transformer en bulles remplies d'une sérosité purulente, ou enfin se changer en ulcères. Quelquefois, entre les pustules, on voit sur divers points du corps des tubercules rougeâtres ou des taches rosées lenticulaires. L'éruption de la morve n'a d'ailleurs rien de réguliers.

Une matière d'abord muqueuse, puis puriforme, sanguinolente, brunâtre, fétide, s'écoule par les fosses nasales : c'est là le jetage, écoulement si abondant chez les chevaux, très-développé aussi chez l'homme, mais qui peut manquer, lorsque les matières sécrétées par la pituitaire se dirigent, à cause de la position horizontale du malade au lit, vers l'arrière-gorge. Quand l'écoulement se fait à l'extérieur, on voit la matière se dessécher et s'attacher au pourtour des narines, sur les lèvres, déterminer là de véritables excoriations. La matière sort souvent par les deux narines à la fois; mais on prétend que le jetage est plus fréquent à droite qu'à gauche, chez l'homme, tandis que chez le cheval le contraire aurait lieu.

Dans certains cas, des désordres existent du côté de la bouche et de l'arrière-gorge. Le malade accuse une constriction au gosier, une certaine difficulté dans la déglutition. Si on lui fait ouvrir la bouche, on voit la muqueuse rouge, boursouflée; cette rougeur s'étend sur les amygdales, sur le voile du palais, où l'on constate de petites pustules et quelques ulcérations. Souvent il existe des pustules à la base de la langue, des plaques pseudo-membraneuses à la face interne des joues. Toutes ces lésions expliquent, chez certains malades, l'écoulement d'une bave écumeuse et sanguinolente et le gonflement des parotides et des ganglions sous-maxillaires.

Le jetage s'observe dans une période avancée de la maladie; alors la respiration devient plus difficile, le malade expectore des crachats mousseux, fétides et rouillés, comme dans la pneumonie; la diarrhée augmente et s'accompagne quelquefois d'hémorrhagie par l'anus.

Dans un cas cité par Mackenzie, il existait une salivation aussi forte qu'après l'usage des mercuriaux. Le pouls perd en force ce qu'il gagne en fréquence; la faiblesse s'accroît de plus en plus et l'intelligence s'altère. Les troubles cérébraux se montrent, tantôt dès le début de la maladie, tantôt vers la fin.

Ils consistent en un délire qui apparaît d'abord la nuit, plus tard le jour, et qui d'intermittent devient continu. Ce délire porte en général sur les chevaux auprès desquels le malade a contracté son affection. Il y a, outre cette incohérence dans les idées, de la perte de la mémoire, etc.

Les plaques gangréneuses peuvent se montrer d'emblée sur la peau, mais le plus souvent elles succèdent à des infiltrations sanguines, à des phlyctènes ou à des plaques érysipélateuses.

Les altérations du visage augmentent chaque jour; le nez, les joues, les paupières sont tour à tour envahis par cette espèce d'érysipèle gangréneux qui donne à la face un aspect horriblement repoussant.

Les pustules et les collections purulentes se multiplient aussi sur d'autres régions du corps; tantôt ces abcès sont précédés des symptômes de l'érysipèle phlegmoneux, tantôt ils se développent brusquement et pour ainsi dire sans symptômes précurseurs.

Peu à peu les forces diminuent, la voix s'altère par l'œdème de l'épiglotte, la respiration s'embarrasse par des râles; les inspirations montent à 40 et 50 par minute; les matières du jetage se dessèchent aux orifices des narines qu'elles obstruent; la langue devient fugilineuse et sèche; une diarrhée fétide, avec météorisme du ventre, s'ajoute à tous ces désordres; le pouls faiblit et devient intermittent. Enfin le malade, profondément découragé, tombe dans un délire continu, avec une stupeur profonde ou une agitation qu'on a peine à calmer, et qui se complique d'un excès de sensibilité générale; et la mort arrive ordinairement du 15e au 20e jour, quelquefois le 23e jour et au plus tard le 29e.

Nous n'irons pas plus loin dans la description de l'affection farcino-morveuse; ce que nous venons d'en dire suffira, croyons-nous, pour le but que nous désirons atteindre, qui est, comme nous l'avons dit en commençant, d'éveiller l'attention sur les dangers que l'on court auprès des animaux atteints de cette terrible maladie.

§ III. — PUSTULE MALIGNE.

La *pustule maligne* est une maladie virulente, dont le principal caractère est une gangrène locale; chez l'homme elle est le produit de l'inoculation, inoculation qui non-seulement peut avoir lieu de l'animal à l'homme, mais encore de l'homme à l'animal.

Siége. — Toutes les parties du corps, mais plus constamment celles qui se trouvent habituellement découvertes.

Causes. — Les causes de la pustule maligne sont :

1º Le contact des dépouilles des bêtes mortes du sang de rate, qui, quoique moins périlleux qu'on ne l'a représenté, ne laisse pas de l'être à un certain degré, qui varie suivant que l'épiderme des mains est plus ou moins durci par le travail, le hâle, l'action du soleil, et qu'on néglige les soins de propreté.

Il n'y a pas besoin de dire qu'il est indispensable

pour toucher ces dépouilles, d'avoir les mains exemptes de toute écorchure.

2° Les blessures qu'on peut se faire avec des instruments souillés de matières charbonneuses.

3° L'inoculation par la piqûre d'insectes qui ont reposé sur des dépouilles infectées.

Durée. — Elle varie de deux à quinze jours et même plus.

Terminaison. — La terminaison de la pustule maligne, abandonnée à elle-même, est toujours la mort; et lorsque la mort arrive, le désordre local n'est jamais considérable.

Diagnostic. — Le diagnostic de la pustule maligne se tire naturellement de l'examen des symptômes de cette maladie, qui sont les suivants :

Le virus, une fois déposé sur la peau, le malade éprouve ordinairement dans cet endroit un sentiment de chaleur ou une simple démangeaison, d'autres fois une cuisson douloureuse.

Alors on aperçoit, sur la peau, un petit point livide, assez semblable à une morsure de puce, formant une légère saillie, entourée d'une petite aréole, au centre de laquelle ne tarde pas à s'élever une petite vésicule, qui finit assez rapidement par s'ouvrir d'elle-même, lorsque le malade n'en hâte pas encore la rupture en se grattant.

Arrivée à ce point, lorsque l'aréole est pâle, la

pustule maligne pourrait être confondue avec un grain de vaccin. La vésicule ouverte, on voit qu'elle repose sur un petit tubercule dur, rénitent, grenu, de couleur livide, du volume d'une lentille, occupant presque toute l'étendue de la peau.

Bientôt l'aréole qui l'environne, s'étend, prend une couleur violacée, brune, se tuméfie et se recouvre de vésicules semblables à la première, ce qui lui donne un peu la forme des drupes, qui constituent le fruit des ronces.

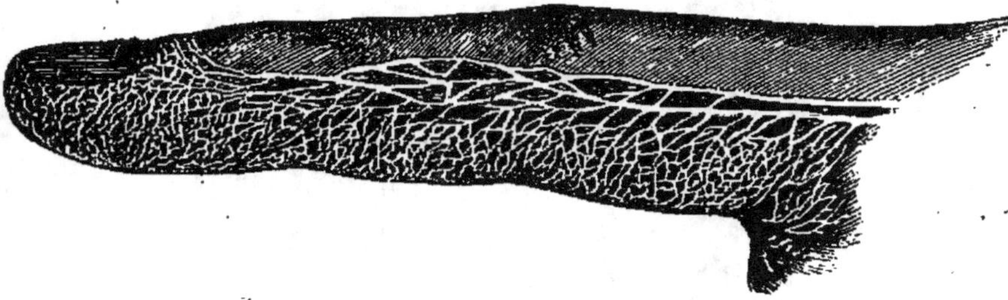

Fig. 35. — RÉSEAU LYMPHATIQUE D'UN DOIGT.

D'autres fois, ce cercle est formé d'une seule vésicule. Enfin le tubercule central se transforme graduellement en une tache noirâtre, évidemment gangréneuse.

Arrivée à ce degré, la maladie, loin de s'arrêter, continue ses progrès. L'aréole s'étend de plus en plus, se tuméfie de même, ce qui la fait paraître comme une sorte de bourrelet, dont le centre, occupé par le point gangrené, a l'air d'être déprimé.

Puis le mal gagne le tissu cellulaire sous-cutané, et alors survient autour de l'aréole un gonflement considérable, tenant le milieu entre l'œdème et l'emphysème, qui offre au toucher une tension et une rénitence considérables.

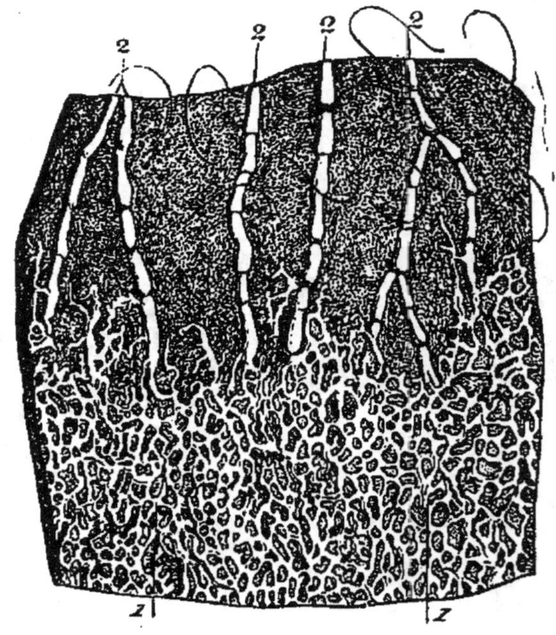

Fig. 36. — RÉSEAU LYMPHATIQUE PROFOND DE LA PEAU DES DOIGTS.

Dans les cas où la maladie a son siége sur un membre, on voit presque toujours des traînées rouges, partant du mal et se dirigeant le long du trajet des vaisseaux lymphatiques superficiels. La maladie ayant son siége à la face, le gonflement devient quelquefois énorme, et peut s'étendre jusqu'à la partie inférieure du tronc.

Le siége étant au col, cette tuméfaction gagne quelquefois la face d'un côté, cas dans lequel on remarque, au niveau du menton, un sillon qui sépare la face du col, puis elle s'étend par en bas sur la poitrine et peut atteindre le bas-ventre.

Par suite de ce gonflement énorme, certains désordres fonctionnels peuvent avoir lieu.

Ainsi la respiration et la déglutition peuvent être

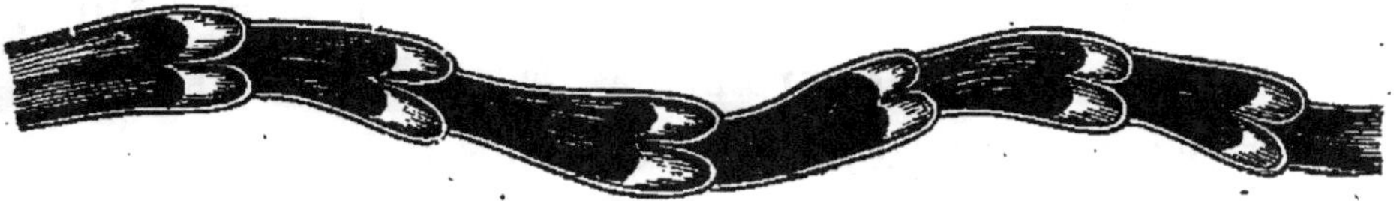

Fig. 37. — Vaisseau lymphatique ouvert pour montrer ses valvules.

plus ou moins gênées, par suite de la compression du larynx et de l'œsophage.

Un caractère sur lequel nous insisterons, c'est que, dans la pustule maligne, le gonflement des parties environnantes est toujours élastique, rénitent, incolore, sans vésicules, excepté celles qui composent l'aréole entourant la tache gangrenée; de sorte que la pustule ou les pustules, lorsqu'il y en a plusieurs, figurent des oasis au milieu du gonflement incolore des parties environnantes.

Pronostic. — La pustule maligne, prise à temps

et bien soignée, est *toujours* curable : abandonnée à elle-même ou mal soignée, elle est *toujours* mortelle.

Traitement. — Le traitement pour être rationnel, doit avoir pour unique but de détruire la pustule qui secrète le virus, et de renfermer ce virus dans un espace où il ne puisse être absorbé.

On obtient ce résultat au moyen de la cautérisation, laquelle s'opère à l'aide des caustiques ou à l'aide du feu.

Le feu, pour être efficace, demandant une main habile, nous ne décrirons pas la manière de l'employer ; et parmi tous les caustiques nous ne ferons mention que de la potasse caustique, laquelle, suivant nous, est certainement le meilleur agent destructeur.

Voici la manière de se servir de cet agent : Le crayon de potasse caustique étant fixé dans le porte-crayon, on l'applique à plusieurs reprises sur la partie gangrenée, en ayant soin de l'y laisser en place une demi-minute au moins chaque fois, puis de gratter avec une spatule la portion cautérisée ; on répète ces cautérisations et ces grattages jusqu'à ce que le sang coule.

Arrivé à ce point, si l'on appuie avec le crayon, on sent que toute résistance a cessé, que le point rénitent a disparu.

La sensation est à peu près analogue à celle que l'on éprouve avec une vrille, lorsqu'elle arrive de l'autre côté de la planche que l'on voulait transpercer.

L'écoulement de sang, qui est trouble et d'un rouge un peu jaunâtre, est un indice que la pustule est détruite.

L'escarre étant perforé, on trouve presque toujours en dessous un décollement d'une certaine étendue; alors il convient de faire faire deux ou trois tours au crayon dans cette partie. Cela fait, on introduit au fond de la plaie un ou plusieurs morceaux de potasse caustique, suivant la largeur de la partie gangrenée, et on la maintient au moyen de fragments d'amadou que l'on pousse avec un stylet, comme on fait d'une bourre de fusil, puis l'on soutient le tout au moyen d'un bandage convenable.

La cautérisation une fois effectuée, il en résulte une escarre qui mettra de quinze à vingt jours à se détacher. Il suffit, durant ce temps, d'appliquer de temps en temps un morceau de sparadrap de diachylon; l'escarre détachée, il reste une plaie simple, dont le traitement n'offre rien de particulier.

Dans le cas où l'on n'aurait pas de potasse caustique en crayon, on se servirait d'un morceau de potasse caustique ordinaire (pierre à cautère), que l'on tiendrait avec une petite pince, afin de ne pas se brûler les doigts.

Nous n'entrerons pas dans de plus grands détails au sujet de cette maladie, et nous renverrons notre lecteur, s'il désire la connaître parfaitement, à notre traité : *La Pustule maligne du charbon et du sang de rate, étude critique et pratique faite au double point de vue vétérinaire et médical, à l'usage des médecins, vétérinaires, agriculteurs,* etc. (J. Rothschild, éditeur, rue des Saints-Pères, à Paris).

CHAPITRE XVI.

PLAIES DE TÊTE.

Nous ne serons pas aussi concis que nous l'aurions désiré en traitant ce chapitre ; car nous voulons mettre nos lecteurs en garde contre le préjugé, qui fait dire à bien des gens, à l'aspect d'une plaie de tête : *Oh ! ce n'est qu'à la tête ; ce ne sera rien !* Pour détruire cette funeste erreur, nous citerons des faits et l'opinion des grands chirurgiens des siècles derniers, ainsi que celle de ceux du nôtre. Nous croyons être d'autant plus obligé de faire ces citations, que cette erreur est admise comme une vérité par certains médecins.

Nous avons été témoin du fait suivant :

Il y a trois ou quatre ans, un nommé Paumier, ouvrier chez le sieur Mégret, sabotier à Angerville, fut, étant ivre, battu, et reçut plusieurs coups sur la tête qui produisirent trois plaies contuses.

Appelé immédiatement pour cet homme, nous prescrivîmes, vu l'état de plénitude de l'estomac, des applications successives de sangsues, nous réservant de le saigner le lendemain matin ; mais le maître ayant déclaré qu'il ne pouvait le soigner, il fut conduit à l'hospice du chef-lieu, et nous recommandâmes à la personne qui accompagnait ce malade de prier les religieuses d'envoyer chercher le chirurgien, afin que le traitement fût commencé dès son arrivée.

Au bout d'une huitaine de jours, le malade, renvoyé de l'hôpital, revint chez son patron, lequel nous envoya chercher de nouveau, afin de prescrire ce qu'il fallait faire pour les petites plaies qui suppuraient beaucoup, et pour calmer une douleur de tête assez violente. Après avoir examiné ce malade, nous annonçâmes au sieur Mégret que son ouvrier était dans une position assez grave, qu'une fièvre violente jointe aux douleurs aiguës de la tête, dénotait le début d'accidents inflammatoires du côté du cerveau; ce qui était très-grave. La même impossibilité de soigner cet homme chez son patron existant toujours, il fut conduit à l'hôpital d'Orléans, où il mourut le 15e jour après son accident.

Le même jour, son meurtrier était condamné en police correctionnelle à 8 jours de prison.

A quoi attribuer ces deux résultats, dont l'un, la mort de Paumier, est triste, et le second, la condamnation du meurtrier à 8 jours de prison, est dérisoire? A la quiétude d'esprit du chirurgien du premier hôpital où fut reçu le blessé, lequel, probablement imbu du préjugé qu'à la tête les plaies guérissent toutes seules, négligea de prévenir les accidents inflammatoires (ce qui était facile, à l'aide d'un traitement antiphlogistique), et délivra un certificat constatant que les blessures de cet homme étaient peu graves. Sans cette dernière circonstance, le tribunal ne se fût pas si pressé et eût d'autant mieux attendu les vingt jours de rigueur, qu'il devait avoir entre ses mains un certificat délivré par nous au brigadier de gendarmerie, lequel ne dissimulait pas la gravité des suites que pourraient avoir ces blessures.

On nous objectera peut-être que le fait rapporté plus haut est une exception, qu'une cause étrangère à ces contusions a pu déterminer la mort.

A cela nous répondrons que si c'est possible, c'est peu probable ; car cet homme jouissait d'une excellente santé avant son accident, et il revint de l'hôpital avec une fièvre intense, des douleurs de tête très-aiguës et une suppuration trop abondante pour l'étendue de ses plaies ; symptômes qu'avec la meilleure volonté du monde on ne peut attribuer qu'au début d'une inflammation ayant son siége dans la boîte cranienne.

Nous ajouterons que tous les auteurs qui ont illustré la chirurgie insistent sur le danger des plaies de tête.

Ambroise Paré, le seul protestant que Charles IX, lors de la Saint-Barthélémy, renferma dans son ca-

binet, en disant que *ce serait grand dommage de
laisser périr un homme qui, à lui seul, était capable de sauver un monde*, Ambroise Paré dit :
«Toutefois, tu noteras que les anciens ont écrit, ce
qu'on voit souvent par expérience, que les fractures
du crâne ne sont hors de péril jusqu'à cent jours
après la blessure ; surtout fais avec ton patient bon
guet, tant en son boire, manger, repas et autres choses». Le même chirurgien fait remarquer
que l'inflammation ou la fièvre qui survient à la
suite des plaies de tête, est plus grave quand elle
tarde à s'établir.

Morgagni cite le fait suivant, qui prouve l'inflammation tardive :

«Un homme approchant de sa soixantième année
reçut un coup de bâton un peu au-dessus de la
limite du front et de la tempe gauche, sans qu'il en
résultât, alors ni les jours suivants, aucun symptôme apparent, en sorte qu'il venait lui-même chaque jour à l'hôpital de Sainte-Marie de la ville de
Bologne, pour qu'on lui appliquât les remèdes ordinaires sur la plaie, qui était entièrement bornée
à la peau et qu'on ne croyait d'aucune gravité. Bien
plus, pendant ces quatre ou cinq jours, il se tint
sur la place publique, vendant des châtaignes,
comme à son ordinaire, pendant un temps très-
froid. Mais le sixième jour environ, la plaie se dé-

tériore, et il se déclare de la fièvre avec du froid et des frissons. Celle-ci, revenant chaque jour de la même manière, consuma peu à peu le sujet, sans qu'il s'y joignît aucun symptôme autre qu'une gangrène légère de la partie blessée »

A la page 358 des *Maladies chirurgicales* de J. L. Petit, on trouve un fait qui prouve encore bien mieux la gravité de ces lésions.

« Une botte de foin jetée par la fenêtre d'un grenier, tombe sur la tête d'un jeune homme qui traversait la cour : il est atterré et perd connaissance. On ne lui trouve ni plaie ni contusion; deux ou trois saignées, tant du bras que du pied, le firent revenir à lui et produisirent un si bon effet, que le cinquième jour le malade, n'ayant aucun mal, se leva et fut à son travail ordinaire.

« Trois mois après, il devint paresseux et dormeur, se levant fort tard, et ne pouvant résister aux moindres exercices, qui le faisaient suer extraordinairement. Il avait un pouls fréquent; il n'avait point d'appétit; ceux qui couchaient dans la même chambre s'aperçurent que, en dormant, il s'agitait beauconp, qu'il avait les yeux ouverts et qu'il grinçait des dents. Le médecin de la maison, à qui on le fit voir, sans lui rien dire de la botte de foin, trouvant des symptômes qui cadraient assez avec ceux de l'affection vermineuse, le traita en conséquence, mais sans fruit.

« Le jeune homme mourut dans les convulsions, sans avoir rendu aucun ver. Je l'ouvris, et je trouvai, dans le milieu de la substance médullaire, un verre de sang pourri et très-puant. »

J. L. Petit fait suivre cette observation de cette réflexion : « Ce n'est pas la première fois que j'ai vu des épanchements dans la substance médullaire du cerveau subsister aussi longtemps sans causer d'accidents. Je pourrais en citer une infinité d'exemples, mais le détail en deviendrait ennuyeux. Je me contenterai de dire que les enfants nous en fournissent beaucoup.

« Qu'un enfant se laisse tomber, il n'ose le dire, parce que souvent il a été battu lorsque cela lui est arrivé; ou bien sa gouvernante cache elle-même cette chute par crainte d'être grondée; cependant quelque temps après, l'enfant tombe dans l'assoupissement et perd l'appétit. On accuse les dents, on soupçonne la petite vérole; lorsque le temps ou la crainte de cette maladie est passé, on se tourne du côté de l'affection vermineuse, on s'en prend aux vers; on traite l'enfant en conséquence; il meurt; on l'ouvre, et c'est alors qu'un épanchement sous le crâne ou un abcès dans la substance du cerveau font voir aux assistants la véritable cause de tous les désordres. C'est ainsi que j'ai vu périr un grand nombre d'enfants de tout âge et de toute condition. »

Le professeur Boyer, dans son *Traité des maladies chirurgicales*, à la page 104 du tome 5, dit :

«Lorsque l'épanchement se forme insensiblement, qu'il est petit, ou qu'il est situé de manière à ne gêner que très-peu les fonctions du cerveau, il peut subsister plusieurs mois sans causer des accidents fâcheux, et tout à coup se manifester par des symptômes mortels.

D'après Vidal (de Cassis), «si l'on n'est pas prévenu des retards que l'inflammation peut mettre à s'établir, on permet trop tôt au malade des occupations ordinaires ; il se livre à ses plaisirs, à ses passions, et c'est alors qu'éclate l'encéphalite. Les exemples de blessés pris d'encéphalite et auxquels on avait donné l'*exeat* ne sont pas rares.»

« Quelquefois la blessure n'intéresse que les parties molles ; il n'y a pas de commotion ; tout se passe comme dans le cas de plaies très-simples ; mais quinze jours après se déclare une encéphalite mortelle.» (*Traité de pathologique externe*, t. II, p. 764.)

Le professeur Gerdy était tellement convaincu du danger des lésions du crâne et des précautions qu'on devait prendre durant un certain temps après la guérison apparente, qu'il ne laissait jamais sortir de ses salles un de ces blessés sans lui recommander de revenir le trouver si, au bout d'un temps plus ou moins long, il éprouvait de la langueur, des pesanteurs de tête, etc., lui disant : «il y a toujours un lit pour vous.»

Cette opinion sur le danger des lésions de la tête, est partagée par les chirurgiens étrangers. Ainsi, d'après S. Cooper, p. 434: «les annales de la chirurgie prouvent que la disposition à l'inflammation du cerveau et de ses membranes dure pendant un temps considérable, après l'époque où la tête a eu à souffrir quelques violences extérieures, et elle a frappé et conduit au tombeau bien des individus qui, croyant tout danger passé, étaient revenus prématurément à leur manière de vivre habituelle.»

Quelques cas très-intéressants et venant à l'appui de ce fait, se trouvent dans l'ouvrage de Pott et dans *Chirurgische Bemerkungen* de Klein (Stuttgart, 1801 ; page 113).

Dans quelques-uns de ces cas les malades restèrent dans un état de santé satisfaisant et conservèrent toute leur sensibilité pendant plus d'un mois après la réception d'un coup sur la tête; ils furent alors atteints de fièvre, de frissons, de convulsions, de paralysie; et, ce qui est plus particulièrement digne de fixer l'attention, c'est que, dans quelques cas, les symptômes ayant commencé aussi tard, et ayant eu une issue aussi funeste en deux ou trois jours, le cerveau et ses membranes étaient inondés de matière purulente dans une grande portion de leur étendue; cet organe était détruit par parties, et les membranes considérablement épaissies et même déchirées. On doit supposer qu'en ce cas, ou bien la maladie a marché pendant quelque temps sans produire aucun symptôme alarmant, ou bien ses progrès ont été très-rapides dès qu'ils ont commencé.

Le même Samuel Cooper, à la page 489 de son *Traité de pathologie chirurgicale*, après avoir mentionné la facilité avec laquelle les vaisseaux de la surface externe du crâne communiquent, à travers les os, avec ceux de la surface interne, ajoute : « Cette raison explique pourquoi les blessures, et surtout les contusions et les plaies contuses du cuir chevelu, sont généralement plus sérieuses que de semblables blessures affectant seulement les simples téguments des autres parties du corps. On a donc pour principe, en chirurgie, qu'il n'y a pas de blessures de la tête assez légères pour ne pas réclamer la plus minutieuse attention. »

Le cuir chevelu est souvent le siége d'un érysipèle, qui, chez certains individus, surviendra à propos de la coupure ou de la contusion la plus légère, l'inflammation s'étendant rapidement et envahissant non-seulement le cuir chevelu, mais le front, les paupières et la plus grande partie de la face ; trop souvent aussi, malgré le traitement le plus judicieux, le délire ou le coma survient, et la terminaison est fatale. J'ai vu, dans plusieurs cas, l'enlèvement de très-petites tumeurs enkystées à la tète déterminer la production d'érysipèles phlegmoneux tellement intenses qu'ils conduisirent à la perte du sujet.

Astley Cooper parle d'une dame qui succomba à la suite de l'extirpation d'une tumeur enkystée au cuir chevelu. (*Lectures*, t. I, p. 349.)

Si ce que nous venons d'exposer prouve que l'encéphalite (inflammation du cerveau), presque toujours mortelle, peut être déterminée par la plus petite plaie du cuir chevelu, le danger de cette terrible complication sera encore plus grand, s'il y a eu commotion du cerveau.

Dans le cas de commotion, voici ce qui se passe à l'instant du coup : sur le point de la percussion, la boîte osseuse s'aplatit, tandis qu'elle s'élargit dans le sens opposé; puis elle s'aplatit sur ce dernier point pour augmenter la capacité dans le premier sens. Ces changements de forme s'opèrent avec la rapidité de l'éclair; ils donnent lieu à des vibrations qui se répètent jusqu'à l'épuisement de la force, et alors naît le repos.

Ainsi l'encéphale (cerveau) est comprimé dans tous les sens.

On peut se convaincre de la possibilité de l'aplatissement vibratoire de la boîte cranienne par l'expérience suivante : Laissez tomber, d'une certaine hauteur, ou jetez perpendiculairement une bille de billard sur une table de marbre, elle y laissera une empreinte de forme orbiculaire plus grande que son point de contact ordinaire avec la table; donc elle s'est aplatie et dans des conditions bien moins favobles que la boîte osseuse, puisqu'elle est pleine de sa propre substance, plus dure que la pulpe cérébrale.

Les degrés de la commotion sont proportionnés à la résistance du crâne et à la violence du coup. Plus le crâne résiste, plus l'ébranlement que la percussion fait éprouver au cerveau est considérable; c'est-à-dire que s'il se fait une grande fracture au crâne, l'ébranlement du cerveau peut être léger; mais si les os ne sont pas divisés ou que leur solution de continuité soit peu considérable, la commotion sera en raison directe de la violence du coup.

On peut se rendre raison de ce fait par cette expérience bien simple :

On prend par un bout une planche mince et l'on frappe avec force sur un corps dur : si elle ne se casse pas, une bonne partie du mouvement que la percussion occasionne dans toutes les parties de la planche passe dans les mains qui la tiennent et y cause un engourdissement fort douloureux; si elle se rompt, les mains ne se ressentiront presque pas du coup.

On a vu des fractures du crâne très-considérables qui n'ont fait naître aucun accident fâcheux, qui n'ont pas même contraint les malades à garder le lit. On a remarqué, au contraire, que les fortes contusions sans fracture, ou avec de petites fractures, des fractures capillaires, étaient ordinairement accompagnées de symptômes alarmants et qui annoncent un grand ébranlement.

L'expérience fait voir encore que la commotion a lieu quelquefois sans que le crâne ait été frappé; un coup reçu au menton, une chute de fort haut sur les pieds, sur les genoux, sur les fesses, peuvent la causer, parce que l'ébranlement que produit la percussion se propage jusqu'au cerveau. Enfin, la commotion peut avoir lieu sans qu'aucun corps contondant ait touché le crâne. Ainsi une personne en saisit une autre par les cheveux ou par les oreilles et lui secoue fortement la tète; les secousses peuvent s'étendre jusqu'au cerveau et déterminer quelques-uns des symptômes de la commotion.

Un lit de plume, une botte de foin ou de paille ont causé quelquefois le même effet en tombant sur la tête.

La commotion produit, sur la substance du cerveau, deux effets différents, qu'il serait bien utile de distinguer *a priori*.

Le premier de ces effets consiste dans l'altération

sensible des méninges (membranes du cerveau) et du cerveau, et dans la rupture des vaisseaux de ces parties ; d'où résultent des épanchements sanguins, l'inflammation, la suppuration. Le second effet de la commotion ne fait naître aucun dérangement organique appréciable ; le cerveau est troublé dans ses fonctions ; les facultés de l'intelligence sont en désordre ou sont anéanties ; le sentiment et le mouvement embarrassés ou absolument détruits.

Symptômes de la commotion. — Pour faciliter l'étude de ces symptômes, on a établi des degrés. Dupuytren en a établi trois. Nous allons citer les deux premiers, le troisième degré étant trop grave pour être cité en ce livre.

Premier degré. — Des éblouissements, des tintements d'oreille, la clôture presque naturelle des paupières, et tout à coup une grande faiblesse dans les membres inférieurs, puis des lassitudes pendant trois ou quatre jours, des douleurs vagues, de l'inappétence (perte d'appétit), une incapacité remarquable pour le travail, le besoin de tenir les pieds écartés, afin d'augmenter la base de sustentation.

Deuxième degré. — Perte subite de connaissance, abolition du sentiment de l'existence, à tel point que les malades ne se souviennent de rien quand ils reviennent à eux ; prostration, chute du corps ;

les muscles n'éprouvent plus seulement des tremblements, ils perdent la faculté d'agir ; fréquemment il y a des spasmes, dont on peut prendre une
idée en examinant les animaux que l'on assomme
dans nos boucheries ; il y a des évacuations alvines
et urinaires involontaires. Plus de sensations de la
lumière, des sons, des odeurs, des saveurs ; mouvements volontaires nuls ; cependant l'aspiration et
la respiration continuent ; et c'est pour cela qu'on
ne périt pas, les nerfs principaux qui président à
ces fonctions venant des côtés de la moelle allongée.
Au moment de la commotion on éprouve des palpitations ; la respiration, d'abord altérée, irrégulière, reprend bientôt sa régularité et se fait si
doucement, avec si peu de bruit et de mouvement des parois, qu'on dirait que le malade ne
respire pas.

Ce signe est caractéristique ; les paupières sont
presque toujours closes, les muscles releveurs ayant
perdu leur action ; si on les écarte, on trouve l'œil
brillant, mais la pupille dilatée et ne se rétrécissant
nullement devant la plus vive lumière.

La sensibilité est obtuse, mais non éteinte ; si
l'on pince ou tord la peau par un mouvement auto-
matique, les malades se soustraient à l'action du
pincement ; quelquefois il y a des vomissements.

Durée. — Les accidents primitifs dans le premier

degré ne durent que quelques minutes ou quelques secondes.

Dans le second, les effets de la commotion se prolongent un, deux, trois jours et plus.

Diagnostic différentiel de la commotion. — Si l'ébranlement du cerveau était le seul phénomène à redouter ·dans les plaies de tête, le diagnostic serait bien simple; il se tirerait des symptômes décrits ci-dessus. Mais en même temps que le cerveau peut être ébranlé, des vaisseaux peuvent être ouverts et former des épanchements qui compriment plus ou moins rapidement le cerveau, suivant que les vaisseaux déchirés laissent échapper plus ou moins rapidement une certaine quantité de sang.

Voici donc ce qui fera distinguer ces deux phénomènes morbides :

Toutes les fois que, à l'instant d'un coup ou d'une chute sur la tête, un blessé tombe dans l'assoupissement, c'est à la commotion que l'on doit rapporter ce symptôme, parce que cette commotion existe dès le premier instant du coup; tandis que si un blessé donne sur-le-champ des marques d'un jugement sain, s'il fait le récit de la manière dont il a reçu le coup, et que, après cela, le même jour ou le lendemain il tombe dans l'assoupissement, on doit conclure qu'il n'y a point eu de commotion ou du moins qu'elle a été légère, et regarder l'assoupissement comme l'effet de l'épanchement, qui ne peut se produire que consécutivement, c'est-à-dire après s'être formé lui-même ; et comme l'épanchement peut être plus ou moins prompt et plus ou moins abondant, de même l'assoupissement se déclarera plus ou moins promptement, et deviendra plus ou moins grave.

Si nous terminons cette étude par l'exposé du traitement indiqué depuis le seizième siècle par les plus grands chirurgiens qui ont existé depuis cette époque, on se pénétrera encore bien plus du danger de ces lésions ; car tous sont unanimes sur l'opportunité des saignées répétées pour prévenir l'inflammation du cerveau et favoriser la résorption du sang épanché à sa surface.

Ambroise Paré tira vingt-sept palettes de sang dans un cas où il y avait érysipèle (la palette était de 4 onces). Jean-Louis Petit, que le baron Boyer, dans son *Traité des maladies chirurgicales*, t. V, p. 101, qualifie de *célèbre* et de *grand chirurgien*, saignait encore davantage.

Avant de citer quelques-unes des observations de J. L. Petit, nous croyons nécessaire de dire un mot de cet illustre chirurgien ; comme de nos jours les célébrités passent vite, il n'est pas bien surprenant que, dans le monde, on ignore même le nom d'un chirurgien né en 1674 et mort en 1750, après

avoir été trois fois prévôt de la compagnie des chirurgiens, membre de l'Académie royale des sciences depuis l'année 1715, membre de la Société
royale de Londres, et avoir joui d'une réputation
européenne : aussi était-il appelé par les souverains
et les grands seigneurs étrangers, lorsqu'ils étaient
atteints de maladies graves.

On s'explique le grand talent qu'il avait acquis,
lorsqu'on lit dans son éloge, prononcé le 26 mai
1750, par Louis, dans la séance publique de l'Académie royale de chirurgie, que, par goût, à l'âge
de 7 ans, il assistait régulièrement aux leçons
d'anatomie de Littre, célèbre professeur de ce
temps, ami de ses parents et demeurant dans la
même maison qu'eux ; qu'à 9 ans, il était devenu
assez habile dans la dissection pour qu'on s'en rap-
portât à lui pour les préparations ordinaires, et que
peu de temps après, le soin entier de l'amphithéâtre
lui fut confié. Au bout de sept années d'une application constante à l'anatomie, sous un maître tel
que Littre, qui était rempli d'affection pour lui, il
commença l'étude de la chirurgie ; et deux ans après,
il fut employé sur l'état des hôpitaux de l'armée du
maréchal de Luxembourg qui fit le siége de Namur.

Il fit cette campagne et les suivantes, en mettant
à profit les occasions de s'instruire et en instruisant
les autres ; car il faisait des cours réguliers d'ana-

tomie. En 1693, les magistrats de Lille, à la re-commandation de ses chefs, lui accordèrent une salle dans l'Hôtel-de-Ville, pour ses démonstrations anatomiques.

Malgré son grand talent, J. L. Petit, traitant des parties extérieures de la tête, se croit obligé de fournir les raisons qui peuvent justifier sa compétence. Voici en quels termes il le fait : « Les campagnes « que j'ai faites dans les hôpitaux des armées du « roi m'ont fourni de belles occasions d'observer ces « sortes de blessures.

« A la retraite que fit le prince de Vaudemont « sous Gand, quatre bataillons de son armée, restés « dans les retranchements que ce prince venait de « quitter à la vue de celle du roi, furent écharpés « par plusieurs de nos escadrons qui entrèrent « dans ces retranchements.

« Leurs blessés furent au nombre de quatre ou « cinq cents : ils n'avaient que des coups de tran-« chant ou de pointe. Il furent conduits dans l'hô-« pital de Courtray, dont j'eus la direction. Un si « grand nombre de blessures du même genre a été « bien capable de m'apprendre à les traiter. »

Nous avons vu, un peu plus haut, A. Paré enlever 27 palettes de sang à un de ses malades; nous allons voir J. L. Petit en enlever davantage, et cela avec le plus grand succès.

« Page 350. Un homme est enlevé par une mine, et retombe pêle-mêle avec les pierres, la terre, les morts et les mourants.

« Il est sans mouvement; un pouls et une respiration également faibles sont les seuls signes de vie qui lui restent.

« On le visite partout, on ne lui trouve qu'une bosse de la grosseur d'un œuf, située sur le coronal, près la racine des cheveux, et dans laquelle on sentait fluctuation. Après avoir lavé le visage du blessé, pour ôter la terre qui, jointe à la poudre à canon dont il était noirci, et au sang qui lui coulait par le nez, la bouche et les oreilles, le rendait affreux, je fis l'ouverture de la tumeur : il en sortit beaucoup de sang encore fluide ; le périoste était détaché de l'os; il n'y avait point, à la vérité, de fracture, mais le malade assoupi ronflait comme dans le carus.

« Il était question de savoir si je devais trépaner ce blessé : la plaie par elle-même ne l'indiquait point, puisqu'elle était sans fracture ; l'assoupissement était le seul accident qui pût m'y déterminer. S'il avait eu pour cause l'épanchement, j'aurais soulagé le malade en lui faisant l'opération ; mais si, au contraire, l'assoupissement était l'effet de la commotion, l'opération, loin de lui être utile, n'eût fait que rendre sa plaie plus grave et plus dangereuse.

Je ne le trépanai donc point, mais il fut copieusement saigné de trois heures en trois heures, soit du
bras, soit du pied. Dix saignées n'ayant point diminué considérablement son affection soporeuse, je
le saignai à la jugulaire, et je ne m'en serais pas
tenu là, si l'assoupissement n'eût entièrement cessé
une heure après cette saignée. Comme le malade
avait pris peu de nourriture pendant cinq jours
qu'il était dans cet état, je rendis ses bouillons un
peu plus nourrissants par quelques jaunes d'œufs,
et par degrés je lui fis prendre des soupes et des
œufs, pour réparer ses forces. Lorsqu'il fut hors de
son assoupissement, on lui fit prendre l'infusion de
bourrache et de buglosse, pour procurer une transpiration plus abondante; il prit des lavements de
casse et de petit-lait, et même il fut purgé avec un
minoratif, pour débarrasser les entrailles des matières qui y avaient séjourné. Je continuai de panser
simplement la plaie, la suppuration s'y établit, et
par les soins que je pris d'en rapprocher les bords,
j'en procurai la prompte réunion, et j'évitai par là
l'exfoliation qui n'aurait pas manqué d'arriver, si
j'eusse exposé l'os à l'air en tamponnant la plaie et
en la tenant mal à propos dilatée par des bourdon-
nets. Par cette conduite, je mis mon malade en état
d'aller joindre sa troupe et d'y exercer ses fonctions. »

« Un garçon boucher reçut un coup de bâton sur la tête : il tomba et perdit connaissance.

«On n'aperçut qu'une bosse sur le pariétal; sa bouche se contourna du même côté; de temps en temps elle se remettait dans son état naturel, ensuite elle se contournait de nouveau; ce qui se faisait avec tant de rapidité, que ceux qui avaient soin du malade, regardant ce mouvement comme convulsif, l'appelaient *rire sardonique*; mais tout le mystère consistait en ce que la paralysie n'était, au côté opposé, qu'instantanée, de sorte que, lorsqu'elle cessait, la bouche se remettait dans l'état naturel, et que, lorsqu'elle revenait, la bouche se contournait de nouveau; et ces alternatives étaient si promptes, qu'elles étaient bien capables d'en imposer à ceux qui les regardaient comme des mouvements convulsifs.

« La diète sévère, les nombreuses saignées du bras, du pied et de la gorge furent employées avec tant de succès, que, en douze jours de temps, le malade fut parfaitement guéri. Ces moyens prévinrent l'inflammation et l'épanchement, et rétablirent dans leur état naturel les parties qui avaient été secouées vivement et ébranlées par le coup ou par la chute. » (J. L. Petit, p. 367.)

«Un petit cheval très-rétif, monté par un jeune seigneur, courant au galop, heurta contre le derrière d'un gros cheval de carrosse : le cavalier fut renversé ; ou le releva sans connaissance et sans mouvement. Le pouls et la respiration étaient extrêmement faibles : à peine s'apercevait-on du mouvement du cœur.

« Dans cet état, il fut porté dans une maison où le chirurgien du village lui ouvrit la veine, sans pouvoir lui tirer que quelques cuillerées de sang. Ayant réchauffé le blessé, et lui ayant remis la ligature, il en tira trois palettes ; mais il ne vint encore qu'en ruisselant, sans faire la moindre saillie. Une heure après, la ligature étant remise, le chirurgien en tira encore trois palettes, toujours par la même ouverture ; il sortit moitié en jet, moitié en nappe.

« Ces deux saignées n'ayant apporté aucun soulagement sensible, le chirurgien, étant assez entendu dans son art, en fit une troisième, encore par la même ouverture, et alors le sang sortit en jet et à plein canal. On tira encore quatre palettes, mais toujours sans soulagement pour le malade, qui, quoiqu'on le remuât et qu'on l'agitât, ne faisait pas le moindre mouvement.

« Deux heures s'étaient écoulées depuis la chute, lorsque j'arrivai. Je fus très-satisfait de trouver trois saignées de faites ; j'en fis faire encore une très-copieuse, qui ne changea rien à l'état du malade. Ayant voulu le faire boire et m'étant aperçu qu'il ne faisait pas de déglutition, je n'insistai pas davantage. Une demi-heure après je fis faire une saignée du pied : le blessé ouvrit alors les yeux, puis il les referma ; il poussa quelques soupirs et rendit quelques sons plaintifs ; enfin, il commença à mouvoir les bras, faiblement d'abord, ensuite il les remua comme s'il tremblait, et je prenais sa main, j'arrêtais tous ses mouvements, sans m'apercevoir qu'il fît aucun effort.

« Voyant que le pouls se développait de plus en plus et que la respiration devenait plus libre, je fis faire une sixième saignée, avant que le vaisseau fût fermé : le malade revint à lui si parfaitement qu'il connut tous ceux qui étaient venus de Paris pour le transporter chez lui. Le mouvement du carrosse où on l'avait couché ne l'incommoda pas. Dès qu'il fut dans son lit, je lui fis donner un lavement, qui lui vida beaucoup d'excréments et dont il se trouva si bien, qu'il ne voulut pas une septième saignée.

« Deux officiers de santé, du nombre de ceux qui s'élèvent moins par leur savoir que par leur politique et leur bassesse, le confirmèrent dans son avis : je fus obligé de m'y conformer et d'attendre l'événement. Le malade passa la nuit avec inquiétude ; cependant on criait *victoire*, parce qu'il demanda à manger ; on lui en donna malgré mon opposition et les instances que je réitérai pour qu'il fût saigné : bientôt après, je m'aperçus que, de temps en temps, il avait quelques aliénations d'esprit, ce qui, augmentant de plus en plus dans la journée, commença à embarrasser les complaisants qui se mirent en devoir d'en rechercher la cause : l'un d'eux l'attribua aux saignées trop multipliées ; on ordonna en conséquence les cordiaux avec les esprits volatils ; mais le malade n'en prit point, parce que, avant que l'apothicaire eût apporté le remède, il tomba dans une si forte contraction universelle de tous les muscles, que les hommes les plus robustes ne le retenaient qu'avec beaucoup de peine.

« On a vu, dans le commencement de cette observation, que j'avais d'abord trouvé le malade dans l'impuissance de faire aucun mouvement ; ce défaut d'action dans les muscles ne pouvait venir que de la paralysie. Ici nous le voyons dans un état bien différent : les muscles sont dans une contraction des plus violentes et par conséquent dans une convulsion bien confirmée.

« Les mâchoires étaient serrées l'une contre l'autre et la déglutition ne pouvait se faire. Je conseillai une saignée de la jugulaire ; ceux qui avaient attribué le mauvais état du malade aux nombreuses saignées ne s'opposèrent pourtant pas à celle-ci. Le jeune homme fut soulagé dans le moment, et il guérit ensuite parfaitement.

« Peut-être fut-il heureux de n'avoir eu ni plaie, ni bosse, ni contusion à la tête; car il est vraisemblable qu'elles eussent été le principal objet auquel on se serait attaché, et que si mon avis n'eût pas prévalu, les incisions et le trépan même n'auraient pas été épargnés, comme je l'ai vu arriver dans un temps où l'expérience ne m'avait point assez éclairé, pour que je pusse juger du mal qu'on faisait.» (J. L. Petit, p. 368.)

Ce fait montre le praticien dans une de ses plus belles inspirations; car il est évident que cette septième saignée sauva le malade. En outre, la mention des *deux officiers de santé du nombre de ceux qui s'élèvent moins par leur savoir que par leur politique et leur bassesse*, présente cet enseignement, qu'il faut se défier, nous ne dirons pas *même en médecine*, mais *surtout en médecine*, des flatteurs et des complaisants; car si, comme dit La Fontaine :

« .... Tout flatteur vit aux dépens de celui qui l'écoute, »

ici non-seulement il vit, mais il arrive souvent qu'en vivant il fait mourir.

Si les observations ci-dessus prouvent avec quelle habileté J. L. Petit employait la saignée, le passage suivant démontre qu'il n'était pas exclusif, et qu'il savait au besoin utiliser les purgatifs.

« Il n'y a pas longtemps que je fus consulté par un homme qui s'était laissé tomber, dans l'ivresse, du haut de la terrasse des Tuileries au bas, et s'était fait une contusion sur le pariétal gauche. On l'avait porté chez lui sans force et sans connaissance; il y vomit beaucoup; il avait l'œil droit fermé et le coin de la bouche tiré vers l'oreille gauche.

« Après l'avoir saigné trois fois en six heures, on lui fit une incision cruciale; il revint un peu à lui; on continua les saignées; celles du pied, au nombre de six, le mirent en pleine connaissance, sans apporter aucun changement à l'œil, ni à la bouche. Le troisième jour, comme on voulait le trépaner, je représentai que les symptômes n'étaient point l'effet de l'épanchement, et par conséquent que le trépan serait inutile; je me fondais sur les raisons que je viens de rapporter. Plusieurs en convinrent : mais il s'éleva une petite dispute sur la contorsion de la bouche : un des assistants prétendait que c'était une convulsion des muscles qui meuvent les lèvres de ce côté.

« Je soutins au contraire que c'étaient les muscles du côté droit qui étaient en paralysie, et que, ces muscles ne s'opposant plus à l'effort de leurs antagonistes, ceux-ci tiraient la commissure des lèvres de leur côté, et voici comment je raisonnais : la paralysie arrivant toujours au côté opposé à la blessure, il est à présumer que, dans le cas présent, elle a affecté le côté droit, puisque le coup a porté sur le côté gauche. Voilà donc la raison pour laquelle le releveur de la paupière de l'œil droit est en paralysie, et qu'il reste fermé sans que le malade puisse l'ouvrir ; et, comme le même nerf, c'est-à-dire la cinquième paire, fournit des rameaux à la paupière et aux lèvres du même côté, il est naturel de penser que, les muscles des lèvres du côté droit étant en paralysie, la bouche doit être contournée du côté gauche, parce que l'action des muscles sur ce côté n'est plus balancée par celle de leurs antagonistes paralysés.

«Tout le monde se rendit à ces raisons, et le malade fut pansé à l'ordinaire.

«Cependant le lendemain on insista encore sur le trépan, je m'y opposai de nouveau, et nous arrivâmes ainsi insensiblement au huitième jour de la blessure. La plaie étant en pleine suppuration, on en rapprocha les bords, qui se réunirent bientôt. L'œil et la bouche étaient toujours dans le même état, mais sans fièvre : je proposai de lui faire prendre une potion purgative avec quelques grains de tartre stibié : le malade ayant un peu vomi et copieusement été à la selle, ouvrit un peu l'œil.

«Le lendemain on réitéra la potion, en augmentant un peu la dose de l'émétique, ce qui remit la bouche presque dans son état naturel, mais la paupière ne s'ouvrit qu'à demi.

« Deux jours après, on ordonna l'émétique seul, qui procura une évacuation abondante, et donna plusieurs secousses qui rétablirent entièrement la bouche. La paupière restant toujours dans le même état, on employa les eaux de Balarue pendant trois jours : elles procurèrent des selles copieuses, mais sans aucun fruit du côté de l'œil.

« Enfin on rétablit le malade par la nourriture et on le fit partir pour Bourbon, où il obtint une guérison parfaite. »

L'avantage que ce blessé retira des eaux chaudes fut procuré par l'émétique seul à un manœuvre qui était tombé de vingt pieds de haut : cet homme ne s'était fait aucune plaie, mais il avait perdu connaissance et il demeura deux ou trois jours dans cet état, d'où il fut tiré par le moyen de plusieurs saignées, tant du bras que du pied.

Il resta cependant une pesanteur à la tête, ainsi qu'une difficulté de parler ; sa bouche était tournée à gauche et l'œil droit était fermé.

Après l'usage des purgatifs simples, on eut recours au tartre stibié (émétique) dont on lui fit prendre quatre grains avec de la manne : ce qui le fit vomir et aller copieusement à la selle. On donna ensuite l'émétique seul trois fois, de deux jours l'un, ce qui ne procura pas un grand soulagement; enfin on le lui donna dans beaucoup d'eau, et le bégaiement cessa. On ne se lassa point de continuer ce remède : il fut réitéré jusqu'à neuf fois, à la dose de huit grains dans une pinte d'eau de rivière, partagée en huit verres, qu'on donna de quart d'heure en quart d'heure, ou de demi-heure en demi-heure, suivant les circonstances.

Cette conduite eut tout le succès possible, et rendit à l'œil et à la bouche leur état naturel.

« Ce remède m'a plusieurs fois réussi en pareil cas. Comme la fortune ne met pas tout le monde en état de se procurer le secours des eaux, et que d'ailleurs la saison n'est pas toujours favorable, j'indique l'émétique comme une ressource qui peut suppléer quelquefois à l'usage de ces eaux; mais il faut être bien assuré qu'il n'y a point d'épanchement, car par les secousses qu'il donne, il serait capable de l'augmenter et même de le produire, pour peu qu'il y eût de disposition. » (J. L. Petit, p. 365.)

Desault recommande de saigner et de donner de bonne heure, pour évacuant, l'*émétique en grands lavages*.

Le professeur Boyer dit, à la page 94 de son tome V : « Ce que l'on a le plus à craindre des suites d'une percussion violente de la tête, c'est une congestion sanguine, la rupture des vaisseaux, l'épanchement du sang et l'inflammation. Le moyen le plus efficace pour prévenir ces effets fâcheux, c'est de diminuer la quantité du sang par la saignée. Au moment donc où l'on est appelé auprès d'une personne qui a fait une chute dans laquelle la tête a porté, ou qui a reçu un coup sur cette partie et qui éprouve des symptômes de la commotion, on doit faire une large saignée du bras et y revenir plusieurs fois dans les vingt-quatre heures. Si les accidents persévèrent, on ouvre une veine du pied, ou même la jugulaire; on applique en même temps des sangsues aux tempes. Il est impossible de rien fixer sur la quantité de sang que l'on doit tirer dans ce cas. On peut seulement assurer qu'il est peu de maladies qui exigent de plus grandes et de plus fréquentes saignées, que les coups qui ont ébranlé fortement le cerveau. Les observateurs les plus instruits par l'expérience regardent ce moyen curatif comme le plus efficace que l'on puisse employer, et leurs écrits sont remplis de faits qui en démontrent les avantages. »

Cependant tous les auteurs ne sont pas d'accord sur l'usage de la saignée dans le cas dont il s'agit. Il en est qui, ne considérant dans la commotion du cerveau que la perte du ressort des fibres de cet organe et l'état de stupeur qui en résulte, croient la saignée nuisible et lui préfèrent les moyens propres à relever le cerveau de l'état de torpeur dans lequel il est plongé. Mais l'expérience a appris que lorsque la commotion n'a pas été portée au point d'abolir entièrement les fonctions du cerveau et de causer une mort soudaine, elle ne devient dangereuse que par l'épanchement du sang, l'inflammation et la suppuration. Or le meilleur moyen de prévenir ces effets secondaires de la commotion, c'est la saignée. Mais ce n'est point en suivant une routine aveugle qu'on rendra ce moyen efficace, et le nombre de saignées, la quantité de sang et la partie d'où on le tirera devront être déterminés avec prudence et réglés d'après l'état du blessé, ses forces et son tempérament.

Le même professeur, à la page 129 du même volume, dit : « Lorsqu'une personne, après avoir reçu un coup à la tête, éprouve de l'anxiété, de l'insomnie, de la langueur, lorsque le pouls devient en même temps dur et accéléré, il faut que le chirurgien se hâte de pratiquer une ou quelques saignées, et qu'il impose au malade une diète rigoureuse. Sans doute, comme le remarque Pott, on risque de tirer sans nécessité une assez grande quantité de sang dans la vue de prévenir un mal imaginaire; mais on peut aussi sauver la vie du malade, qui la perdrait peut-être sans cette espèce de secours, et on ne doit pas hésiter entre l'inconvénient qui peut résulter de quelques saignées inutiles ou même nuisibles et le mal beaucoup plus grand qui peut être l'effet de leur omission. Pott a vu plusieurs fois la dureté du pouls, la langueur générale qui précèdent l'inflammation du cerveau, céder aux saignées abondantes et répétées. Il cite également des cas où les malades ont succombé, quoique les premiers symptômes eussent été peu graves, mais où cette évacuation avait été négligée ou trop ménagée. »

Dans la vue d'entretenir le ventre libre et de produire une révulsion, on emploiera conjointement avec la saignée les légers purgatifs et les lavements irritants. L'émétique en lavages, dont on continuera l'usage, même après que les accidents auront cessé, convient parfaitement.

Le professeur Marjolin, dont la juste célébrité n'est probablement pas encore effacée du souvenir des gens de notre époque, dit, à la fin de son article *Plaies de tête* (*Dictionnaire de médecine*, page 64) : « Nous terminerons cet article sur les plaies de tête par quelques considérations qui ont rapport soit à la commotion, soit aux épanchements de sang, soit à l'encéphalite traumatique et à ses suites, et ces considérations sont déduites des observations consignées dans les mémoires de l'Académie de chirurgie, dans la bibliothèque chirurgicale du Nord, dans les œuvres de Paré, de

J. L. Petit, de Pott, de Desault, et des observations que j'ai recueillies moi-même ou qui m'ont été communiquées par mes confrères.

« Toute commotion du cerveau assez forte pour avoir troublé momentanément les fonctions de cet organe ne peut avoir lieu sans que sa substance ou les méninges n'aient éprouvé, dans quelqu'une de leurs parties, une contusion plus ou moins forte, dont on retrouve manifestement les traces si les blessés viennent à succomber et dont ils présentent plus ou moins distinctement les symptômes à des degrés variables, lors même que la blessure est moins grave. Ces symptômes ne surviennent chez quelques individus qu'à une époque où ils sont entièrement rassurés sur les suites de leur accident; et ils ont quelquefois une marche tellement lente et insidieuse, qu'il est possible qu'on n'arrive à les rapporter à leur véritable cause que quand ils sont assez fâcheux pour qu'on ne puisse plus que difficilement y apporter remède. Ces symptômes sont : des douleurs de tête aiguës ou gravatives, continues ou intermittentes, de l'engourdissement ou une paralysie incomplète dans une ou plusieurs parties du corps, la perte ou la diminution de la mémoire; la difficulté d'articuler les sons; la sensibilité exquise de l'œil à l'impression de la lumière, de l'oreille à celle des sons aigus; la faiblesse graduelle des fonc-

tions de ces deux organes ; la disposition à l'assoupissement ; des mouvements convulsifs, des attaques
d'épilepsie, etc.

« *Ces divers accidents consécutifs et plus ou
moins tardifs résultent, dans le plus grand nombre des cas, de ce que l'on n'a pas pratiqué à
temps convenable un assez grand nombre de saignées copieuses, de ce que l'on s'est borné à appliquer des sangsues, soit à la tête, au cou ou à
l'anus, de ce que l'on a accordé trop de confiance
aux tisanes dites vulnéraires.* »

Ces dernières réflexions du professeur Marjolin
sont-elles applicables à notre époque ? Hélas ! oui.
La crédulité humaine est toujours la même ; jadis
les bonnes femmes prétendaient guérir les coups à
la tête avec du *vin de poule*, vin qu'on préparait en
faisant macérer une partie de fiente de poule dans
seize parties de vin blanc.

Lorsque la préparation était faite par un apothicaire, le mélange était filtré au bout de deux heures ;
mais le plus souvent on se passait d'apothicaire, et
alors on se gardait bien de filtrer, dans la crainte de
diminuer l'efficacité du remède. Aujourd'hui cette
souveraine préparation est passée de mode ; elle est
remplacée par l'*arnica*. Si l'on nous demande lequel de ces deux remèdes nous paraît le plus efficace, nous répondrons : *Ejusdem farinæ* (ils se

valent); seulement le dernier nous paraît plus *propre* que le premier.

Vidal (de Cassis), qui écrivait en 1851, après avoir conseillé de faire d'abord deux saignées très-larges et très-rapprochées, puis de les réduire en les éloignant, ajoute : « Elles seront très-multipliées, pour peu que l'individu soit jeune ou fort. » Puis un peu plus bas (t. II, p. 769), il conseille de remplacer les petites saignées par des applications permanentes de sangsues à la tête, suivant la méthode de Gama. Voici du reste la formule de ces saignées : « Quand il y a plaie et qu'on a réuni (les bords des plaies), placer, entre les intervalles des bandelettes, vingt ou trente sangsues, selon la gravité des symptômes, et les remplacer par d'autres, à mesure que l'écoulement qu'elles procurent diminue. Cette succession d'applications doit durer deux, quatre, six jours, même plus, si la persistance des accidents l'exige.... La faiblesse qui suit d'abondantes évacuations capillaires ne doit pas être redoutée, parce que les malades s'en relèvent aisément, tandis que l'encéphalite peut les frapper de mort.

« Lorsqu'on juge convenable de modérer l'écoulement, il faut diminuer le nombre des sangsues par tiers, jusqu'à ce qu'on arrive à interrompre leur application. Ce premier intervalle sera de vingt-quatre heures, puis on éloignera davantage, ou l'on

rapprochera les déplétions, jusqu'à ce que les pro-
babilités de la guérison soient assez nombreuses
pour ne laisser concevoir aucune crainte de rechute.

« Ainsi conduit, ce traitement dure souvent huit,
dix, ou un plus grand nombre de jours, pendant
lesquels le point important est que la saignée, continuelle dans le principe, puis répétée à des intervalles inégaux, calme incessamment les symptômes
et dissipe l'irritation des parties. Ce n'est que par
une lente gradation d'effets qu'elle procure complétement la résolution de l'encéphalite. » (Gama,
Pldies de tête, p. 565.)

La page 56 de la *Gazette des hôpitaux* (année
1836) contient un fait, cité par le professeur Mal-
gaigne, d'une plaie de tête guérie par les sangsues
en permanence et l'émétique à hautes doses.

Nous croyons avoir fait assez de citations pour
édifier nos lecteurs sur l'importance du traitement
dans les plaies de tête. Nous terminerons donc ce
chapitre en indiquant ce qu'il y a à faire dans ce
genre de lésions, en attendant l'arrivée du médecin.

Il convient d'abord de raser la tête de manière à
découvrir toute la partie malade ; cela fait, s'il y a
une ou plusieurs plaies, on devra les laver à l'eau
tiède, puis réunir leurs bords au moyen de bandelettes de sparadrap de diachylon.

En outre, si le malade a éprouvé quelque symptôme de commotion, même le plus léger éblouissement, et que le médecin soit quelque temps sans venir, on fera bien d'appliquer derrière les oreilles vingt ou trente sangsues, suivant l'âge et la force du malade.

CHAPITRE XVII.

DES FRACTURES EN GÉNÉRAL.

Bien qu'il ne soit pas donné au premier venu de réduire une fracture, et surtout de la maintenir réduite, chose indispensable, non-seulement pour éviter une difformité, mais encore, ce qui est plus important, souvent une infirmité, nous donnerons une histoire abrégée des fractures en général, afin de mettre à même les personnes qui aiment à secourir leur prochain, non pas de remplacer le chirurgien, mais de poser un premier appareil, en attendant son arrivée, de manière à éviter des souffrances au blessé.

Définition. — La fracture est une division ou solution de continuité d'un ou de plusieurs os, produite ordinairement par la violence de quelque cause extérieure contondante, et quelquefois par la contraction violente et subite des muscles.

Variétés et différences. — Les fractures présentent entre elles des différences; ainsi elles sont incomplètes ou complètes; elles varient par leur siége, la direction de la cassure, le rapport des fragments.

1° *Fractures incomplètes.*

Elles n'intéressent, comme leur nom l'indique, qu'une portion de l'os, et ont été regardées, pour ainsi dire, jusqu'à nos jours, comme impossibles.

2° *Fractures complètes.*

Ici la continuité de l'os est tout à fait détruite. Ces fractures varient aussi entre elles : ainsi par rapport à un membre qui possède deux os, comme l'avant-bras et la jambe, la fracture peut les intéresser tous les deux ou un seul. Lorsqu'elle n'existe que dans un point de la longueur de l'os, elle est simple ; dans le cas contraire, c'est-à-dire lorsqu'elle existe dans plusieurs points, elle est multiple ou composée ; et enfin lorsque l'os est brisé en un grand nombre de petits fragments, elle s'appelle *comminutive*, et les petits fragments sont des esquilles.

3° *Leur siége.*

Les os peuvent être fracturés dans plusieurs points de leur étendue ; le plus ordinairement ils le sont à leur partie moyenne, et alors ils se cassent le plus souvent comme un bâton qui est courbé au delà de sa flexibilité par des mains placées à ses deux extrémités : d'autres fois la fracture a lieu plus ou moins près des extrémités de l'os.

4° Les traits de la fracture peuvent avoir différentes *directions :* on a donc admis des fractures transversales (en rave), obliques (en bec de flûte).

5º Rapport des fragments. — *Déplacements.*

Les fragments conservent leurs rapports naturels ou se déplacent.

Ils conservent leurs rapports :

1. Si la cause fracturante n'a pas agi avec beaucoup de violence ;

2. Si au voisinage de l'os fracturé il s'en trouve un ou plusieurs qui lui servent de soutien ;

3. Si les deux fragments sont engrenés par leurs extrémités, de manière à se soutenir mutuellement ;

4. Lorsque le membre fracturé a des muscles et des ligaments qui s'insèrent en même temps aux deux portions de l'os cassé ;

5. Quand les muscles qui passent sur la fracture, sans s'insérer aux fragments, sont dans un état d'antagonisme qui neutralise leur action.

En dehors de ces circonstances, il s'opère des *déplacements.*

Causes. — Elles sont de deux sortes, prédisposantes et efficientes :

1º *Prédisposantes.* Ces causes sont relatives à la situation des os, aux fonctions dont ils sont chargés, à l'âge des individus et aux maladies dont ils peuvent être attaqués.

1. Relatives à la situation. Les os superficiels sont plus exposés aux fractures que ceux qui sont

situés profondément et recouverts par des parties molles très-épaisses qui les protégent contre les violences extérieures.

2. Suivant les usages qu'ils remplissent, certains os sont plus sujets à être rompus. Ainsi la clavicule est souvent fracturée, parce qu'elle fait l'office d'un arc-boutant qui tient l'épaule écartée du tronc et supporte les efforts de l'extrémité supérieure.

3. Suivant l'âge. Dans la vieillesse, les os sont plus friables que dans l'âge adulte, et si l'on remarque peu de fractures à cette époque de la vie, cela dépend de ce qu'on s'expose moins aux causes extérieures.

4. Enfin, certaines maladies, comme le scorbut, le rachitisme, etc., peuvent aussi rendre les os très-fragiles.

2º *Causes efficientes*. Elles sont *internes* et *externes*.

1. *Internes*. Il n'y a qu'une cause de ce genre, l'action musculaire.

2. Causes efficientes externes. Ces causes agissent directement ou indirectement.

Causes directes. Coup violent, chute d'un corps lourd, ou celle du malade sur un autre corps et très-résistant, passage d'une roue de voiture sur la partie, projectiles, etc.

Les causes indirectes (par contre-coup) s'effectuent à une plus ou moins grande distance du point qui a supporté le choc. Deux forces appliquées aux deux extrémités d'un os long et agissant en sens contraire tendent à rapprocher ses extrémités et à le courber; mais comme les os ne sont pas flexibles, le résultat de cette double action sera une fracture.

C'est ce qui arrive dans les chutes, qui sont les causes les plus fréquentes des fractures. Nous tombons sur les pieds, sur le genou, sur le coude, sur la hanche, sur l'épaule, et nous nous brisons ordinairement la jambe, la cuisse, le bras, le col du fémur, la clavicule, et dans ces diverses fractures les deux forces mentionnées plus haut se retrouvent agissant de la manière décrite : la première représentée par le poids du corps avec sa force d'impulsion dont l'action s'exerce de haut en bas, et la seconde par la résistance du sol qui agit de bas en haut.

Symptômes. — Ils se distinguent en rationnels et en sensibles.

Les premiers sont la douleur et l'impossibilité de mouvoir le membre; mais comme ces deux signes peuvent dépendre d'une luxation ou d'une contusion, ils ne peuvent servir seuls à reconnaître une fracture.

Les signes sensibles sont les changements survenus subitement dans la conformation du membre, dans sa longueur, sa forme, sa direction; l'écartement ou les inégalités senties lorsque l'os est superficiel; enfin la crépitation produite par le frottement des bouts des fragments l'un contre l'autre.

Diagnostic. — Il se tire de la réunion des symptômes décrits ci-dessus.

Pronostic. — Il varie selon l'espèce d'os fracturé, suivant l'endroit et la direction de la fracture, les circonstances qui l'accompagnent, l'âge et la santé du sujet.

1° *Suivant l'espèce d'os fracturé.*

Les fractures des os superficiels et peu environnés de muscles sont, toutes choses égales d'ailleurs, moins fâcheuses que celles des os entourés de muscles nombreux et puissants.

Les fractures des membres inférieurs entraînent toujours plus de dangers que celles des extrémités supérieures; celles des os courts, lorsqu'elles ont été produites par une puissance extérieure, sont en général plus fâcheuses que celles des os longs, parce qu'elles sont ordinairement accompagnées de beaucoup de contusion et d'engorgement des parties molles, puis suivies d'une raideur considérable des articulations.

2° *Suivant l'endroit de la fracture.*

A la partie moyenne des os, elles sont moins

dangereuses ; car souvent alors la cause n'a point agi sur le siége de la fracture, et dans ce cas les parties molles n'ayant éprouvé qu'une légère contusion, l'engorgement inflammatoire est moins à craindre.

Les fractures des extrémités des os peuvent occasionner la fausse ankylose des articulations voisines.

La fracture multiple d'un os est plus grave qu'une fracture unique, et la difficulté du traitement est plus grande ; mais elle est encore plus grande lorsque les deux parties d'un membre, comme la cuisse et la jambe, sont fracturées en même temps.

3º *Suivant la direction de la fracture.*

Les fractures transversales sont moins fâcheuses que les fractures obliques, surtout si les fragments restent appuyés l'un sur l'autre, et qu'ils ne soient pas totalement déplacés.

4º *Suivant les circonstances particulières qui les accompagnent.*

Les fractures simples sont moins dangereuses que les compliquées, et celles-ci le sont d'autant plus que la complication est plus grave.

5º *Suivant l'âge et la santé du sujet.*

Les fractures guérissent plus facilement chez les jeunes sujets que chez les vieillards, dont les forces vitales sont plus ou moins affaiblis, suivant les progrès de l'âge. Il en est de même pour ceux qui jouissent d'une bonne constitution et qui ne sont pas affectés d'un vice constitutionnel.

Traitement. — La cure générale des fractures comprend trois indications principales : la première, de replacer les pièces d'os dans leur situation naturelle ; la seconde, de les maintenir dans cet état, et la troisième, de prévenir les accidents et d'y remédier, s'ils surviennent.

La première indication n'a lieu que dans les fractures avec déplacement ; car dans celles où les fragments n'ont pas changé de rapport, il faut bien se garder de faire aucune tentative de réduction ; on doit se borner alors à contenir la fracture, à prévenir les accidents et à les combattre, s'ils surviennent.

Mais notre intention n'étant pas de transformer nos lecteurs en chirurgiens, nous leur éviterons la description des procédés de réduction et de contention, et nous nous bornerons à leur indiquer ce qu'il convient de faire en attendant l'arrivée du chirurgien, suivant l'espèce de fracture.

La première chose à faire en présence d'une personne que nous supposerons atteinte d'une fracture d'un des membres inférieurs sera de la poser sur un brancard, et, à son défaut, sur un dessus de table qu'on aura recouvert d'un matelas. Pendant que les aides relèveront le blessé, la personne remplaçant le chirurgien, placée du côté de la fracture, saisira le membre sur le point fracturé, les deux mains débordant de chaque côté sur la partie saine, et dirigera les mouvements des aides, de manière à ce que la translation sur le brancard se fasse avec le moins de douleur possible. Pendant le transport du malade, le membre devra être placé dans la demi-flexion.

Arrivé au domicile du malade, on le déshabillera avec tous les ménagements possibles, on coupera ses bottes, s'il en porte, et la jambe du pantalon du côté blessé. Cela fait, si le chirurgien tarde à venir, on se procurera une gouttière en fer-blanc ou en tôle; à défaut de gouttière, un tuyau de poêle que l'on ouvrirait moyennant qu'il soit assez long pour contenir tout le membre dans sa longueur et même le dépasser un peu. Cette gouttière étant matelassée de ouate, on y placerait le membre fracturé, en tâchant de lui donner une position se rapprochant le plus possible de celle du membre sain. La gouttière doit être assez profonde pour renfermer entièrement le membre entouré de ouate, et être percée le long de ses deux bords libres d'au moins six trous, trois de chaque côté, placés comme les œillets d'un corset, de manière qu'on puisse passer des cordons, pour empêcher les deux côtés de la gouttière de s'écarter par le poids du membre et maintenir ainsi celui-ci dans une position fixe.

Le membre fracturé, placé dans la gouttière, sera recouvert, vis-à-vis la partie malade, de compresses de linge ployé en plusieurs doubles, imbibées d'un mélange (partie égale) d'alcool camphré et d'extrait de saturne, qu'on étendra de son volume d'eau; puis on remplacera les vides laissés entre la gouttière et le membre par de la ouate, et avec les cordons passés dans les trous on rapprochera légèrement les bords de la gouttière, de manière à ce que la partie malade soit maintenue, mais non

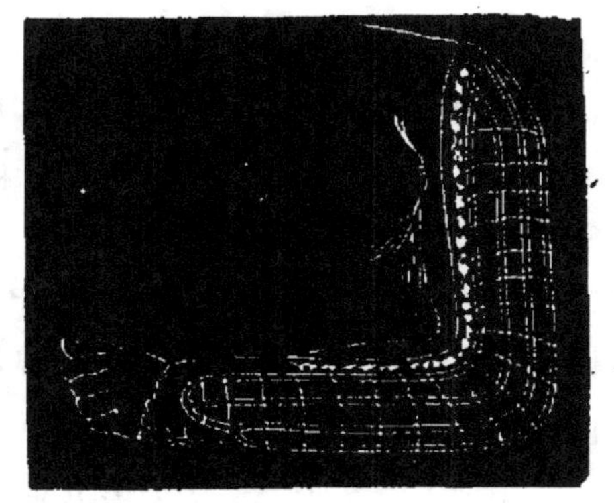

Fig. 38.
GOUTTIÈRE POUR LES FRACTURES
DU MEMBRE SUPÉRIEUR.

serrée, afin d'éviter des accidents d'étranglement. Cela fait, on maintiendra, de chaque côté, la gouttière soit avec du linge ou de petits coussins, afin de l'empêcher de se renverser, et on aura le soin de mouiller de temps en temps les compresses qui entourent le membre avec le mélange indiqué ci-dessus, afin qu'elles restent toujours humides.

Pour une fracture du bras, le même appareil, en

plus petit modèle, pourra servir provisoirement, comme pour le membre inférieur. ,

Le pansement fait et le malade couché, la gouttière sera posée sur un coussin de balle d'avoine, ou un drap ployé en huit ou dix.

L'appareil pour la fracture de l'avant-bras se compose de deux planchettes aussi larges l'une et l'autre que l'avant-bras; seulement, si la largeur est la même pour les deux, il ne doit pas en être ainsi pour la longueur : celle sur laquelle devra reposer le côté palmaire de l'avant-bras et de la main doit s'étendre depuis le pli du coude jusqu'un peu au delà des doigts; la seconde, qui doit reposer sur la face dorsale de l'avant-bras, ne doit pas dépasser le poignet.

Outre ces deux planchettes, qu'on doit envelopper de linge, il faut disposer deux compresses ayant la longueur de l'avant-bras; on les plie en gradins, de manière à ce que chaque pli excède un peu celui qu'il recouvre, afin d'obtenir pour la compresse entièrement pliée la forme d'un prisme triangulaire. Ces compresses, qui doivent avoir chacune deux doigts d'épaisseur, ont pour but, étant placées sur les faces palmaire et dorsale de l'avant-bras, de maintenir l'écartement normal des deux os qui composent son squelette.

Les planchettes et les compresses graduées étant

préparées, on placera une de ces dernières sur le milieu de la face palmaire de l'avant-bras, puis on posera ce dernier sur la plus longue planchette, en ayant le soin d'en garnir la partie qui doit correspondre au creux de la main avec de la ouate ou de la charpie.

En posant l'avant-bras sur la planchette, on tâchera d'effacer sa difformité, lorsqu'il en existera, en exerçant une légère traction sur la main, ce qui suffira la plupart du temps pour réduire la fracture, puis on appliquera la seconde compresse graduée, imbibée comme la première d'un mélange astringent, sur

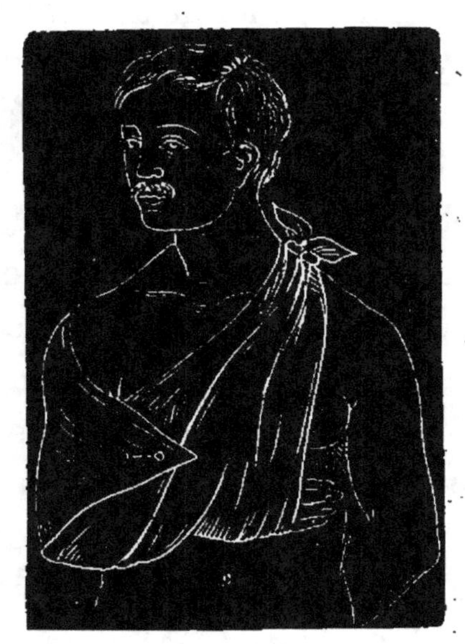

Fig. 39. — APPAREIL POUR LA FRACTURE DE L'AVANT-BRAS.

le milieu de la surface dorsale de l'avant-bras, et on la recouvrira de la seconde planchette; puis on assujettira le tout au moyen d'une bande de linge qu'on roulera tout autour de l'avant-bras en commençant par les doigts et finissant au pli du coude. Le pansement fait, on suspendra le bras dans une écharpe.

Le pansement de la fracture de côte est encore plus simple : il suffit de serrer la poitrine au moyen d'une serviette pliée en trois, dans le sens de sa longueur, et qu'on attache avec des épingles.

Nous ne croyons mieux terminer cet aperçu sur l'histoire générale des fractures qu'en donnant un extrait des expériences de MM. les professeurs Breschet et Villermé, sur la cicatrisation des os. La connaissance de ces expériences nous paraît d'autant plus nécessaire que, dans le monde, bien des personnes s'imaginent que de l'habileté du chirurgien peut dépendre la rapidité de la guérison, et qu'un certain espace de temps qui varie ordinairement de 40 à 50 jours, suivant le membre fracturé, n'est pas indispensable pour la consolidation des os.

MM. Breschet et Villermé ont divisé la marche du travail de la consolidation des os en cinq périodes.

La première période comprend les huit ou dix premiers jours. Il se fait d'abord un épanchement de sang autour de la fracture ; le tissu cellulaire, les faisceaux musculaires voisins et la moelle à l'endroit de leur division, acquièrent une densité anormale ; le sang est résorbé, les tissus engorgés s'injectent, prennent de la consistance, deviennent lardacés, gélatiniformes en certains points ; les deux bouts de l'os fracturé sont ensevelis sous cette masse indurée.

La deuxième période se prolonge jusqu'au vingtième ou vingt-cinquième jour.

Dans cette période, les muscles reviennent à leur état normal, les tendons reprennent leur liberté; mais l'engorgement du tissu cellulaire persiste, la tumeur formée par le cal se concentre autóur de la fracture et se distingue des organes environnants; sa plus grande épaisseur est au niveau de la fracture; elle s'amincit en haut et en bas, elle est donc fusiforme; elle est homogène, blanchâtre, ayant la consistance, l'aspect d'un fibro-cartilage et crie sous le scalpel. Sa couche la plus profonde, formée par le périoste, très-adhérente au niveau de la fracture, présente les caractères du tissu fibreux. On y distingue des fibres longitudinales qui déjà passent à l'état cartilagineux ou osseux. Vers les extrémités de la tumeur, le périoste, moins adhérent, reprend son aspect ordinaire. La membrane médullaire gonflée oblitère quelquefois complétement le canal; au niveau de la fracture et au delà, la moelle n'existe plus dans ce point; le cylindre résultant de l'engorgement du tissu médullaire confondu avec la substance gélatiniforme qui unit les fragments passe rapidement à l'état cartilagineux, puis à l'état osseux.

A la fin de cette période, le cal est encore flexible, mais il n'y a point de crépitation.

La troisième période va du vingtième, du vingt-cinquième jour au trentième, quarantième ou soixantième jour, suivant le siège de la fracture, l'âge et l'état de santé du sujet.

Dans cette période, la tumeur du cal devient cartilagineuse, puis osseuse. Ce travail d'ossification se fait de l'extérieur à l'intérieur ; le périoste épaissi devient distinct et ne présente plus de trace de division ; la substance qui sépare les deux fragments n'a pas encore changé d'état, les fragments ne sont nullement réunis, le cal est formé à l'extérieur par une virole osseuse, et dans le canal médullaire par une autre virole ou par un bouchon osseux, tout spongieux.

La quatrième période s'étend du quarantième ou soixantième jour au cinquième ou sixième mois; la virole externe devient compacte, l'interne ou le bouchon se durcit, mais reste à l'état de tissu spongieux ; la substance qui sépare les deux fragments blanchit, se durcit, s'ossifie; à la fin de cette période le cal définitif est formé.

La cinquième période va du quatrième ou sixième mois au huitième, dixième ou douzième. Dans cette dernière période, la virole et le bouchon osseux disparaissent; peu à peu le périoste et la moelle reviennent à l'état normal.

CHAPITRE XVIII.

ENTORSE.

On donne ce nom aux lésions que les mouvements faux ou forcés occasionnent dans les ligaments et les autres parties molles qui entourent les articulations.

Quelques mots d'explication nous paraissent nécessaires pour mettre le lecteur à même de comprendre, non-seulement le mécanisme de l'entorse, mais encore la nature de cette lésion.

D'abord, qu'entend-on par articulation et par ligaments? Une articulation est l'assemblage de plusieurs os par leurs extrémités.

Les ligaments sont des faisceaux de fibres d'un tissu blanc, serré, qui se fixent par leurs extrémités à chacun des os qui composent l'articulation et servent à les maintenir en contact; mais comme les articulations doivent être plus ou moins mobiles, il faut que les ligaments soient doués d'une extrême souplesse et d'une grande force de résistance ; d'une extrême souplesse, pour ne gêner en rien le mouvement des articulations, et d'une grande force de résistance, pour s'opposer à leur allongement forcé, ce qui disjoindrait les articulations : il faut donc qu'ils soient très-flexibles et fort peu extensibles.

C'est à la première de ces deux qualités qu'est due la mobilité, et à la seconde la solidité de certaines articulations.

Ils sont aussi disposés autour d'elles de manière à leur permettre des mouvements plus ou moins étendus et faciles, mais qui ont toujours des limites naturelles. Les mouvements sont-ils forcés et portés au delà de ces limites, ou bien ont-ils lieu dans une fausse direction, dans un sens où naturellement l'articulation ne doit pas se mouvoir, les ligaments résistent, et si l'effort qu'ils éprouvent est violent, ils s'allongent ou même se rompent en tout ou en partie, et *l'entorse est produite*.

Siége. — Les articulations à charnière et celles qui s'en rapprochent par le peu d'étendue des mouvements ordinairement bornés à deux sens alternatifs et quelquefois très-obscurs. L'articulation du pied, qui est exposée à des efforts plus considérables et plus fréquents, est celle où l'entorse s'observe le plus fréquemment. Après cette articulation viennent celles des os du tarse, portion du pied comprise entre l'articulation de la jambe et celle des os longs appelés *métatarsiens*, auxquels viennent s'articuler les os des orteils. Après les articulations du pied vien-

nent, pour la fréquence, celles de la main, du poignet, puis celles du genou et du coude.

Causes. — Elles sont de deux sortes : efficiente
et prédisposante.

1º *Efficiente.* — On appelle ainsi toute cause extérieure qui agit de manière à porter les mouvements
d'une articulation à charnière au delà de ses bornes
naturelles, ou qui tend à en déterminer dans un
sens où ils ne sont pas normalement possibles, ou
enfin de manière à en faire naître dans une articulation qui n'en permet aucun dans l'état naturel. Ainsi
dans une chute sur les mains, où l'extension ou la
flexion du poignet sera forcée, l'entorse peut avoir
lieu facilement; dans une chute sur les pieds, où
l'un d'eux, étant surpris incliné en dedans ou en
dehors, supporte, dans cette fausse position, presque tout le poids du corps; dans une chute imminente en arrière pendant la station, si la pointe du
pied se trouve prise de manière à ne pas permettre
un mouvement de la jambe en arrière; dans la progression rapide, si le pied par lequel passe la ligne
de gravitation porte sur un plan convexe ou sur
un plan incliné, de sorte que la face plantaire soit
fortement tournée en dedans; dans tous ces cas,
l'entorse peut avoir lieu à l'articulation du pied ou à
celle des os du tarse ou dans toutes ensemble.

2º *Cause prédisposante.* — Elle n'existe que

pour l'articulation du pied et est le résultat d'une maladie. Ainsi, chez les individus qui, dans leur enfance, ont eu les extrémités articulaires des os longs gonflés, les ligaments de l'articulation voisine ont souffert un allongement, un relâchement notables. Ce phénomène remarquable, surtout à l'extrémité inférieure de la jambe, rend le pied plat, et son articulation beaucoup plus libre, plus faible que dans l'état ordinaire, ce qui prédispose à l'entorse : aussi n'est-il pas rare de voir survenir plusieurs fois cet accident dans les articulations ainsi conformées. .

Symptômes. — L'entorse est toujours accompagnée, dès le début, d'une douleur très-aiguë et de gonflement.

En effet, les ligaments et les autres parties molles qui environnent une articulation ne peuvent être distendus et plus ou moins déchirés, sans qu'il en résulte dans l'instant même une douleur proportionnée à la sensibilité de ces parties et à l'effort qu'elles ont souffert.

La tuméfaction, qui est complète au bout de 24 heures, n'est pas seulement formée par des liquides appelés par l'irritation, mais aussi par le sang sorti des vaisseaux qui ont été rompus. Ce sang, s'infiltrant dans le tissu cellulaire, produit des ecchymoses qui s'étendent quelquefois très-loin, ainsi que des collections sanguines.

Dans les articulations à charnière, l'ecchymose qui survient à la suite de l'entorse offre une particularité : c'est qu'elle ne se manifeste pas seulement du côté où les ligaments ont été tiraillés et plus ou moins déchirés, mais encore du côté opposé. Immédiatement après l'accident, l'articulation peut encore exécuter tous ses mouvements ; mais une fois le gonflement survenu, elle n'a plus de jeu, et si l'on imprimait des mouvements à la partie, on causerait de vives douleurs et on ajouterait aux accidents de la maladie.

Diagnostic. — Les signes de l'entorse sont faciles à saisir : une violence extérieure dont la nature et le sens sont toujours connus ; une douleur plus ou moins vive dans l'articulation affectée, sans difformité, sans altération manifeste dans les rapports naturels des surfaces articulaires, la liberté de mouvement immédiatement après l'accident, un engorgement subit et proportionné à la violence de l'effort, sont les phenomènes qui caractérisent cette maladie.

Terminaison. — Lorsque l'entorse est légère, c'est une maladie peu grave et qui guérit facilement : la douleur diminue peu à peu, le gonflement et la tension se dissipent, l'ecchymose se résoud en s'étendant le long du membre, les mouvements se rétablissent, deviennent plus étendus de jour en jour, et l'articulation ne tarde pas à revenir à son état naturel. Mais lorsque l'entorse a lieu à une articulation très-serrée, affermie par des ligaments très-forts, dont la résistance, pour être vaincue, exige un effort violent, les accidents sont ordinairement très-intenses et se dissipent beaucoup plus lentement. Alors, suivant le degré de la lésion des ligaments et l'engorgement des parties molles, l'articulation conserve une tendance à la récidive du même accident, et une raideur qui met un temps plus ou moins long à disparaître, lorsqu'elle disparaît entièrement. Telles sont les suites ordinaires de l'entorse chez les individus sains et exempts de vice interne. Cependant des fautes graves dans le traitement, et surtout l'indocilité et l'imprudence des malades qui fatiguent l'articulation en voulant s'en servir trop tôt et avant la cessation de la douleur, peuvent rendre l'entorse très-grave chez les personnes les plus saines d'ailleurs. Dans ce cas, tantôt la douleur et l'engorgement, après avoir éprouvé de la diminution, subsistent à ce degré, en sorte qu'une maladie qui aurait pu guérir en cinq ou six semaines dure cinq ou six mois et bien souvent une année entière; tantôt les accidents s'aggravent au lieu de diminuer; la douleur et l'engorgement sont portés à un haut degré; quelquefois même la suppuration survient, les os s'altèrent ou même se carient, et, par suite, l'amputation devient nécessaire pour sauver la vie du malade.

Nous avons eu bien des fois l'occasion de vérifier par nous-même la vérité de ce fait, et en outre d'une manière très-remarquable sur une ancienne marchande des halles, âgée de soixante et quelques années. Cette femme avait une carie des os de l'articulation du pied droit, carie assez grave pour nécessiter l'amputation au-dessous du genou, et qui avait succédé à une entorse.

L'amputation, pratiquée par une main peu exercée, dura au moins quatre fois autant qu'il fallait; et malgré cette circonstance défavorable, surtout à une époque où l'éthérisation n'était pas en usage, la plaie, réunie à l'aide de bandelettes de diachylon, fut trouvée entièrement cicatrisée le huitième jour qui suivit l'opération; alors on leva l'appareil pour la première fois.

Cette cicatrisation extraordinaire par sa rapidité prouve d'une manière on ne peut plus évidente que cette femme, non-seulement n'était pas affectée d'un vice interne, mais encore qu'elle jouissait d'une excellente constitution, et qu'il avait fallu une bien grande imprudence pour amener la fatale terminaison de son entorse.

Pronostic. — Ce que nous venons de dire plus haut sur la terminaison de cette maladie contient son pronostic.

Traitement. — Quatre indications se présentent dans le traitement de cette maladie :

La première consiste à prévenir l'engorgement inflammatoire ; *la seconde* à combattre cet engorgement lorsqu'il est survenu ; *la troisième* à favoriser la réunion des ligaments rompus, et *la quatrième* à rétablir le ton, la forme et la liberté des mouvements dans l'articulation affectée.

Première indication. — On prévient l'engorgement inflammatoire en plongeant, immédiatement après l'accident, l'articulation malade dans de l'eau très-froide, qu'on rendra encore plus sédative en ajoutant 30 grammes d'extrait de saturne par litre d'eau ; l'eau doit être renouvelée à mesure qu'elle s'échauffe ; et cette immersion dans ce bain froid doit durer de 8 à 10 heures ; autrement, au lieu d'empêcher l'afflux des liquides, on les favorise en provoquant une réaction prompte.

On comprend que ce moyen, malgré son efficacité, ne pourrait être employé chez une personne qui serait en sueur, qui aurait la poitrine délicate, ou bien qui aurait ou serait sur le point d'avoir ses règles.

Dans ce cas, la position élevée de l'articulation affectée, jointe à l'application d'un mélange de 30 grammes d'alun en poudre, de suie de cheminée à peu près à la même dose, de blancs d'œufs en quantité suffisante, et de 15 grammes de laudanum de Rousseau, pourrait remplacer le bain froid.

A la sortie de l'eau, on enveloppera le membre malade avec des compresses imbibées d'un mélange, parties égales, d'alcool camphré et d'extrait de saturne, qu'on étendra avec moitié eau de pluie, si l'on est à même d'en avoir, ou de toute autre eau, si on n'a pas de celle-ci.

Ces compresses devront être toujours humides, et afin de ne pas être obligé de les humecter à chaque instant, on fera bien de les appliquer en plusieurs doubles.

Deuxième indication. — La douleur et l'engorgement inflammatoire se combattent au moyen d'applications de sangsues, que

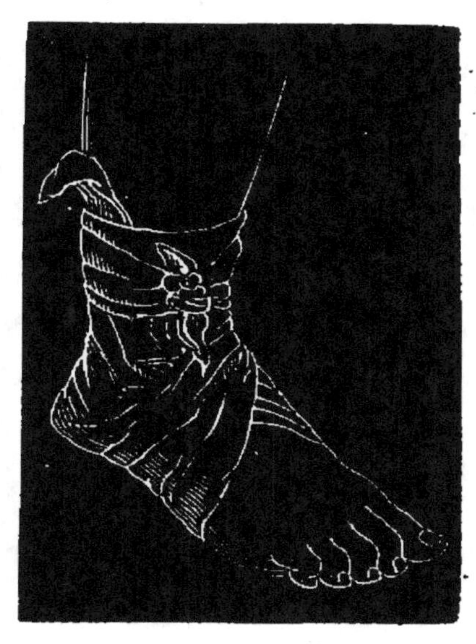

Fig. 40. — BANDAGE DU PIED.

l'on dose suivant l'intensité des accidents inflammatoires, l'âge et la force des personnes.

Pour une personne bien constituée, 30 sangsues, réparties sur les points les plus douloureux, ne pourront produire qu'un excellent résultat; à la chute des sangsues, on devra envelopper la partie malade de cataplasmes émollients, et ne pas boucher les piqûres avec de l'amadou, comme bien des personnes font dans la crainte d'un trop grand écoulement de sang.

Si après une première application de sangsues, la douleur et l'engorgement n'avaient pas sensiblement diminué, on ne devrait pas hésiter à recourir de nouveau à l'emploi de ce moyen. Les cataplasmes, qu'on pourra arroser de laudanum dans le cas de douleur, devront être continués jusqu'à l'entière disparition de ce symptôme.

La douleur disparue, on remplacera les cataplasmes par les compresses, imbibées du mélange d'alcool camphré, d'extrait de saturne et d'eau, mentionnées plus haut.

La troisième indication, qui consiste à favoriser la réunion des ligaments rompus, se trouve remplie par l'immobilisation de l'articulation malade et son maintien dans une position élevée.

La quatrième, par l'usage de douches d'eaux minérales sulfurées, de douches de vapeur, auxquelles on aura recours, lorsque de tous les accidents il ne restera plus que de la raideur.

A la suite de l'entorse, comme il reste presque toujours dans la jointure une faiblésse qui expose à la récidive lorsque l'on marche trop tôt ou sans attention, on fera bien, pour obvier à cet inconvénient, de faire usage, pendant quelque temps, d'une guêtre lacée, ou mieux en tissu de caout-chouc.

Depuis quelques années une nouvelle méthode de traitement des entorses est apparue, méthode que l'on a empruntée aux rebouteurs qui avaient fondé sur elle leur empire, causant parfois, cela va sans dire, par la manière empirique et brutale dont ils l'appliquaient, une aggravation d'accidents souvent terminés par des tumeurs blanches.

Cette méthode, voici la manière de l'appliquer, quelle que soit la gravité de l'entorse : *Le premier temps* de l'opération consiste dans des frictions légères de bas en haut, sans éveiller la moindre douleur.

Après quinze ou vingt minutes on exeree des pressions plus fortes, et avant une demi-heure le patient est déjà soulagé, et la pression exercée équivaut au poids de la main.

Le deuxième temps de l'opération permet de suivre toutes les intersections du membre, en écartant plus ou moins les doigts, qui sont, ainsi que la main, enduits d'un corps gras. Les deux éminences de la main qui portent le nom de thénar et d'hypothénar exécutent en partie les frictions et le massage, et toujours en remontant de bas en haut. On continue ainsi jusqu'à ce qu'on se soit assuré par un mouvement que la douleur articulaire n'existe plus.

Cette pratique, qui a pour but de s'opposer à tout épanchement et qui y réussit ordinairement, exige un repos de vingt-quatre heures et pour adjuvant un bandage léger imbibé d'eau-de-vie camphrée. Si les douleurs paraissent le lendemain, on en est quitte pour recommencer le massage. Il est toujours prudent de maintenir en repos et dans un bandage l'articulation qui a reçu la lésion. Le succès est obtenu même dans des cas d'entorses anciennes.

CHAPITRE XIX.

DOULEUR PAR SUITE D'EFFORT MUSCULAIRE.

Siége. — Les muscles qui font un effort trop grand ou d'une durée trop longue sont atteints de ces douleurs.

Causes. — Excès d'activité, fatigue. On en a des exemples dans celles qui accompagnent les crampes, dans les douleurs des muscles du ventre pendant le vomissement, dans les douleurs éprouvées aux reins pour soulever un fardeau trop lourd.

Une prédisposition particulière et locale permet quelquefois de s'en donner à volonté par la torsion et le renversement du cou, par la flexion forcée du pied en arrière.

Symptômes. — Douleurs plus ou moins intenses et durables : intenses au point d'arracher au patient les cris les plus violents ; durables, au point de se prolonger des jours, des semaines, des mois. Elles ne s'accompagnent ordinairement ni de gonflement, ni de rougeur, ni de chaleur locale ; mais parfois elles ne permettent pas la moindre pression sur la partie souffrante, ou n'en supporte que de très-légères. Souvent aussi le malade ne peut faire le moindre effort avec le muscle lésé, et ne peut souffrir qu'on lui imprime le plus léger mouvement.

Si alors il s'abandonne à sa pusillanimité, un membre peut s'atrophier et devenir impotent par l'immobilité prolongée.

Traitement. — Si les malades, au lieu de se laisser aller à la pusillanimité, surmontent leur crainte et se laissent presser, frictionner, mouvoir doucement et masser la région malade, ils peuvent éprouver du soulagemeut et même guérir rapidement, et souvent plus promptement que par des moyens parfaitement indiqués, tels que les bains, les cataplasmes, les topiques narcotiques, les ventouses, les saignées locales, les irritants locaux, tels que douches chaudes, liniment ammoniacal, vésicatoires, synapismes, acupunctures, cautérisation.

L'irritation synapique, la chaleur élevée jusqu'à produire la vésication, peuvent aussi emporter promptemeut ces douleurs.

CHAPITRE XX.

RUPTURES DES MUSCLES CAUSÉES PAR LA VIOLENCE DE LEUR CONTRACTION (COUP DE FOUET).

Après avoir parlé des douleurs qui surviennent à la suite d'effort musculaire, nous ne pouvons nous dispenser de dire un mot de celles qui succèdent aux ruptures des muscles produites par la violence de leur contraction.

Cause. — Elle est indiquée par le titre ; mais il est probable qu'en dehors d'une cause première toute mécanique, les fibres charnues ne se laissent déchirer, sans se contracter et se tendre. On s'est étonné de ce phénomène, et des hommes instruits se sont demandé comment la contraction, qui resserre, qui rapproche les particules d'une fibre charnue, pourrait les rompre. Ils se seraient évité cette interrogation, s'ils avaient réfléchi que cette contraction, imprimant une tension proportionnelle à toute la fibre, la soumet à une véritable distension, et que si cet effort est supérieur à la cohésion de l'un des points de la longueur de la fibre, augmentée par la même contraction, la fibre doit se rompre. En un mot, la contraction est une tension centripète, qui ne peut occasionner aucune lésion lorsqu'elle n'éprouve aucune résistance, ou du moins qu'une résistance proportionnelle; mais il n'en est plus de même dans le cas contraire; en effet, si parmi les fibres musculaires qui composent un muscle, il s'en trouve de plus faibles, on ne doit pas s'étonner que ces fibres, n'ayant pas la force contractile de leurs congénères, se laissent distendre et même déchirer, exposées qu'elles se trouvent entre deux forces opposées, la résistance à surmonter, cause de la contraction du muscle, et cette contraction.

Symptômes. — Douleur brusque et vive que le blessé ressent et attribue souvent à un coup de bâton, à un coup de pierre, à un coup de fouet, que lui aurait porté une personne placée sur le lieu de a scène, surtout si la personne est armée d'un bâton ou d'un fouet et semble autoriser son idée; il croit même avoir entendu le bruit d'un coup, si le muscle blessé est indispensable à l'attitude debout, ordinairement chute du blessé par suite de l'augmentation de la douleur par le moindre effort du muscle rompu, et impuissance de se relever; ecchymose, d'abord visible à travers la peau, et violacée si la rupture est sous-cutanée et la peau fine; visible au bout de quelques jours et jaunâtre, si la rupture a une profondeur plus considérable, sans être extrême. Dans ce dernier cas, ecchymose in-

terne et invisible. Si la rupture est sous-cutanée,
dépression plus ou moins sensible à travers la peau
dans le point douloureux et mobile avec le muscle
lésé ; quelquefois même saillie formée au bord de la
dépression par les fibres rétractées ; très-rarement
épanchement sanguin, appréciable au toucher par
sa mollesse ou par sa mobilité et l'espèce de frottement, de crépitation, qu'il fait sentir aux doigts qui
le pressent ; quelquefois symptômes inflammatoires
locaux, tels que chaleur, rougeur, gonflement ;
très-rarement troubles généraux et fièvre traumatique, surtout lorsqu'il ne survient pas d'inflammation locale.

Marche. — Variable ; tantôt la rupture des fibres
charnues est peu considérable ; la cicatrisation s'en
fait immédiatement et la guérison est prompte et
rapide.

D'autrefois les douleurs sont violentes, persévé-
rantes, se prolongent des semaines et des mois,
rendent le malade impotent par la souffrance et par
l'atrophie de la partie lésée, quelquefois peut-être
par rétraction de cette même partie ; d'autres fois
suppuration et même mort, comme dans le cas du
vinaigrier cité par Boyer.

Diagnostic. — Il est facile, lorsqu'au moment
d'un violent et brusque effort pour sauter un fossé,
pour éviter une chute à la suite d'un faux pas, on

éprouve une vive douleur dans le point du muscle, où se montrent une ecchymose et un enfoncement appréciable au toucher, qui augmente par les mouvements du muscle, quand celui-ci peut se mouvoir ou être mû. Mais à mesure que cette réunion de symptômes diminue par le défaut de l'un ou de plusieurs de ces caractères, le diagnostic devient de plus en plus difficile et même impossible.

Pronostic. — Variable suivant la cause, le nombre, la situation, l'étendue, même la forme de la déchirure, l'hémorrhagie consécutive, suivant que la réunion se fait par première intention ou que la solution de continuité s'enflamme et suppure.

Traitement. — Le même que celui qui est indiqué contre les douleurs musculaires produites par un effort. Pourtant ici il est plus important de placer le muscle rompu dans une position qui relâche les fibres et les rapproche, de les contenir par une compression qui assure leur inaction et combatte leur rétraction sans augmenter la souffrance; d'appliquer des sangsues, des émollients et des narcotiques sur la région blessée, si la rupture est considérable et qu'on puisse craindre la suppuration. Si enfin la cicatrisation de la déchirure menaçait d'une rétraction, il faudrait la combattre par les moyens à opposer aux rétractions.

CHAPITRE XXI.

TUMEURS ÉPITHÉLIALES.

ÉPITHÉLIOME (*Noli me tangere*).

On donnne ce nom à des tumeurs qu'on désignait autrefois sous le nom de *Noli me tangere*, *ulcère rongeant*, *chancre malin*, *ulcère chancreux*, *cancer*.

Cette nouvelle dénomination leur a été donnée depuis qu'à l'aide du microscope il a été reconnu qu'elles étaient principalement formées par l'agglomération des cellules qui constituent l'épithélium et l'épiderme, couches membraniformes, inorganiques, qui recouvrent les parties libres du corps, l'épiderme, la peau, l'épithélium, les membranes muqueuses et séreuses.

Ces tumeurs, comme leur nom l'indique, envahissent surtout les téguments et les muqueuses, et siégent de préférence dans la peau des lèvres de la face. Ainsi Lebert, sur 90 faits observés par lui, a rencontré l'épithéliome 22 fois à la face, et 21 fois aux lèvres.

Sur 210 faits, rassemblés par Heurtaux dans sa thèse, cette maladie existait 73 fois aux lèvres, 21 aux joües, 18 au nez, 15 aux paupières, etc.

Nous ne pensons pas qu'il soit très-utile au commun des mortels de savoir que, à l'aide du microscope, il n'est pas possible de confondre les cellules larges, aplaties, munies d'un petit noyau, de l'épithéliome, avec les cellules à gros noyaux du cancer. Mais ce qui est plus important à connaître, c'est que ces tumeurs sont formées par un dépôt successif de cellules qui infiltrent successivement les tissus normaux, se substituent peu à peu à eux, gagnent les ganglions voisins, et entraînent la mort.

Il est donc important d'être à même de reconnaître cette maladie, presque toujours curable tant qu'elle est peu développée, et qui débute avec des allures bénignes, sous la forme de papilles hypertrophiées, d'un dépôt écailleux, d'une gerce, d'un petit tubercule, d'un noyau d'induration un peu rouge, fendillé, recouvert d'une croûte sèche et plus ou moins épaisse.

Arrivée à ce point, cette affection peut durer plusieurs années, sans produire d'autre incommodité qu'une légère démangeaison qui excite le malade à se gratter et à détacher par ce frottement intempestif la croûte épidermique; ce qui fait que la surface morbide, mise à nu, laisse parfois écouler du sang.

Comme il serait trop long et en même temps hors du cadre de ce petit manuel, de décrire entièrement la marche de cette maladie, nous terminerons cette description succincte par une recommandation, celle de montrer à un médecin habile toutes petites plaies ou tumeurs d'apparence bénigne développées sur les lèvres, les paupières ou n'importe quelle partie de la peau de la figure.

Traitement. — Le traitement consiste dans leur destruction complète, soit avec le bistouri, soit avec le caustique. Fait au début de la maladie, il n'offre rien de bien effrayant; car souvent la tumeur n'égale pas le volume d'un pois. Nous avons eu l'occasion d'en voir une, développée sur le bord de la paupière inférieure, qui n'était pas plus grosse qu'un grain de millet.

La malade s'étant refusée à laisser enlever ce petit tubercule, mourut douze ans après, en proie à des souffrances on ne peut plus vives, ayant l'œil et la joue du même côté à peu près rongés.

Cause. — La cause de ces tumeurs est inconnue; mais comme il existe certains faits dont on doit tenir compte, nous croyons utile de les énumérer.

Ainsi, il est hors de doute que la peau, et surtout celle du visage, est plus particulièrement envahie que d'autres organes; à la face, c'est la lèvre inférieure qui est le plus souvent atteinte; ainsi, sur 70 cas réunis par Heurtaux, on trouve 63 cas à la lèvre inférieure, 6 à la lèvre supérieure, 1 à la commissure.

Le maximum de fréquence de cette maladie est de quarante à cinquante ans.

Les hommes y sont plus exposés que les femmes; ainsi, sur les 207 cas réunis par Heurtaux., il y a 151 hommes et 56 femmes seulement. Cette préférence de l'épithéliome pour le sexe masculin paraît dépendre de certaines causes qui, au milieu d'une constitution prédisposée, feraient naître cette lésion.

D'après le professeur Bouisson, de Montpellier, dont nous allons citer quelques passages de son mémoire sur le cancer buccal chez les fumeurs, l'action de fumer aurait une grande influence sur la production de cette maladie.

Suivant ce professeur, le cancer de la bouche est tellement fréquent à l'hôpital Saint-Eloi de Montpellier, qu'on ne saurait être taxé d'exagération en affirmant que c'est une des maladies qui donne lieu au plus grand nombre d'opérations chirurgicales. Les départements de l'Aveyron, de la Lozère, de l'Ardèche fournisssent particulièrement à cet hôpital beaucoup de cancéreux, et le plus grand nombre porte des cancers des lèvres.

Le même chirurgien a remarqué, dans sa pratique privée, une prédominance du cancer buccal chez d'anciens militaires; des riches oisifs, des voyageurs, des artisans, d'âges différents, de conditions, de mœurs et d'occupations très-diverses, l'ont souvent consulté pour cette affection.

Ces malades avaient une habitude commune poussée à l'excès ; c'étaient « des fumeurs de tabac ».

Le professeur Roux (Hôtel-Dieu de Paris), Lallemand (à l'hôpital Saint-Éloi, de Montpellier) admettent la réalité de cette influence pour la production de cette maladie.

Leroy d'Étiolles, à qui l'on doit une statistique de l'affection cancéreuse, a fait une part importante à l'habitude de fumer pour la production cancéreuse des lèvres.

Le cancroïde ou épithélioma, provoqué par l'usage du tabac, attaque principalement la lèvre inférieure, le point où l'on fait reposer habituellement le tuyau de la pipe ou le bout du cigare. Pour contre-épreuve de cette révélation, si l'on examine l'arcade dentaire, on remarque, vis-à-vis ce point malade, l'usure des dents. Cette usure est produite par le contact prolongé, d'où il résulte que le tuyau est toujours en contact avec les mêmes points de la lèvre, et que celle-ci subit nécessairement une excitation lente et continue.

La lèvre supérieure, affranchie d'un contact aussi réitéré, est beaucoup moins souvent le siége de cette affection.

Le cancroïde de cette dernière région étant dû surtout à cette cause, on s'explique pourquoi cette maladie est rare chez les femmes et les enfants.

M. Bouisson rapporte qu'un confrère appelé auprès d'une demoiselle affligée d'un cancroïde de la lèvre inférieure, étonné de l'existence d'un mal qu'il n'avait vu que chez les hommes, interrogea la malade et apprit d'elle qu'elle fumait en cachette, et qu'elle consacrait à ce plaisir le temps où elle pouvait être seule.

Les individus qui fument des pipes à tuyaux courts (brûle-gueule) sont plus sujets que ceux qui fument avec des pipes à tuyaux longs et composés d'un corps peu conducteur du calorique. Chez les riches qui prennent les précautions hygiéniques, le cancer est éludé ou n'arrive qu'à l'âge de 70 à 80 ans.

Si l'irritation provoquée par la chaleur locale sur la substance des lèvres peut être rationnellement admise comme cause de la lésion qui s'y développe, il n'en est pas moins certain que le tabac lui-même jouit d'une influence irritante, et qu'il suffit seul à produire le cancer buccal. Celui-ci n'affecte pas en effet d'une manière exclusive la lèvre inférieure, il peut se développer, quoique moins fréquemment, dans d'autres points du contour buccal; il ne respecte ni la cavité de ce nom, ni les organes qu'elle contient; la langue, les joues, les amygdales, le voile du palais, sont des organes sujets au cancer épithélial chez les fumeurs.

Beaucoup d'angines érythémateuses ou granuleuses, dont on recherche laborieusement l'origine, ne reconnaissent pas d'autres causes, et il suffit de conseiller aux malades de faire trève à leur habitude, pour voir s'amender et même disparaître cette affection.

Le contact de la fumée de tabac sur la surface muqueuse, en excitant toutes les sécrétions et en augmentant la production épithéliale, peut donc être considérée, chez les sujets prédisposés, comme une des causes provocatrices les plus actives du cancer buccal.

CHAPITRE XXII.

TUMEURS FONGUEUSES SANGUINES.

Ces tumeurs, étant souvent congéniales, et pour cette raison ordinairement confondues avec les *nævi materni* (envies), nous croyons être utile aux mères de famille de leur donner une description succincte de cette affection, afin de les mettre à même de soustraire leurs enfants aux risques qu'elle pourrait leur faire courir.

Siége. — Ces tumeurs peuvent se montrer dans presque tous les tissus; mais elles siégent de préférence dans la peau et dans le tissu cellulaire sous-cutané. De là deux formes assez fréquentes de taches vasculaires de la peau (*nævi materni*) et les tumeurs fongueuses sous-cutanées, lesquelles peuvent atteindre les tissus les plus profonds et envahir tour à tour les muscles, les glandes, les os.

Structure. — Elles sont formées par des dilatations cylindriques ou sacciformes des vaisseaux capillaires.

Variétés. — Il y a deux variétés de tumeurs fongueuses, suivant qu'elles sont formées par des capillaires artérielles ou des capillaires veineuses.

Symptômes. — Les tumeurs fongueuses congénitales s'annoncent par une tache rosée ou lie de vin, suivant que sa nature est artérielle ou veineuse.

Ces taches, peu étendues, ressemblent assez bien à des morsures de puces, le tissu de la peau est altéré, un peu plus mou que dans l'état naturel, mais sans aucune tuméfaction apparente. Cette tache que l'on confond ordinairement avec les taches de naissance connues sous le nom vulgaire d'*envies*, est toujours le germe d'une tumeur fongueuse, si l'on ne parvient à la faire disparaître.

Ces taches restent quelquefois stationnaires pendant plusieurs mois, sans qu'il paraisse aucune tuméfaction.

Parfois aussi elles ne croissent qu'à l'époque de l'adolescence et chez les jeunes filles lorsqu'elles éprouvent de la peine à se former. D'autres fois encore, après avoir pris un peu de saillie, elles restent ainsi durant toute la vie.

Mais le plus souvent, la tuméfaction s'annonce dès l'âge le plus tendre, et la maladie fait des progrès rapides qui, suivant la situation, la rendent plus ou moins grave. Dans ce cas, la tache commence par s'étendre en largeur ; sa couleur devient plus prononcée, et quand le jeune malade crie et s'agite, elle devient encore plus accentuée ; la tache s'élève, la tuméfaction augmente, s'étend dans le tissu cellulaire sous-cutané ; une tumeur se forme. La marche, les progrès, la forme, le volume, la couleur de la tumeur sont loin d'être les mêmes dans tous les cas.

La compression exercée sur la tumeur expulsant le sang qu'elle contient, la fait pâlir et diminuer de volume.

Lorsque l'on peut comprimer les vaisseaux qui alimentent cette production morbide, on obtient le même résultat; enfin, dans les tumeurs fongueuses purement artérielles ou composées à la fois de petites artères et de capillaires, on perçoit des mouvements d'expansion, des battements d'une durée égale à ceux du pouls, et se faisant sentir en même temps.

L'accroissement de la tumeur se fait avec plus ou moins de rapidité et de régularité; il peut quelquefois y avoir des temps d'arrêt d'une longue durée; assez souvent la tumeur et la tache grandissent indépendamment l'une de l'autre. Celle-ci restant stationnaire, la peau conserve à peu près son aspect normal dans le reste de l'étendue de la lésion, à moins qu'elle ne présente quelques marbrures dues au développement des veines et à un degré d'amincissement. D'autres fois la tache s'étend en même temps que la tumeur. Parfois, mais rarement, la tumeur devient pédiculée.

Il arrive aussi qu'elle saigne à la moindre piqûre, à la moindre excoriation, et dans certains cas il survient des hémorrhagies redoutables. Par contre, mais bien rarement, survient un retrait des parties qui s'affaissent insensiblement et le nœvus dis-- paraît.

Cette guérison spontanée a été quelquefois remar- quée à la suite de maladies graves.

Cullerier a vu une gangrène spontanée survenir dans une vaste tumeur fongueuse qui existait chez un enfant au moment de la naissance, depuis la partie inférieure de la cuisse jusqu'au pied.

Mais ce qui est le plus à craindre, c'est le déve- loppement graduel de la tumeur, l'envahissement des parties profondes, une distension successive et très-large du système vasculaire de la région, enfin des hémorrhagies graves.

Traitement. — Lorsque les tumeurs fongueuses congéniales sont peu volumineuses, qu'elles ne font aucun progrès, qu'elles sont indolentes et situées de manière à ne causer aucune gêne et à ne pas être un objet de difformité, on peut les laisser tran- quilles ; elles durent toute la vie, sans faire naître aucune incommodité, sans altérer la santé ; mais si la tumeur cause de la douleur, si elle fait des pro- grès et menace d'envahir des parties où il serait impossible de l'atteindre, ou de s'étendre sur d'au- tres où elle produirait une difformité très-désa- gréable, on doit se hâter d'en débarrasser le ma- lade.

Bien des procédés sont employés pour la destruction de ces tumeurs; mais tous demandent la main exercée d'un habile chirurgien.

Aussi nous contenterons-nous de n'en indiquer que deux qui peuvent être essayés sans aucun inconvénient, conseillant, lorsqu'ils auront été tentés en vain, de ne pas hésiter à recourir aux soins éclairés d'un chirurgien de talent.

Ces deux procédés sont : la compression de la tumeur et la vaccination.

1° *Compression.* Ce procédé, qui, suivant John Beell, aurait été appliqué pour la première fois par un chirurgien anglais dont le nom est resté inconnu, l'a été depuis avec des chances différentes par plusieurs chirurgiens.

L'observation suivante de Boyer a surtout servi à mettre en évidence cette méthode de traitement.

« Je fus consulté, il y a environ dix-huit ans, dit « cet illustre chirurgien, pour une petite fille de « deux ans qui portait, dans l'épaisseur du bord « adhérent de la lèvre supérieure, une de ces tumeurs qui avait succédé à une tache rosée congénitale. La maladie s'étendait un peu dans la sous-« cloison du nez : cette disposition ne permettant « pas une extirpation complète, je me contentai de « conseiller à la mère de fomenter la tumeur avec « de l'eau alumineuse, et de la comprimer le plus

« souvent qu'elle pourrait avec son doigt indicateur,
« couché transversalement au-dessous du nez.

« J'attachai très-peu d'importance à cet avis, et
« j'étais loin de croire qu'il pût devenir salutaire à
« la petite malade, si la tumeur ne devait pas rester
« stationnaire.

« Cependant il fut exécuté avec toute la constance
« que la tendresse maternelle peut inspirer ; la mère
« passait quelquefois jusqu'à sept heures à compri-
« mer sans relâche la tumeur avec son doigt. Cette
« persévérance eut un succès si complet, qu'au mois
« d'août 1809, ayant été consulté de nouveau pour
« cette jeune personne, alors âgée de 12 ans, il était
« impossible de reconnaître aucune trace de la tu-
« meur. »

Boyer ajoute, à la suite de cette observation, qu'il
a traité et guéri par le même moyen un grand nombre de tumeurs de la même espèce, situées sur le
sommet de la tête, sur le front, sur les tempes, et
une sur la racine du nez et à la partie interne du
sourcil. D'après lui, pour que la compression soit
efficace, il faut que la tumeur ait un point d'appui
solide et invariable. Il faut aussi que la compression
soit permanente, qu'elle agisse à un degré assez
considérable sur toute la surface de la tumeur, au
delà même de sa circonférence, et qu'elle soit continuée assez longtemps pour amener l'oblitération

des cellules du tissu spongieux qui la forme, et des vaisseaux qui versent le sang dans ce tissu.

2º *Vaccination.* Ce moyen, qui a été proposé par les chirurgiens anglais Hodgson, Carle Marshall, consiste à faire, sur les tumeurs fongueuses, des ponctions multiples avec une lancette chargée de virus vaccinal. Ce traitement, qui a réussi un certain nombre de fois et qui nous a réussi à nous-même, a été modifié d'une manière heureuse par M. Nélaton, lequel, pour obvier à l'écoulement sanguin produit par les piqûres de lancette, écoulement qui a le grand inconvénient d'entraîner parfois le virus vaccinal, remplace cet instrument par des épingles à insectes, les plus fines qu'on puisse trouver. On charge la pointe de ces épingles d'un vaccin frais pris sur le bras d'un enfant ; puis on les enfonce à une distance de 1 à 2 centimètres dans la tumeur, et on les laisse là comme un bouchon qui s'oppose à la sortie du sang et du virus. Au bout de quelques instants, lorsqu'on pense que les tissus ont été assez fortement imprégnés, on les retire.

On vaccine encore les tumeurs en faisant pénétrer du vaccin dans des trajets fistuleux établis à la base de la tumeur. On met d'abord des sétons qu'on laisse en place pendant huit jours. Dans ce trajet fistuleux on fait ensuite passer des fils chargés de vaccin ; en garantissant les ouvertures cuta-

nées au moyen de petites canules, l'éruption vaccinale se fait à l'intérieur ; la tumeur s'échauffe, les
trajets fistuleux suppurent, la peau s'affaisse peu à
peu, et la tumeur, divisée par un grand nombre de
brides fibreuses, s'efface plus ou moins. Bien que
ce procédé de traitement des tumeurs fongueuses ne
soit pas toujours suivi de succès, comme il est sans
danger, nous engageons les mères de famille à l'employer sur leurs enfants, lorsqu'elles découvriront
à la surface de leur corps, non-seulement une tache
d'apparence sanguine, mais même une tache d'une
autre couleur ; car il vaut mieux avoir une cicatrice
vaccinale, cicatrice qui finit par s'effacer, que ces
affreuses taches désignées sous le nom d'*envie*, et
qui souvent ont assez de ressemblance, pour la
teinte, à une couenne.

CHAPITRE XXIII.

RACHITISME.

Le *rachitisme* est une maladie générale du système osseux, caractérisée par la raréfaction, la friabilité et le ramollissement des os, d'où résulte un grand nombre de déformations du squelette.

Causes. — Cette maladie peut exister de deux manières : être primitive (c'est à-dire de naissance) et symptomatique ou secondaire.

Le *rachitisme congénial*, quoique assez rare, est prouvé par des faits. M. Beylard en cite dans sa thèse, et M. Bouchut en a rencontré plusieurs cas dans lesquels, malgré d'excellentes nourrices, les enfants appartenant d'ailleurs à des familles riches, élevés à la campagne et placés dans les conditions hygiéniques les plus favorables, ont offert des types de rachitisme.

Le *rachitisme symptomatique*, qui se développe ordinairement entre le troisième et le quinzième mois, est toujours le produit d'une mauvaise alimentation ou plutôt d'une alimentation qui n'est pas en rapport avec l'âge de l'enfant.

Le jeune enfant doit téter jusqu'à douze ou dix-huit mois : à partir du sixième on peut lui donner du lait et de la bouillie, mais il ne doit faire usage de substances animales que dans le cours de la deuxième année, et encore faut-il combiner ces aliments avec du laitage, qui, pendant les deux premières années de l'existence, est la base naturelle de la nourriture de l'enfant.

Comme nous désirons persuader de ce fait, nous allons citer un passage d'une leçon du professeur Trousseau sur ce sujet, que l'on pourra vérifier dans la *Gazette des hôpitaux* du 8 juin 1848.

« On ne peut contester qu'une nourriture qui n'est pas appropriée, quant à la qualité, à l'âge, ne soit pour quelque chose dans la production du rachitisme. Or, en étudiant ce qui se passe chez le plus grand nombre des rachitismes dans les familles pauvres, riches ou peu aisées, on voit que chez les enfants trop fortement animalisés le rachitisme se développe quelquefois avec une rapidité épouvantable.

« Alors le changement de nourriture suffit pour amener la guérison. Disons donc que lorsqu'un enfant prématurément sevré est nourri avec des substances animales, sa santé s'altère et il devient rachitique; d'où il suit qu'il faut insister surtout et en premier lieu sur l'allaitement prolongé; que si l'on n'a pas de nourrice, il faut employer l'allaitement artificiel, le lait, le plus longtemps possible.

« C'est le contraire de ce que font certains médecins, les parents; ils font cesser l'usage du lait, qui, disent-ils, rend lymphatique; c'est une grave erreur, c'est une sottise de dire que le lait rend lymphatique.

« Pendant les trois premières années de la vie, c'est la meilleure nourriture du monde. Quant à la mauvaise habitude que les médecins ont de conseiller les bouillons gras, la viande, croyant que le rachitisme est causé par la débilité, qu'ils y prennent garde; cette précaution qu'ils conseillent est la plus funeste, et il faut au contraire toujours l'empêcher. »

Cette opinion sur la cause déterminante du rachitisme repose-t-elle sur une théorie enfantée par la mode? car ce n'est pas d'aujourd'hui que cette dernière s'est introduite parmi les sectateurs d'Esculape, si nous en croyons Molière dans la réponse qu'il fait donner par Sganarelle à Géronte :

« Oui, cela était autrefois ainsi; mais nous avons changé tout cela, et nous faisons maintenant la médecine d'une manière toute nouvelle. »

Ce qui se passait au temps de Molière était probablement de date ancienne; car de tout temps il a dû y avoir des gens persuadés que les sots étaient ici-bas pour leurs menus plaisirs. Nous ne devons donc pas nous étonner si de nos jours il y a des médecins qui cherchent à abuser de la crédulité de leurs clients et les exploitent le plus qu'ils peuvent. Mais en même temps qu'il faut éviter ces surprises, qui de nos jours paraîtraient un peu naïves, il faut se garder de prendre pour paroles d'Évangile toutes les choses merveilleuses qu'on débite à propos de la santé et ne croire que celles qui s'appuient sur des faits bien observés. Cela dit, nous allons vous exposer les expériences qui prouvent péremptoirement que le rachitisme non congénial dépend d'une alimentation non en rapport avec les organes digestifs des enfants.

Chassat a fait des pigeons rachitiques en les nourrissant de substances privées de sels calcaires. Cette alimentation leur faisait des os gélatineux.

M. Guérin a pris des chiens d'une même portée, du même jour et d'une même mère ; il a laissé téter les uns et sevré prématurément les autres ; parmi ces derniers, les uns ont été nourris d'une nourriture fortement animalisée (viande); les autres, d'une nourriture végétale (pain et lait). Ceux qui furent nourris par le lait s'en souciaient peu d'abord ; puis l'appétit vint, le poil devint beau, ils prirent un accroissement rapide, et ils sont devenus presque aussi beaux que ceux qui avaient tété la mère.

Ceux qui furent soumis à l'usage de la viande s'accrurent d'abord rapidement, puis furent pris de diarrhée, d'amaigrissement et, chose remarquable, dit M. Guérin, devinrent rachitiques.

On peut voir dans le muséum de M. Guérin les squelettes des chiens ainsi nourris ; les os étaient tellement ramollis qu'ils marchaient sur les fémurs, les humérus, les avant-bras et les tibias, et que ces chiens, qui n'étaient pas naturellement bassets, avaient les humérus et les fémurs complétement tordus.

Symptômes. — Notre intention, en traitant du rachitisme, ayant pour but surtout d'indiquer aux parents les moyens de l'éviter, nous nous étendrons peu sur les symptômes et ne donnerons que les signes dénotant son début et qui constatent sa présence :

1º La persistance des fontanelles et l'éruption tardive des dents indiquent un commencement de rachitisme ;

2º Le gonflement ou la nouure des articulations, avec incurvation de la partie interarticulaire des os longs, constitue le second degré du rachitisme.

Les nouures avec impossibilité de la station ou de la marche, douleurs et ramollissement des os, caractérisent le rachitisme complet.

Traitement. — Lorsque la maladie n'est pas avancée, il suffit souvent, pour la guérir, de nourrir l'enfant avec du lait, des bouillies, des soupes maigres, des œufs, du beurre, et d'y joindre l'action du grand air et du soleil.

Chez les jeunes enfants encore allaités, il est bon parfois de changer de nourrice, lorsque celle-ci n'a pas toutes les qualités désirables, et l'enfant doit être allaité jusqu'à 12 ou 15 mois. On y ajoute du lait de vache, des potages au lait, des panades, un peu d'eau rougie sucrée, à l'exclusion du bouillon et des potages gras, qu'il faut réserver pour les enfants plus âgés et plus robustes. A ce régime doit s'ajouter l'exposition prolongée au grand air et au soleil.

Quant à la partie pharmaceutique du traitement, elle se borne à peu de substances actives; mais parmi celles-ci il y en a une qui jouit d'une juste réputation, l'huile de foie de morue, et dont la divulgation est due à Bretonneau, lequel en eut connaissance de la manière suivante :

En 1829, ce célèbre médecin eut occasion de soigner le sixième enfant d'un Hollandais, lequel enfant, âgé de 2 ans, était rachitique à un degré déplorable.

Après avoir échoué par les amers, Bretonneau apprit du père que tous ses enfants avaient eu cette maladie en Hollande, et qu'ils avaient été tous guéris par l'emploi de l'huile de foie de morue. Possédant ce renseignement, cet habile praticien engagea le père à faire venir de cette huile, et au bout de deux mois l'enfant fut guéri.

Trousseau conseillait l'usage de l'huile de poisson brune (huile des corroyeurs) à la dose de trois ou quatre cuillerées à café entre les repas, pendant un mois; de suspendre son usage pendant le second mois, de reprendre le troisième, suspendre de nouveau le quatrième, et de continuer ainsi durant un an, en élevant la dose d'huile à trois et quatre cuillerées à bouche.

On est obligé de suspendre l'usage de l'huile à des intervalles réguliers, pendant quelques semaines, sans quoi l'on fatigue les intestins inutilement; car au bout de trois ou quatre semaines ces huiles ne sont plus assimilables et finissent par être rendues en entier dans les garde-robes.

D'après ces expériences, ce serait l'huile de poisson la plus rance qui serait assimilée le plus longtemps et qui mériterait la préférence; il est vrai qu'il n'y a guère que les petits enfants qui, grâce au privilége qu'ils ont d'être privés d'odorat, ne font pas de difficulté pour avaler cette huile.

Aussi est-on obligé le plus souvent d'avoir recours à l'huile de foie de morue, aux corps gras, comme le beurre, le lard, le lait, la graisse d'oie sapide et même la friture, que les enfants boivent au verre; mais dans tous les cas, il convient toujours de se souvenir que, quel que soit le corps gras qu'on administre, il faut en suspendre l'usage au bout d'un mois, six semaines, pour le reprendre au bout du même temps.

On peut aussi essayer d'administrer le phosphate de chaux à la dose de 5, 10, 20 centigrammes par jour. En donnant ce médicament, on se propose de restituer au système osseux la substance calcaire que la maladie lui a fait perdre; malheureusement ce moyen ne réussit pas toujours.

Comme moyens externes, les bains salés quotidiens d'un quart d'heure à une demi-heure, et contenant en solution de 500 à 1500 grammes de sel gris, sont un bon auxiliaire des moyens indiqués ci-dessus.

Quant aux réformations osseuses, voici ce qu'il y a à faire : ne pas faire marcher l'enfant tant que les os sont ramollis, se contenter de les laisser à terre, sur un tapis ou sur le sable; une fois couchés, on peut étendre leurs membres dans des gouttières ou les entourer de petites attelles de carton, qu'on maintient avec une bande roulée.

CHAPITRE XXIV.

MALADIES DES YEUX.

De toutes les maladies des yeux, nous ne ferons mention que des corps étrangers qui peuvent adhérer à la conjonctive, les autres affections de cet organe exigeant des connaissances spéciales pour être bien soignées, et en outre ne débutant pas d'une manière si brusque qu'on ne puisse aller consulter ou envoyer chercher son médecin.

Avant d'entrer en matière, nous croyons utile de dire ce qu'on désigne sous le nom de *conjonctive*.

La *conjonctive* est une membrane muqueuse, ainsi appelée, parce qu'en se repliant elle unit le globe de l'œil aux paupières; sur ces dernières sa couleur est rouge, tandis que sur le globe oculaire elle est blanche.

Les particules de poussière, les morceaux de paille, les rognures des ongles et celles des plumes, les petits insectes et autres corps semblables qui pénètrent dans l'œil, ou mieux, dans la cavité conjonctivale (puisque cette membrane tapisse le globe de l'œil et les paupières), sont graduellement rejetés au dehors par les mouvements naturels des paupières. La paupière inférieure les dirige vers le nez, jus-

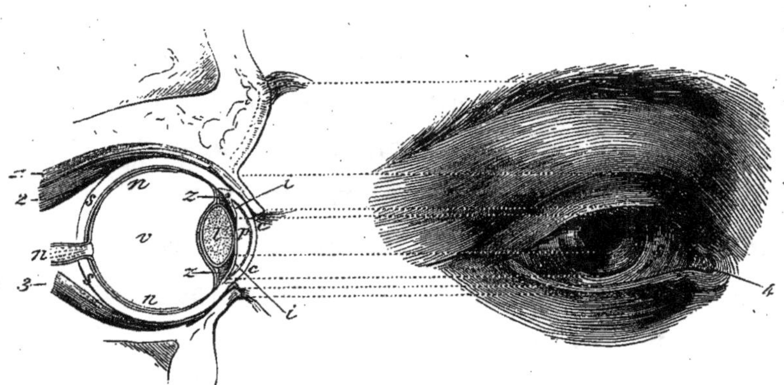

Fig. 41. — L'ŒIL.

4 Caroncule lacrymale *cc* cornée, *ii* iris, *ss* sclérotique recouverte par la conjonctive. — *1* releveur de la paupière. — *2* muscle droit supérieur. — *3* muscle droit inférieur. — *b* cristallin. — *nn* nerf optique. — *v* humeur vitrée. — *zz* procès ciliaires.

qu'à ce qu'ils soient entièrement placés sur la caroncule lacrymale, d'où l'application instinctive du doigt les enlève complétement, quelques heures peut-être après leur introduction.

Cependant, si le corps étranger adhère à une partie quelconque de la conjonctive, il produit une sensation plus pénible qu'à l'ordinaire, et le malade essaie de le retirer lui-même immédiatement, ou implore l'assistance d'une autre personne. Les propres tentatives du malade sont souvent sans fruit, et il arrive bien souvent que celles des personnes auxquelles il s'adresse ont le même résultat, parce que ces personnes, par ignorance ou par négligence, ne retournent pas en dehors la paupière supérieure, à la surface interne de laquelle, neuf fois sur dix, on découvre le corps étranger.

Les corps étrangers qui sont portés dans l'œil par le vent adhèrent seulement à la conjonctive dans le plus grand nombre des cas, souvent à la conjonctive de la cornée; rarement ils pénètrent dans le tissu de cette membrane ou au-dessous d'elle. S'ils sont situés sur la surface de la conjonctive oculaire, on les voit tout d'abord en ouvrant l'œil, et on les enlève facilement avec la pointe d'un cure-dent ou un peu de papier roulé en pointe.

Ces corps étrangers, très-petits, de couleur noire, malgré leur ressemblance générale, ne sont pas tous de la même nature; tantôt ce sont des cendres s'échappant de la cheminée de la locomotive d'un train de chemin de fer (et à ce propos nous engageons les personnes qui voyagent ainsi, s'ils veulent éviter cet accident, à ne jamais se placer, les vasistas étant ouverts, de manière à avoir la locomotive devant soi, à moins que le vent ne souffle de l'arrière du train), d'autres fois ce sont des parcelles de fer qui ont été projetées contre l'œil à l'état d'ignition, au moment où le blessé forgeait ou aiguisait un instrument de fer. Il est probable que ces parcelles sont anguleuses, et qu'elles tendent, grâce à l'acuité de leur pointe, à s'enfoncer dans la cornée à la manière d'un coin. Elles restent logées plus ou moins solidement dans le petit creux qu'elles se sont formé à la surface de la cornée; et lors même qu'elles y ont séjourné pendant des semaines, elles ne laissent aucune trace d'oxyde après elles. Quand on enlève ces corps, on ne voit aucun lambeau gangréneux de la conjonctive qui y adhère, et il ne reste ensuite sur la cornée aucun point brun résultant d'une brûlure.

Dans d'autres cas, ces corps étrangers sont de petits éclats métalliques non en ignition, qui ont été lancés avec force contre l'œil, comme il arrive quelquefois quand on lime ou quand on tourne le fer. Comme ils sont anguleux et acérés, ils restent solidement fichés dans la conjonctive de la cornée; leur pointe fine, s'étant oxydée, est sujette à se rompre quand on les extrait, et forme alors dans la cornée une tache brun-rougeâtre. Il n'est pas rare de voir des lambeaux de la conjonctive adhérer à ces particules.

Il est d'autres petits corps noirs qui ne sont point de nature métallique, mais souvent d'origine végétale, et qui sont presque aussi communs que les précédents. Examinés au microscope, tantôt ce sont les germes de certaines herbes, tantôt ce sont des parcelles de charbon. A l'œil nu, il est souvent impossible de distinguer ces corpuscules des parcelles métalliques.

Bien que de la présence de ces corps étrangers il ne résulte pas toujours un grand danger (l'œil étant plus souvent détruit par les tentatives brutales auxquelles des personnes ignorantes se livrent pour arracher ces corpuscules de la cornée que par la persistance de leur séjour dans cette partie), il faut toujours les enlever.

Il arrive quelquefois que l'irritation, étant d'abord légère, n'attire pas une grande attention, de sorte que le corps étranger continue à adhérer à la conjonctive pendant des jours, des semaines ou même des mois, et détermine l'inflammation et même l'ulcération, sans qu'on fasse aucune tentative pour en découvrir la cause et pour l'enlever. A la surface de la cornée il peut en résulter une tache ou opacité permanente.

Les corps étrangers qui adhèrent à l'œil simulent parfois des pustules, des taches, etc., et nous avons eu l'occasion d'observer ce fait plusieurs fois, entre autre chez un fermier, qui vint nous trouver pour une inflammation assez vive d'un de ses yeux, inflammation qui durait depuis six semaines. On voyait une petite élévation sur le milieu de la cornée, dont la coloration plus foncée tranchait sur cette dernière; son aspect étant différent de celui de toute pustule ou tache connue, nous prîmes une plume taillée en cure-dent, et en ayant touché le bord, elle se sépara de la cornée; c'était la moitié de la cosse d'une graine noire, analogue, pour la grosseur, à celle du chenevis. La cornée était légèrement opaque dans le point où ce corps étranger adhérait : quelques jours après, l'inflammation avait entièrement disparu, et la vision était parfaite.

Des insectes, même assez volumineux, peuvent pénétrer entre les paupières. Le professeur Mackensia cite le fait suivant :

« On m'apporta un enfant atteint d'une violente inflammation d'un des yeux, avec sécrétion puriforme de la conjonctive. Un corps noir, arrondi, faisait saillie par-dessous le bord libre de la paupière supérieure, et au premier aspect je craignis que ce ne fût une hernie d'une portion de l'iris à travers un ulcère de la cornée. Les parents pensaient que l'œil était perdu, et étaient évidemment sous l'influence d'une pensée semblable à celle qui s'était présentée à mon esprit. Quelle ne fut pas ma surprise, lorsqu'en soulevant la paupière supérieure avec précaution, je reconnus que c'était un cas de myocéphale, non au figuré, mais en toute réalité ! Une mouche commune s'était logée entre le globe de l'œil et la paupière supérieure, et elle était dans cette situation depuis huit jours. Sa tête seule faisait saillie, comme il vient d'être dit, et faisait paraître comme si l'œil était désorganisé. »

Si le corps étranger n'est pas visible à la surface du globe de l'œil, il est probable qu'on pourra l'amener à la vue, en tirant en bas la paupière inférieure : si l'on ne découvre rien dans la cavité inférieure, il faut examiner la concavité supérieure. On y procède en prescrivant au malade de renverser sa tête en arrière et de regarder en bas, tandis qu'on soulève la paupière et qu'on regarde en-dessous. On peut encore retourner tout d'une fois la paupière supérieure de la manière suivante : on saisit les cils avec le doigt et le pouce, et tandis que par ce moyen on attire le bord de la paupière en dehors et en haut, on établit un léger contrepoids, avec l'extrémité arrondie d'une petite spatule ou d'un autre petit instrument, sur la face externe de la paupière, au niveau du bord supérieur de son cartilage. Entre ces deux forces, la paupière est facilement retournée, et sa face interne est exposée à la vue.

Dans plusieurs des cas où une particule de poussière s'est logée dans l'œil, même dans le plus grand nombre, on observe un seul point noir adhérant à la face interne de la paupière retournée et qui peut être facilement enlevé ; cependant le corps étranger peut être un petit fragment de quelque substance transparente, et peut n'être pas découvert, à moins qu'on ne promène sur la surface de la conjonctive un corps dur ou l'extrémité du doigt. La douleur insupportable et le spasme violent du muscle orbiculaire qui sont produits ordinairement par la présence d'un corps étranger adhérant à la face interne de la paupière supérieure, cessent presque immédiatement, quand il a été enlevé.

Si, après que le corps étranger a été extrait, le spasme du muscle orbiculaire continue, ce qui a lieu particulièrement quand la conjonctive a été lésée mécaniquement et chimiquement, il faut que le malade reste renfermé dans une chambre obscure, qu'il garde le lit, et qu'il tienne sur l'œil une compresse imbibée d'eau froide. Si ce moyen ne produit pas de soulagement, il faut appliquer sur l'œil un cataplasme chaud, arrosé d'une certaine quantité de laudanum de Rousséau.

La totalité de la concavité conjonctivale supérieure ne pouvant être exposée à la vue, même par le renversement de la paupière supérieure, si l'on a quelque raison de penser qu'un corps étranger soit logé dans la partie profonde de cette cavité, on doit tenter de l'en chasser en y injectant de l'eau tiède, ou aller à sa recherche à l'aide d'un corps poli, comme un cure-oreille d'ivoire.

Lorsque les corps étrangers, fixés sur le globe oculaire, sont des parcelles de fer, le meilleur moyen, pour les extraire sans danger, est de se servir d'un aimant; à peine ce dernier est-il en contact avec ces parcelles, que l'œil est débarrassé.

Il est remarquable que la plus petite parcelle de poussière qui adhère à la face interne du cartilage de l'une ou de l'autre paupière, mais surtout de la supérieure, donne généralement lieu à une souffrance insupportable, tandis que des corps étrangers d'un volume assez considérable peuvent se loger dans la partie la plus profonde et la plus lâche des replis conjonctivaux, et y séjourner pendant plusieurs semaines, sans déterminer aucun symptôme violent.

Dans ce cas, la conjonctive s'enflamme, et tend à donner naissance à une production fongueuse qui peut envelopper complétement le corps étranger, de manière à le soustraire à la vue, et porter le médecin à se faire une fausse idée de la maladie. En voici un exemple assez remarquable :

Une jeune fille avait un fongus rouge et mou, aussi gros qu'une noisette, qui poussait hors de l'œil. Cette tumeur durait depuis quelques semaines et on l'attribuait à la lésion produite par une paille qui avait frappé l'œil. Le fongus naissait de la conjonctive dans l'endroit où cette membrane se réfléchit de la paupière inférieure sur le globe de l'œil. Il fut excisé ; mais au bout de trois semaines il était aussi gros qu'auparavant. Il fut enlevé de nouveau ; et dans l'angle de réflexion de la conjonctive, on trouva un morceau de paille, long de plus d'un centimètre, dont on fit l'extraction. La guérison fut complète en quelques jours.

CHAPITRE XXV.

GALE.

Bien que cette maladie ne puisse être considérée comme une affection chirurgicale, elle est si fréquente parmi les habitants de la campagne et les ou-

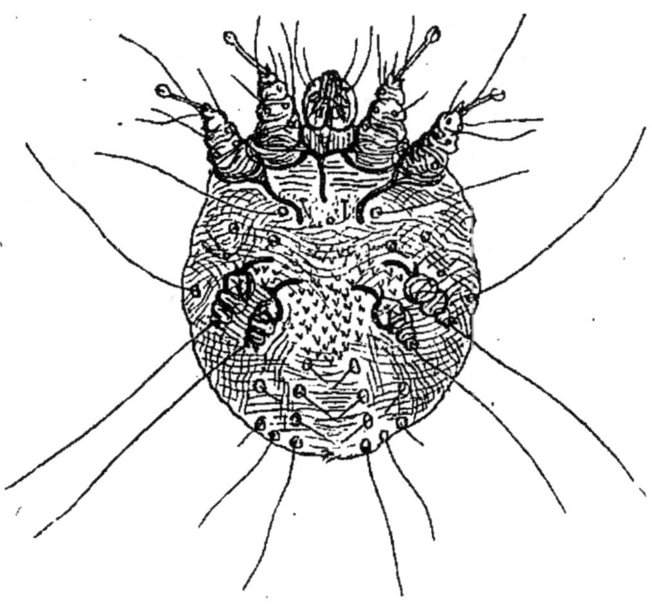

Fig. 42. — ACARUS DE LA GALE.

vriers, que nous croyons utile d'en donner la description, afin de mettre à même les lecteurs de ce livre de reconnaître si une personne atteinte de démangeaisons a ou n'a pas la gale.

Cette maladie est contagieuse; elle est caractérisée par l'éruption, sur une partie plus ou moins
étendue des téguments, de petites vésicules. trans-
parentes, accompagnées de vives démangeaisons.

Cette affection. parasitaire fut longtemps confondue parmi les maladies de la peau, bien que dès 1654
Moufet ait prétendu, dans son *Insectorum mini-
morum animalium theatrum*, cap. XXIII, p. 26,
qu'elle était produite par une arachnide, qui s'in-
troduisait sous l'épiderme, et que le dire de cet auteur ait été confirmé par plusieurs observateurs distin-
gués, tels que Linné, Morgagni. Mais l'inexactitude qui régnait sur le lieu où se tenait l'insecte de
la gale fit que jusqu'en 1834 on se moquait du professeur Alibert, qui prétendait l'avoir vu, et l'indiquait comme l'unique cause de cette maladie : on
disait qu'on lui avait fait prendre des mites de fro-
mage pour le prétendu sarcopte de la gale.

Mais, en 1834, un Corse, élève en médecine, qui
assistait aux leçons qu'Alibert faisait tous les étés à
l'hôpital Saint-Louis sur les maladies de peau, vint
donner raison à ce dernier et ranger les rieurs de
son côté. En effet, après avoir appris que, dans son
pays, où la gale était très-répandue, les bonnes femmes extrayaient l'acarus avec la pointe d'une épingle, il fit voir que, si on ne le trouvait pas, c'est
qu'on le cherchait dans la vésicule, tandis qu'il ne

se trouvait qu'au fond du sillon qui part de cette vésicule.

Le bruit de l'apparition de l'acarus s'étant répandu
dans l'hôpital, M. Lugol, chef du service des scro-
fuleux, tourna en dérision cette découverte, ne se
gèna pas pour prétendre qu'on abusait de nouveau
de la crédulité de son éminent collègue, et prit l'en-
gagement de donner 300 fr. et un bon dîner à celui
qui lui ferait extraire l'acarus.

L'étudiant corse, ayant connu cette promesse de
M. Lugol, alla le trouver, lui fit extraire des acarus,
et ce dernier fut obligé de s'exécuter et devint à son
tour, pendant quelques jours, le sujet des plaisante-
ries des élèves.

Le sarcopte de la gale est de la famille du rouget,
si commun en automne, qui, s'insinuant sous l'épiderme, y cause des démangeaisons si insupportables.
Comme ce dernier, il s'introduit sous l'épiderme,
produit une vésicule, puis creuse sous l'épiderme
un sillon qui ressemble à une fine égratignure produite par la pointe d'une épingle. Ce sillon peut
n'avoir que quelques millimètres de longueur, ailleurs il a plusieurs centimètres : il est limité d'un
bout par la vésicule, de l'autre par une petite bosselure d'une couleur plus foncée que le sillon ; c'est
dans cette bosselure que l'on doit chercher le sarcopte, si on veut le trouver. De distance en distance

on trouve sur le sillon de petits orifices destinés à faire pénétrer l'air dans la petite galerie, et c'est par ces pertuis que s'échappent les sarcoptes après leur éclosion.

Pour obtenir un sarcopte, on déchire avec une aiguille le sillon à quelques millimètres du point blanc, on arrive avec précaution au centre de celui-ci, et, passant l'aiguille sous le sarcopte, on l'amènera au dehors; on dirait qu'on a au bout de l'instrumen un grain de fécule; placé sur l'ongle, l'animal ne bouge pas de quelque temps, mais bientôt il se ranime et court.

Cause. — La gale se gagne par le contact immédiat des individus infectés, ou par celui des objets qui leur ont appartenu ou qu'ils ont touchés. Ces objets peuvent conserver longtemps la propriété infectante : il a été prouvé que le ciron peut vivre trois semaines hors du corps humain, et qu'à moitié mort de faim, s'il est placé dans de bonnes conditions, il reprend bientôt toute sa vigueur. Une peau fine et perméable, la jeunesse, le tempérament lymphatique et une température élevée semblent favoriser la contagion. On l'observe plus fréquemment chez les hommes et les sujets malpropres, par la raison que ces derniers s'exposent plus souvent à être contaminés.

Période d'incubation. — On donne ce nom à l'espace de temps durant lequel l'acare, mis sous la peau, se creuse un sillon et se reproduit : cela peut demander de 15 à 20 jours.

Siége. — L'éruption se développe presque toujours sur le point où l'animal a été déposé, sur la main, par exemple; chez les enfants à la mamelle, on l'observe parfois sur le siége et la partie supérieure des membres inférieurs, lorsque ces parties ont été mises en contact avec les mains ou les bras d'une nourrice infectée.

Symptômes. — On ressent sur les points attaqués par l'acare un prurit incommode, qui augmente par la chaleur et l'usage des alcooliques. Bientôt apparaissent de petites saillies pointues, rouges chez les sujets sanguins, de la couleur de la peau chez les débiles, qui ne tardent pas à prendre le caractère vésiculeux. Ces vésicules existent d'abord sur les parties les plus exposées à la contagion, lesquelles sont presque toujours l'intervalle des doigts et la partie interne des poignets; puis elles peuvent se propager aux avant-bras et aux autres parties du corps. La peau qui sépare les vésicules conserve sa couleur naturelle; à côté d'un grand nombre d'entre elles et y aboutissant existe une petite traînée blanchâtre ou grisâtre, pouvant être diversement colorée, suivant la profession de l'individu; c'est le sillon mentionné plus haut; il est droit, parfois courbé, et

ordinairement d'une longueur de deux à cinq millimètres. L'acare est logé dans la petite saillie située
à l'extrémité opposée à la vésicule.

Ces vésicules sont le siége d'une démangeaison
plus ou moins intense, excoriées par le frottement ;
le liquide qu'elles contiennent s'échappe et se concrète en petites croûtes légères, peu adhérentes. Ces
vésicules irritées prennent parfois le caractère pus-
tuleux. Souvent aussi d'autres inflammations accidentelles de la peau se développent entre les vésicules et viennent obscurcir le diagnostic de cette
maladie.

Diagnostic. — Il est parfois difficile. Quatre maladies de peau peuvent être confondues avec la gale.
De ces quatre maladies, il y en a deux qui ne sont
pas vésiculaires, mais *papuleuses*, c'est-à-dire dont
les boutons sont pleins et secs, ce qui est l'opposé
de la vésicule de la gale, qui, elle, renfermant un
liquide, est nécessairement humide lorsqu'on la déchire. Ces deux affections papuleuses, qu'on nomme
lichen et *prurigo*, diffèrent encore par la place
qu'elles occupent ; ainsi, tandis que la gale siége
sur la face interne des membres et aux plis articulaires, le lichen siége sur la face externe, le prurigo sur la même face et surtout sur le dos et les
épaules.

La démangeaison de la gale est des plus incommodes; celle du lichen est peu intense; quant à celle du prurigo, elle augmente par le grattement des ongles; les malades se déchirent, et alors chaque petit bouton offre à son sommet une petite concrétion sanguine noirâtre.

Suivant le professeur Alibert, il existe une telle différence entre la démangeaison déterminée par la gale et celle du prurigo, qu'au seul aspect d'un de ces malades se grattant, on doit reconnaître s'il est affecté de la première ou de la seconde maladie; chez le galeux, on peut remarquer la satisfaction, tandis que la souffrance se peint sur les traits du prurigineux.

Dans les affections vésiculeuses qui affectent les mains, les vésicules, en place d'être isolées comme celles de la gale, sont groupées, plus enflammées, deviennent purulentes et n'offrent pas le sillon de deux à cinq millimètres de longueur, terminé par la petite élévation qui renferme l'acarus. Dans le cas d'une autre maladie de peau compliquant la gale, on trouvera toujours dans les intervalles plusieurs vésicules avec un sillon, ce qui sera caractéristique de la gale.

Traitement. — Il n'a qu'un seul but: la destruction des acarus, Beaucoup de moyens ont été employés pour combattre la gale; mais le soufre est celui qui réussit le mieux, on s'en sert surtout sous forme de pommade. La pommade d'Helmerich, dont voici la formule, est certainement un des moyens les plus efficaces.

Fleurs de soufre . . . 20 grammes.
Carbonate de potasse . . 10 —
Axonge de porc. . . . 30 —

On fait dissoudre le carbonate de potasse avec un peu d'eau, puis on mêle avec l'axonge et le soufre.

Autrefois, à l'hôpital Saint-Louis, on faisait frotter les malades pendant huit jours avec cette pommade, et au bout de ce temps ils étaient guéris. Aujourd'hui, grâce à M. Hardy, le traitement est beaucoup plus expéditif, puisqu'il suffit de quelques heures pour obtenir la guérison. Voici ce nouveau traitement :

Dès l'entrée du malade à l'hôpital, on lui frotte tout le corps pendant une demi-heure avec du savon noir, puis on donne un bain simple. (Mais ce bain serait peut-être plus efficace, si on ajoutait à l'eau 250 grammes de sous-carbonate de soude.) Pendant toute la durée du bain, qui doit être d'une heure, le galeux continue à se frotter. Au sortir du bain, une friction générale d'une demi-heure est faite avec la pommade d'Helmerich. L'individu est renvoyé; on a soin seulement de ne lui rendre ses vêtements qu'après les avoir passés à l'étuve, afin de détruire les acares qu'ils peuvent contenir.

Les acares tués, la gale est guérie, mais les éruptions secondaires, vésicules, pustules ou papules persistent et ne se dissipent qu'après une ou deux semaines. L'usage de bains simples activera la disparition de ces accidents secondaires.

CHAPITRE XXVI.

PRINCIPAUX MÉDICAMENTS EXTERNES.

Les principaux médicaments externes dont on se sert le plus fréquemment, selon les cas, sont les *rubéfiants*, les *astringents*, les *résolutifs*, les *émollients* et les *ventouses*.

§ 1. — RUBÉFIANTS.

On donne le nom de *rubéfiants* aux médicaments révulsifs qui irritent la peau, de manière à produire un afflux de sang dans la partie irritée ; nous ne parlerons que des principaux.

I. *SINAPISME.*

C'est le nom que l'on donne aux cataplasmes de farine de moutarde noire, en raison du nom latin (*Sinapis*) de cette plante.

Les sinapismes sont des révulsifs fort actifs et très-fréquemment employés. Ils sont d'une grande utilité dans les congestions cérébrales. Dans les cas de goutte ou de rhumatismes rétrocédés vers les viscères de la poitrine ou du ventre, on parvient souvent à rappeler la maladie à l'extérieur, en appliquant des sinapismes sur la partie qu'elle occupait naguère. Lorsqu'un exanthème fébrile, tel que la rougeole ou la scarlatine, vient à se supprimer brusquement, ou lorsque l'éruption se fait difficilement, une irritation vive à la peau, déterminée par le topique dont nous parlons, que l'on applique sur les membres, ou successivement sur plusieurs points des membres et sur le tronc, offre en médecine une ressource précieuse; d'autres fois c'est pour rappeler une hémorrhagie habituelle. Dans ces différentes circonstances, le topique est appliqué à une certaine distance du foyer de l'irritation que l'on veut révulser; mais quelquefois on se trouve très-bien de faire agir le remède (*loco dolenti*) sur l'endroit douloureux; c'est, par exemple, dans les cas de douleurs rhumatismales légères et non fébriles qui, chez certaines personnes, se développent à la moindre impression du froid.

Siége. — Toutes les parties du corps; mais le siége habituel de la révulsion est aux membres inférieurs, depuis les malléoles jusqu'à la partie supérieure des cuisses. On doit surveiller l'application des sinapismes; car si on les laissait trop longtemps à la même place, ils produiraient de la vésication.

Préparation des sinapismes. — Farine de moutarde : 120 grammes.

Eau tiède : quantité suffisante.

Mêlez, pour faire une pâte d'une consistance convenable. Il est important que cette préparation soit faite avec de l'eau tiède et non bouillante ; il faut aussi ne pas y faire entrer de vinaigre, les acides et l'eau chaude ayant la propriété de nuire au développement du principe âcre de la moutarde.

Les cataplasmes sinapisés se font en saupoudrant les cataplasmes de farine de graine de lin avec de la farine de moutarde.

On se sert aussi, pour établir la sinapisation, d'essence de moutarde ; voici la manière de se servir de cette essence :

On place au fond d'une soucoupe un carré de linge fin de cinq à dix centimètres de côté, suivant l'âge du malade, et on laisse tomber sur ce linge quelques gouttes d'essence à différentes places, de telle sorte qu'il en soit complétement imprégné, sans toutefois mouiller la soucoupe. On applique ce linge sur la peau, et on la recouvre immédiatement de compresses épaisses que l'on fait soutenir par un aide. L'action rubéfiante du médicament s'étend à une surface beaucoup plus large que celle du linge employé. Un quart d'heure après l'application, on enlève tout l'appareil.

On vend aujourd'hui des sinapismes tout préparés ; mais ces préparations ne sont pas toujours sous la main, tandis qu'on peut toujours avoir de la farine de moutarde, et qu'à défaut de celle-ci, il suffit d'avoir de la graine de moutarde noire, pour en préparer à l'instant de la farine, soit à l'aide d'un mortier, d'un moulin à café ou même d'un marteau.

Lorsqu'à la suite de la rubéfaction par l'application de la moutarde, la douleur est trop vive, on verse quelques gouttes d'éther sur la surface irritée, et la douleur est aussitôt calmée.

Durée de l'application. — On ne doit pas laisser en place un cataplasme de farine de moutarde plus d'un quart d'heure ou vingt minutes; il y aurait même quelquefois danger de les laisser aussi long-temps; si la poudre de moutarde est bonne, des ampoules et une vésication plus ou moins vive en pourraient être la suite.

Lorsqu'on veut prolonger l'application et obtenir un effet moins prompt et moins énergique, il faudrait, comme on le faisait autrefois, se servir de vinaigre; mais comme le vinaigre est assez dispendieux, il vaut mieux se servir de cataplasmes sinapisés, c'est-à-dire de cataplasmes de farine de froment ou de lin, saupoudrés d'une couche plus ou moins épaisse de farine de moutarde.

Effets, propriétés et soins consécutifs. — L'effet des sinapismes suit de très-près leur application; quelques minutes sont à peine écoulées que le malade ressent une douleur cuisante avec chaleur vive et brûlante; la peau devient rouge, tendue et d'une extrême sensibilité. Il faut avoir bien soin de surveiller cette action, dans la crainte qu'elle ne vienne à dépasser le but. Lorsque le malade, au bout d'un quart d'heure, souffre très-vivement, on soulève le topique, et si l'on trouve le tégument suffisamment rouge et tuméfié, on le retire. Il est, en effet, à craindre qu'il ne se forme des ampoules ou même des escarres. Le sinapisme enlevé, il est bon de couvrir la partie avec un linge fin, pour éviter les frottements du drap ou des vêtements. Si l'irritation avait été très-violente, on ferait des lotions émollientes, et on appliquerait une feuille de papier brouillard, enduite de cérat simple, ou saturné : cette pratique serait indispensable, s'il s'était formé des phlyctènes. Au bout de quelques jours, il survient, sur la partie qui a été affectée, le même phénomène qui s'observe à la suite des phlegmasies ordinaires de la peau, l'érysipèle, la rougeole, etc., c'est-à-dire qu'il y a desquamation de l'épiderme.

II. *URTICATION.*

On donne le nom d'*urtication* à une sorte de flagellation pratiquée sur la peau avec des feuilles d'orties fraîches, dans le but de déterminer une vive irritation révulsive. L'espèce d'ortie employée le plus communément est la petite ortie ou ortie grièche (*urtica urens*), dont toutes les parties sont armées de poils canaliculés, à la base desquels se trouve une glandule contenant un liquide caustique. Au moin-

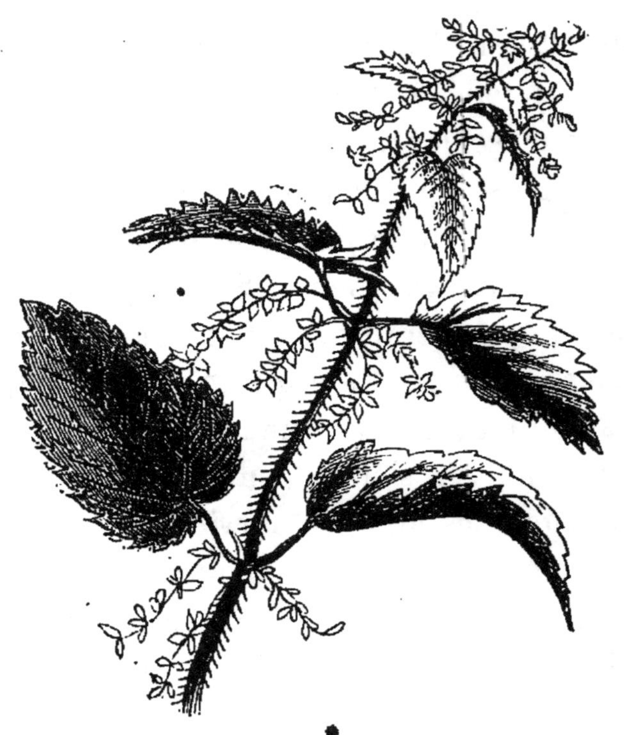

Fig. 43. — ORTIE.

dre contact de cette plante avec la peau nue, les aiguillons s'enfoncent dans cette membrane et y versent le liquide que renfermait la glandule. Il en résulte une douleur assez vive et la formation d'ampoules.

Usage. — Cette stimulation, si vive que soit le contact des orties, a trouvé depuis longtemps son application en médecine. Ainsi on l'a employée sur les membres et le tronc, pour rappeler une éruption supprimée, pour réveiller les propriétés vitales engourdies dans un membre paralysé, et qui avait perdu sa sensibilité, dans certains cas de rhumatisme, d'asphyxie; on l'a aussi mis en usage sur les membres inférieurs, spécialement à la partie supérieure, dans l'intention de rappeler un flux supprimé.

Le hasard nous a fait découvrir la propriété la plus précieuse certainement de la stimulation produite par l'urtication, celle d'arrêter immédiatement les hémorrhagies utérines par suite de couches.

Ayant été appelé par une sage-femme pour une dame Dauvilliers, qui, à la suite de la naissance de son premier né, était prise d'une hémorrhagie foudroyante, nous nous trouvions dans un embarras d'autant plus grand que nous étions éloigné de la pharmacie, que la malade était à peu près sans connaissance, couverte d'une sueur froide et que le sang qui tombait avec bruit sur le carreau de la chambre nous faisait craindre pour la vie de cette malheureuse femme presque exsangue. Dans cette circonstance difficile, l'idée nous vint que nous pourrions nous procurer des orties, et obtenir ainsi une stimulation assez vive pour espérer réagir sur les vaisseaux dilatés. Nous étant fait apporter un énorme bouquet de cette plante, nous en frottâmes le ventre et la poitrine, et aussitôt nous eûmes la satisfaction de voir surgir une énergique contraction et l'hémorrhagie cesser comme par enchantement, la malade revenir de ses défaillances et nous dire qu'elle se sentait renaître à la vie.

Depuis, nous avons eu l'occasion de nous servir du même moyen dans des cas non aussi graves que celui de la dame Dauvilliers, mais à peu près analogues, et toujours l'urtication a été appliquée avec le même succès.

La douleur qui suit l'urtication n'est pas aussi vive qu'on pourrait le croire, d'après celle qui résulte du contact des orties avec les doigts. Elle est mêlée d'une sensation de chaleur et de démangeaison, et donne assez bien l'idée qu'elle est produite par des chenilles qui marcheraient avec rapidité sur votre peau. En même temps il se forme des élevures irrégulières, arrondies, assez dures, plates, rosées à la circonférence, blanches au centre : entre ces élevures, la peau est rouge, tendue, et présente une sensibilité assez semblable à celle que l'on éprouve, lorsque la peau des membres inférieurs est gercée par le froid.

III. *PÉDILUVES.*

Rien n'est plus vulgaire que l'administration des bains de pieds irritants, comme révulsifs; on les emploie avec avantage dans les douleurs de tête, les congestions cérébrales, oculaires, buccales, de la gorge, les hémorrhagies nasales ou bronchiques; dans la suppression des règles pour les rappeler.

On compose ces bains de différentes manières : quelquefois on se borne à faire agir l'eau par sa température que l'on maintient aussi élevée que possible; mais le plus souvent on y ajoute des substances irritantes; ainsi on y met généralement une ou deux poignées de sel de cuisine, de cendre, de soude, de potasse; d'autres fois c'est de la farine de moutarde à la dose de 100 à 125 grammes. Mais que l'eau soit seule, ou chargée de l'un des médicaments que nous venons d'énumérer, elle doit être employée au moins en quantité telle, que, les pieds reposant au fond du vase qui la contient, elle ne s'élève pas au-dessus des chevilles des pieds. On ne doit pas prendre les bains de pieds presque bouillants, comme certaines personnes ont l'habitude de les faire prendre; car il pourrait arriver que la douleur trop vive et trop brusque qu'ils détermineraient, produise une réaction vers le cerveau ; le sang se porterait à la tête et l'effet désiré serait perdu. Il vaut mieux les administrer d'abord tièdes; on en augmente graduellement la température, en ajoutant peu à peu de l'eau bouillante, et la durée, qui généralement n'excède pas dix minutes, doit être prolongée pendant plus d'une demi-heure. On doit éviter l'eau très-chaude, lorsqu'on se sert de farine de moutarde; car nous avons vu à l'article *Sinapismes*, qu'une température un peu élevée empêchait le développement du principe actif de la moutarde. Les pieds retirés de l'eau et bien essuyés doivent être entourés de flanelle ou de laine bien chaude, afin que l'effet ne soit pas perdu en peu d'instants : on peut même, si l'état du malade le permet, le maintenir assis sur le bord de son lit; les jambes alors pendantes, le sang y séjourne plus longtemps.

Ne jamais prendre un bain de pieds avant qu'il se soit écoulé au moins trois heures depuis le dernier repas.

IV. *VENTOUSES SÈCHES.*

Nous parlerons des ventouses sèches à l'article *Ventouses.*

§ 2. — ASTRINGENTS.

On donne le nom d'*astringents* à tous les corps qui ont la propriété de produire un resserrement dans nos tissus et par conséquent une diminution de capacité dans les organes creux.

Usage. — Ils servent généralement dans trois circonstances principales : 1º pour arrêter un flux sanguin ou muqueux ; 2° pour empêcher l'abord du sang dans les capillaires d'une partie enflammée, ou sur le point de l'être ; 3° pour déterminer le resserrement progressif et l'oblitération de cavités normales ou accidentelles.

Il n'est pas donné à tout le monde d'administrer cette classe de médicaments ; comme leur emploi doit être exclusivement réservé à la science et à l'expérience d'un médecin éclairé, nous ne nous étendrons pas davantage sur les astringents.

§ 3. — RÉSOLUTIFS.

On range sous le nom de *résolutifs* ou de *fondants* les substances plus ou moins stimulantes qui ont pour effet de déterminer la résorption des épanchements ou des infiltrations de liquides et des engorgements et indurations.

Effets et propriétés. — Les résolutifs, faisant partie des stimulants, doivent donc porter une certaine irritation sur les parties avec lesquelles ils sont en rapport. Ainsi la peau rougit, un très-léger sentiment de chaleur se fait sentir dans leur rayon d'activité, et c'est cette excitation qui, se propageant dans toute la partie malade, favorise l'absorption des liquides ou des engorgements qu'on veut faire disparaître. Mais il est à craindre que l'action ne soit portée au delà du degré nécessaire, et qu'il ne survienne une véritable inflammation.

Les principaux résolutifs sont les préparations mercurielles et iodurées. Il n'entre pas dans le plan de cet ouvrage de décrire ces préparations. Nous ne parlerons du mercure que pour signaler l'action de l'*onguent gris*, qui est une pommade mercurielle mitigée, employée pour détruire les insectes pédiculaires (*poux*), qui fourmillent si souvent sur la tête et les parties couvertes de poils des individus malpropres : le meilleur moyen de détruire ces insectes est de couper les poils le plus près possible de la peau, et de faire une friction avec de l'onguent gris.

§ 4. — ÉMOLLIENTS.

On désigne sous ce nom des agents thérapeutiques qui, par leur chaleur humide, leur contact onctueux, lubrifiant, ont la propriété de diminuer la tension, la roideur, la dureté des tissus irrités ou enflammés, et par conséquent les phénomènes de gonflement, de rougeur, de douleur, qui occasionnent ou accompagnent cette tension.

Usage. — Les inflammations dans lesquelles les parties sont douloureuses et tendues exigent surtout l'emploi de ces médicaments. On s'en sert aussi avec succès contre certaines inflammations chroniques autour des ulcères, des fistules.

Mais on ne doit pas les employer dans les inflammations avec tendance à la gangrène toutes les fois que cette tendance n'est pas le résultat d'un excès de violence inflammatoire, mais d'une mauvaise disposition du sujet, quand la rougeur est livide, la douleur peu vive, et que tout indique le besoin d'un surcroît d'action dans la partie malade.

L'emploi des topiques émollients ne se borne pas aux parties enflammées sur lesquelles on peut les appliquer; on les met en usage sur des parties éloignées de celles qui sont enflammées; ainsi on peut les appliquer avec avantage dans les points de côté; sur les parois abdominales, dans les cas d'inflammation d'un des viscères renfermés dans la cavité du ventre.

Effets et propriétés. — Le premier effet que l'on éprouve par l'application d'un topique émollient est un sentiment de calme et de détente dans la partie malade. Cet effet est assez prompt quand l'inflammation est superficielle; il se fait plus longtemps attendre quand la lésion occupe un siége plus profond. Ordinairement la sensation de chaleur âcre qui existait fait place à une chaleur douce modérée; en même temps la rougeur diminue et prend une teinte rosée.

Cet effet est d'autant plus marqué que la substance employée est plus humide, d'une température plus

tiède et que le contact a été plus longtemps prolongé. Lorsque la partie sur laquelle repose la substance émolliente est recouverte d'un épiderme très-
épais, la paume des mains ou la plante des pieds, par
exemple, l'épiderme s'humecte, se gonfle, devient

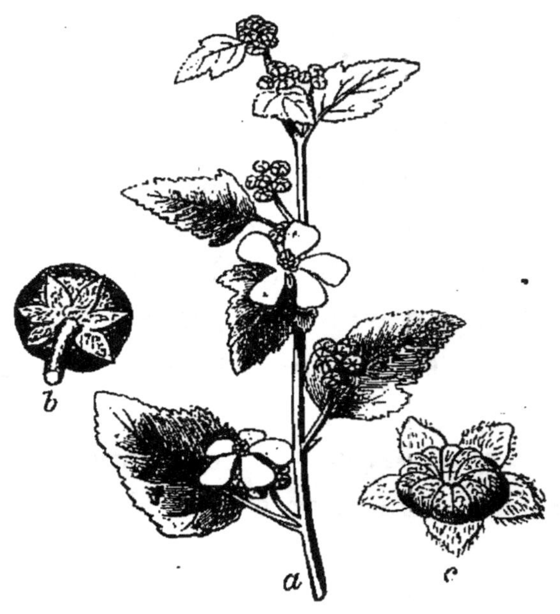

Fig. 44. — GUIMAUVE

blanc et se détache facilement par lambeaux; quelquefois même, ainsi qu'on le voit à la paume des
mains, le gonflement de l'épiderme devient une
cause de gêne. Si l'application a lieu sur une plaie
avec perte de substance, les tissus sont blanchâtres
et comme macérés à la superficie.

La *forme molle* étant celle où l'on emploie le plus souvent la substance émolliente, nous allons décrire brièvement les diverses sortes de cataplasmes :

1º Cataplasmes de farine de graine de lin.

On délaie avec une suffisante quantité d'eau bouillante, ou mieux une décoction émolliente de racine de guimauve, de la farine de graine de lin, etc. (Voir page 383.)

2º Cataplasmes de fécule de pomme de terre.

On sait que la fécule de pomme de terre a la propriété de se prendre en gelée par son union avec de l'eau bouillante. Pour faire des cataplasmes avec cette farine, il suffit d'en délayer une certaine quantité dans de l'eau, comme l'on fait avec la farine de froment pour préparer des crêpes; puis de verser dans de l'eau bouillante en remuant rapidement. On forme ainsi une masse demi-transparente et d'une consistance convenable. Les cataplasmes de farine de riz et d'amidon se préparent de même.

3º Cataplasmes de pulpe de pomme.

Ce cataplasme se prépare en délayant la pulpe dans un peu d'eau de guimauve ou de lait. Ce topique, employé pour les maux d'yeux, est appliqué sur la partie malade dans un petit sachet de gaz.

Les effets de ces diverses substances, qui sont analogues dans les premiers instants de leur application, ne sont plus les mêmes au bout de quelques heures. Ainsi les cataplasmes de farine de graine de lin ont le grave inconvénient de rancir avec la plus grande promptitude, à cause de l'huile que

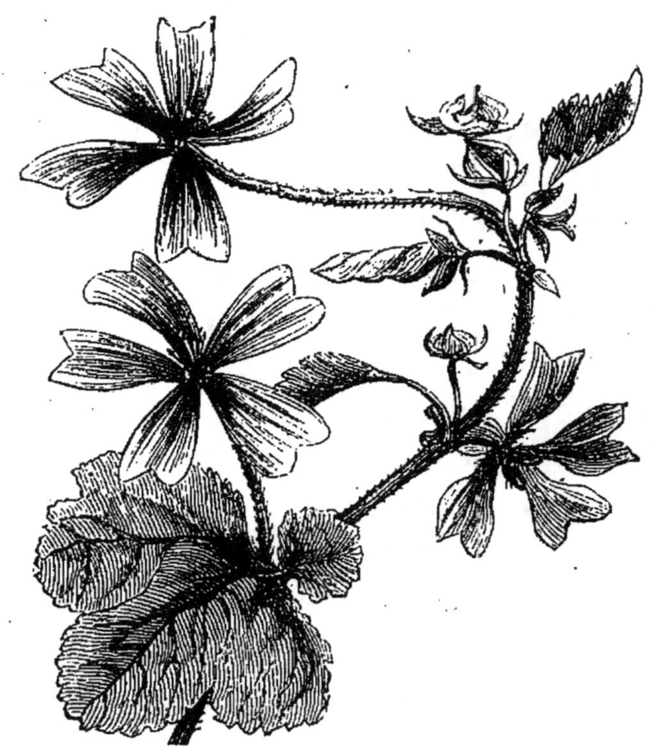

Fig. 45. — MAUVE SAUVAGE.

contient cette farine, surtout pendant les chaleurs de l'été, et quand la partie enflammée présente cet état d'ardeur si commun dans les inflammations cutanées. Aussi, lorsqu'ils ont séjourné dix à douze heures dans de pareilles circonstances, ils exhalent, à la levée de l'appareil, une odeur repoussante, comparable dans certains cas à l'odeur de marée pourrie. Cette altération rend les cataplasmes irri-

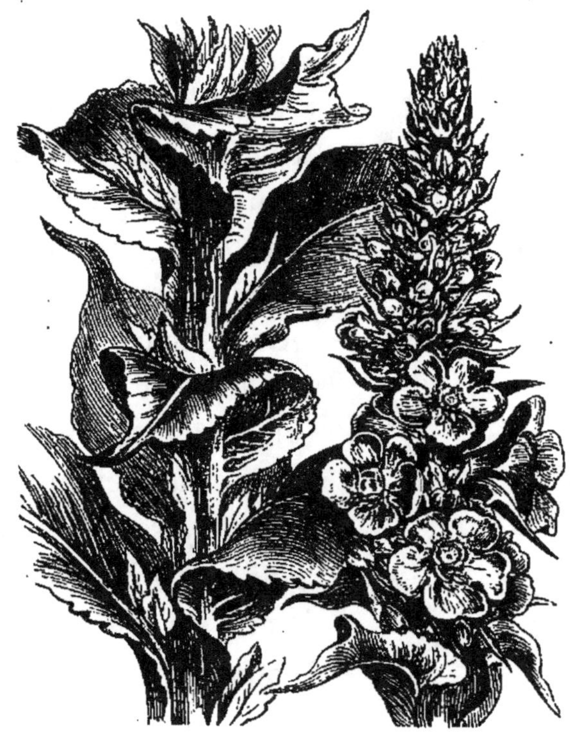

Fig. 46. — BOUILLON BLANC.

tants, et l'on voit alors fréquemment se développer sous leur influence des éruptions vésiculeuses ou pustuleuses.

Les cataplasmes de mie de pain et de lait ont l'inconvénient de s'aigrir. Les préparations de fécule de pomme de terre et de farine de riz n'ont pas cet in-convénient; on peut ne les renouveler qu'une fois dans les vingt-quatre heures.

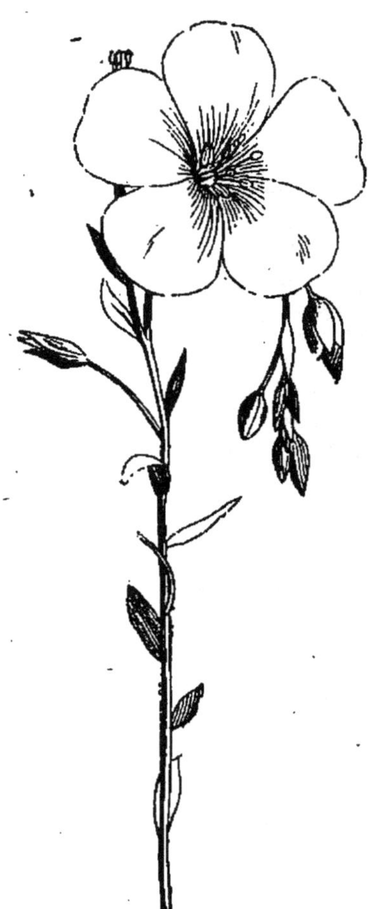

Fig. 47. — LIN.

ÉMOLLIENTS
A L'ÉTAT LIQUIDE.

Lorsque la sensibilité des parties ne permet pas de supporter le poids des cata-plasmes, les fomentations conviennent généralement. Ainsi, dans les péritonites, on se sert de ces dernières alors que la douleuresttrès-vive et facilement exaspérée par la pression. Les linges qui servent aux fomenta-tions doivent être mouillés souvent avec une décoction de graine de lin bien épaisse, de préférence à toute autre, et entretenus bien chauds. On peut dans cette intention les recouvrir d'une pièce de taffetas gommé ou de caoutchouc.

§ 5. — Ventouses.

On donne le nom de *ventouses* à des cloches ou cucurbites en verre, de 4, 8 ou 10 centimètres de diamètre, qui s'appliquent sur diverses parties de la surface du corps et dans lesquelles on fait le vide, de manière à soustraire la portion de tégument circonscrite par l'orifice de la cloche à la pression atmosphérique. Cette pression, ignorée de la plupart, malgré son poids considérable (puisqu'il est de $1^{kil},033$ par chaque centimètre carré de la surface de notre corps), s'oppose au mouvement d'expansion qui tend à changer les liquides en gaz et concourt puissamment à l'état des humeurs qui parcourent notre économie. Ainsi, si de l'air dans lequel nous vivons habituellement, nous passons dans un milieu où la pression atmosphérique est diminuée, tel qu'on le rencontre sur de hautes montagnes ou dans des ascensions aérostatiques, le mouvement d'expansion mentionné plus haut se développera par l'exsudation du sang hors de ses vaisseaux, au niveau des membranes minces et molles dans lesquelles ils se raméfient, et les muqueuses, privées d'épithélium, seront le siége d'hémorrhagies.

Mais si, au lieu de cette diminution de pression due à la raréfaction de l'air, raréfaction d'autant plus grande qu'on s'élève davantage dans l'atmosphère, on vient à faire le vide sur un point donné de la peau, on devra y observer tous les phénomènes de l'ascension du liquide dans les pompes, c'est-à-dire que dans la partie soustraite à la pression atmosphérique on verra les humeurs affluer avec force et la partie se gonfler et se tuméfier : dès lors cette même partie sera le siége d'une véritable fluxion, qui détournera de la masse du sang des organes circulatoires une certaine quantité de liquide. Il y aura donc révulsion dans toute l'acception du mot.

Telle est la théorie générale de ce qui se passe quand on fait le vide sur une surface circonscrite du tégument. On profite souvent de l'afflux du sang dans la partie où les ventouses ont été appliquées pour y pratiquer des mouchetures et des *scarifications*, que l'on fait saigner en réappliquant la ventouse. On pratique ainsi des émissions sanguines locales assez abondantes. Ces ventouses portent alors le nom d'*humides* ou de *scarifiées*, tandis que celles où l'on se borne seulement à faire le vide portent celui de *ventouses sèches*.

Usage. — Les ventouses sèches sont employées comme révulsifs dans les rhumatismes chroniques très-circonscrits, les affections cérébrales, chez les sujets faibles, irritables, nerveux, qui ne sauraient supporter la saignée ni l'emploi de médicaments irritants trop actifs. Læennec dit que « les ventouses « sèches, appliquées en très-grand nombre sur « toute la surface du tronc et des membres, sont « un des meilleurs moyens dérivatifs que l'on puisse « employer pour combattre l'apoplexie pulmonaire.» (*Traité d'auscultation*, t. I, p. 392.)

Application. — Il existe plusieurs procédés pour faire le vide dans la ventouse. On peut faire le vide en raréfiant l'air dans la cloche à l'aide du feu, puis aussi à l'aide d'une pompe qui s'adapte à la cloche et joue le même rôle que les pièces correspondantes dans une machine pneumatique. Dans ces derniers temps on a inventé des ventouses à succion, qui se composent d'une cloche à laquelle est adaptée une poire en caoutchouc. Ces deux dernières ventouses n'étant pas à la disposition de tout le monde, nous allons décrire le procédé de raréfaction par la chaleur, d'autant mieux que pour ce procédé il n'y a pas nécessité absolue d'avoir des verres à ventouses, de simples verres à boire remplissant le même usage.

Les ventouseurs se servent d'une lampe à esprit de vin, à la flamme de laquelle ils présentent un instant l'orifice de la cloche, qu'ils appliquent aussitôt. Mais il en est de cette lampe comme des ventouses à pompe: on ne l'a pas toujours sous la main, puis elle demande une certaine habitude. On la remplacera donc très-avantageusement par de petits morceaux de ouate qu'on imbibe d'alcool ou d'eau de Cologne ; puis, après avoir ainsi préparé autant de morceaux de ouate qu'on veut appliquer de ventouses, on en allume un à la flamme d'une bougie, qui, aussitôt allumé, est jeté au fond du verre, lequel est posé aussitôt sur la partie qu'on désire ventouser. Le premier verre appliqué, on en pose un autre, et ainsi de suite. Dans le cas où l'on n'aurait pas à sa disposition quelque liqueur alcoolique, on remplacerait les morceaux de ouate par de petits morceaux de papier qu'on jetterait tout allumés au fond du verre, en ayant soin de poser ce dernier sur la peau, avant que le papier ne soit brûlé.

Les ventouses doivent rester de dix à vingt minutes en place ; autrement l'effet est fugace et passager.

Lorsque le temps voulu s'est écoulé, on retire l'instrument de la manière suivante : on l'incline de côté et en même temps on comprime assez fortement la peau avec un doigt du côté opposé. De ce double effort en sens inverse il résulte que la peau s'isole dans un point de la circonférence, l'air s'y précipite en sifflant et la ventouse est détachée.

Effets. — Aussitôt que la cloche est appliquée sur la peau, celle-ci se boursouffle, se gonfle et monte dans la ventouse à une hauteur d'autant plus considérable que le vide est plus parfait; en même temps la peau se fronce sur les bords de la ventouse qui la presse plus ou moins violemment; elle rougit, et le malade éprouve un sentiment de tension qui est en rapport direct avec le degré de boursoufflement; quelquefois même il en résulte de la douleur sous les bords de la ventouse.

CHAPITRE XXVII.

MANIÈRE D'APPLIQUER LES TOPIQUES.

Nous croyons utile de terminer ce travail par une description succincte de certains topiques et d'enseigner la manière de les appliquer.

Les topiques médicamenteux sont solides, mous, liquides ou gazeux.

Parmi les substances molles se trouvent les pommades et les emplâtres; nous ne nous étendrons pas sur la manière de se servir de ces topiques; seulement nous recommanderons, toutes les fois qu'on aura besoin d'appliquer un emplâtre, de raser la partie sur laquelle on doit le poser, afin d'éviter la douleur que l'on ferait endurer au malade, lorsqu'on enlèverait l'emplâtre, par l'arrachement des poils: on enlève un emplâtre, en en soulevant peu à peu les bords.

§ 1. — CATAPLASMES.

Les cataplasmes qui sont des médicaments composés de poudres irritantes ou de farines émollientes, délayées de manière à former une bouillie bien liée, s'emploient de diverses manières.

Les *cataplasmes sinapismes* ou rubéfiants s'appliquent toujours à nu sur la peau : leur consistance doit être assez considérable ; car si la matière en était trop molle, presque fluide, son poids ou la pression des pièces de pansement destinées à maintenir l'appareil, la ferait écouler de toutes parts ; ou même, sans donner lieu à cet inconvénient, le cataplasme ne pourrrait pas être enlevé d'une seule pièce, quand on voudrait le changer ; la partie sur laquelle a été appliqué le cataplasme resterait couverte d'une portion de la bouillie qui entre dans sa composition.

D'un autre côté, le cataplasme doit être assez humide pour ne pas se dessécher, et ne pas former une masse dure et inégale qui comprimerait douloureusement les parties malades.

Quant à la manière de préparer un sinapisme, voy. p. 360.

Les *cataplasmes émollients* s'appliquent, soit à nu, soit entre deux linges.

La bouillie du cataplasme se prépare d'une manière bien simple ; il suffit de délayer dans de l'eau les farines dont on veut le composer, de manière à les réduire en une pâte très-claire, puis de faire cuire, en remuant avec une spatule ou une cuillère de bois, jusqu'à consistance convenable.

Cette pâte une fois préparée, on la verse sur le milieu du linge qui doit être un peu plus grand que le cataplasme que l'on veut appliquer; cela fait, on replie ce linge sur lui-même et sur la pâte; il en résulte deux parties, séparées par le cataplasme, dont l'une est supérieure et l'autre inférieure. On appuie légèrement la paume des mains sur la partie supérieure afin d'étendre régulièrement la bouillie, jusqu'à ce qu'elle ne soit plus qu'une couche uniforme, ayant un centimètre et demi à deux centimètres d'épaisseur dans toute son étendue.

Dans un cataplasme émollient, la pâte doit être plus liquide. Ces cataplasmes doivent agir par leur humidité et leur température surtout. Si le cataplasme ne doit pas être appliqué à nu, on place sur la partie malade une pièce de gaze légère ou de mousseline claire.

La température d'un cataplasme ne doit pas s'élever à plus de 32 à 36 degrés, ni descendre au-dessous de 22.

Application d'un cataplasme. — Il faut le prendre par ses bords opposés avec les deux mains, le tenir, autant que possible, horizontalement, de peur que la pâte ne coule et ne se ramasse dans les parties déclives; il faut ne pas le traîner sur la région que l'on veut couvrir et l'étendre promptement. Lorsque le cataplasme est fort large, si l'on veut éviter de le déformer, il faut se faire aider pour le porter, et le prendre par ses quatre angles pour le renverser et l'appliquer d'un coup sur la partie qu'il doit couvrir.

Comme le cataplasme agit surtout par sa température, il faut l'enlever lorsqu'il n'est plus assez chaud, et remplacer par un autre.

Levée d'un cataplasme. — On lève aisément un cataplasme en le saisissant par un de ses bords, et le soulevant doucement, sans le renverser. Si l'on voulait le détacher en le roulant sur lui-même, de dehors en dedans, ou le saisissant par sa surface externe et le ramassant, il ne se séparerait qu'imparfaitement ; une portion de la pâte resterait sur la partie malade, et il faudrait emporter le reste avec une spatule.

§ 2. — CAUSTIQUES.

Les médicaments caustiques sont ceux qui, mis en contact avec nos tissus, les détruisent et les changent en escarre, en se combinant chimiquement avec eux.

Qu'une substance vénéneuse, qu'un virus soit déposé dans un tissu divisé, l'application rapide d'un caustique, que l'on fera agir profondément, déterminera la formation d'une escarre comprenant dans son épaisseur le poison qui allait infecter l'économie. C'est ainsi que chaque jour on entrave dans leur conséquence les virus si redoutables des animaux

25

enragés, des animaux atteints de la fièvre charbonneuse, de ceux affectés de la morve, le venin de
certains reptiles, et le poison des blessures faites
par des armes envenimées.

On emploie encore les caustiques pour produire
sur la peau une perte de substance, qui laisse à sa
suite un ulcère artificiel, un cautère, dont on entretient plus ou moins longtemps la suppuration.

De toutes les circonstances dans lesquelles on
peut employer les substances caustiques, nous ne
parlerons que des suivantes, les autres exigeant des
connaissances médicales et chirurgicales assez étendues.

§ 3. — Cautère.

Lorsque l'on veut établir un *cautère* au moyen
d'une substance escarrotique, voici quel est le procédé à employer :

Après avoir déterminé le point où l'escarre doit
être produite, on applique sur cette partie un morceau de sparadrap de diachylon, de deux centimètres carrés environ, percé d'un trou à la partie
moyenne ; c'est sur la portion de peau laissée à découvert par ce trou que l'on doit placer un petit
fragment de pierre à cautère (potasse caustique),
d'un diamètre trois ou quatre fois moindre que
l'escarre qu'on veut produire.

On recouvre le tout d'un morceau de sparadrap plus grand que le premier, et l'appareil est maintenu en place par une compresse et quelques tours de bande. Après 15 ou 20 heures, on peut lever l'appareil, et alors on trouve une escarre noirâtre, de la grandeur d'une pièce de vingt sous, déjà entourée d'un cercle inflammatoire; on attend la chute de cette escarre, ou on l'incise en croix, afin d'enlever les portions séparées et d'établir plutôt le cautère.

Pour entretenir les cautères, on emploie d'ordinaire des petites boules d'iris percées d'un canal que traverse une petite anse de fil, dont les extrémités sont nouées ensemble. Ces boules, étant très-dilatables, se gonflent par l'humidité, et s'opposent ainsi au rétrécissement qui tend sans cesse à se produire dans l'ulcère; de plus, le fil qui les traverse étant fixé avec une mouche de taffetas d'Angleterre, de timbre-poste, ou de sparadrap de diachylon, au-dessus de l'exutoire, ce fil retient le pois à la même hauteur et lutte avec avantage contre le déplacement des cautères, qui tendent à descendre peu à peu au-dessous du point où ils avaient été placés; enfin ce même fil est fort commode pour retirer la boule de la cavité suppurante. Le pois posé, on le maintient au moyen d'une feuille de lierre, ou, préférablement, d'un morceau de sparadrap de diachylon, qu'on recouvre d'une compresse pliée en plusieurs doubles; puis on assujettit le tout avec un serre-bras ou une bande roulée.

Il se forme très-souvent des fongosités qui tendent à remplir la cavité de l'ulcère et à chasser le pois; aussi est-il nécessaire d'exercer continuellement sur celui-ci une légère pression, que l'on augmenterait d'ailleurs si cette tendance devenait par trop marquée. Les chairs exubérantes peuvent être, en cas de besoin, réprimées par la cautérisation avec la pierre infernale, ou à l'aide de poudre légèrement caustique, telles que celles d'alun, de sulfate de fer. On peut aussi les exciser.

Une suppuration languissante sera ranimée avec une pommade épispastique dont on enduira le pois. Si la suppuration est très-abondante ou répand une odeur fétide, on renouvellera le pansement deux fois par jour. Il faut aussi à chaque pansement laver l'ulcère avec de l'eau tiède ou une décoction de racine de guimauve; on évite ainsi le séjour du pus à la circonférence et l'irritation érysipélateuse qui en est quelquefois la suite. Cette inflammation, si elle était intense, serait d'ailleurs calmée par des applications de cataplasmes émollients et au besoin par la suppression du cautère.

Lorsque l'on veut supprimer un cautère, on cesse l'usage du pois et l'on panse simplement avec du cérat. Mais avant de prendre cette détermination, on fera bien de demander l'avis de son médecin; car il y a urgence d'employer les moyens que conseille une médecine prudente, surtout si le cautère est ancien. Nous avons parlé de ces moyens, à propos de la guérison des vieux ulcères.

§ 4. — MOXA.

On donne le nom de *moxa* à un petit cylindre de matière combustible que l'on fait brûler sur un point donné du tégument, de manière à déterminer la formation d'une escarre qui intéresse une partie ou la totalité de l'épaisseur de la peau, mais sans aller au delà.

Usage. — L'application du moxa produit une irritation fort vive que l'on met chaque jour à profit comme un moyen révulsif des plus énergiques. Son action est utile dans le rachitisme, les caries profondes, les maladies des reins, du foie, les tumeurs blanches, les névralgies, etc.

Les moxas se préparent avec du papier fin, du coton cardé, de la moelle de sureau, du duvet de l'armoise de la Chine. Pour rendre la combustion plus active, on trempe les matières dans une solution de bichromate ou de chromate de potasse; puis on fait avec ces diverses substances des cylindres d'un diamètre proportionné à l'escarre que l'on veut obtenir, d'une hauteur de deux à trois centimètres, et aussi serrés que possible.

On prépare aussi des moxas avec une feuille de papier non collé trempée dans du sous-acétate de plomb et séchée convenablement. Cette feuille ainsi préparée suffit pour confectionner 60 cylindres qui brûleront seuls, et toujours parallèlement à la base.

Application. — On mouille avec un peu de salive la partie sur laquelle doit être appliqué le moxa ; on place à l'entour des linges imbibés d'eau froide pour préserver les parties voisines des flammèches qui peuvent se détacher pendant la combustion ; puis on allume une des extrémités du cylindre à la flamme d'une bougie, de manière que la surface circulaire qui le termine soit également enflammée dans toutes les parties. Le moxa est alors placé par son extrémité non allumée sur la partie à cautériser, où on le maintient à l'aide d'une pince à pansement. On entretient la combustion en agitant l'air soit avec un éventail, un morceau de carton, un soufflet ou un chalumeau. Les moxas imprégnés de nitrate ou de chromate de potasse, ainsi que ceux préparés avec le papier imbibé de sous-acétate de plomb, brûlent tout seuls, sans qu'on soit obligé d'en exciter la combustion.

Effets. — Lorsque la combustion est déjà un peu avancée, le malade commence par sentir une impression de chaleur d'abord assez agréable, mais qui ne tarde pas à devenir cuisante et douloureuse, à mesure que le feu se rapproche des téguments. Vers la fin, d'après le professeur Gerdy, qui l'a éprouvé sur lui-même, la douleur change ; elle devient compressive, semble s'étendre jusqu'aux os, et donne la sensation qu'on éprouverait, si l'on était pressé très-violemment avec un cachet. Il arrive un moment où la souffrance serait intolérable, si elle se prolongeait longtemps à ce degré. La peau, qui d'abord avait rougi, prend bientôt une couleur brunâtre, se dessèche, se ride du centre à la circonférence, se fend avec un craquement qui ressemble à la décrépitation de certains sels ; et lorsque tout le cylindre est brûlé, elle se trouve transformée en escarre dans l'étendue occupée par la base du moxa. La profondeur de cette escarre est en rapport avec la lenteur de la combustion ; cette combustion lente a deux avantages, d'abord de déterminer une irritation plus vive, en second lieu de détruire la peau plus sûrement.

Soins consécutifs. — Le cylindre brûlé, on se borne à coller sur l'escarre un morceau de sparadrap de diachylon, que l'on renouvelle chaque fois qu'il se détache. Le travail éliminatoire n'est guère terminé avant une douzaine de jours. Quant à l'ulcère qui résulte de cette opération, l'escarre une fois tombée, tantôt on le laisse suppurer en le pansant avec du cérat, tantôt on le fait suppurer avec des épispastiques, tantôt on le convertit en cautère en y plaçant un pois.

§ 5. — VÉSICATION.

La *vésication* est une irritation qui détermine la formation d'une *vésicule* séro-albumineuse à la surface de la peau ; on obtient cette irritation par le contact plus ou moins prolongé de médicaments, qui, à raison de cette action, portent le nom de *vésicants*.

Usage. — L'irritation assez énergique que produisent les substances vésicantes, et dont on peut prolonger l'effet en entretenant la suppuration des téguments, est très-fréquemment mise à profit en médecine et en chirurgie.

Parties sur lesquelles on peut appliquer les vésicatoires. — Les vésicatoires peuvent être appliqués sur toutes les parties du corps, suivant l'effet que l'on veut produire ; il est cependant certaines parties sur lesquelles on les met de préférence : à la nuque, derrière les oreilles, à la face externe du bras, sur le thorax, à la face interne des jambes et des cuisses.

Application. — Il y a un assez grand nombre de procédés pour dépouiller le tégument de son épiderme. Les uns agissent immédiatement ou presque immédiatement ; les autres exigent un temps plus long, de trois à douze ou quinze heures, pour produire leur effet. Cette différence dans la rapidité de la vésication est fort utile à connaître, suivant l'indication que l'on se propose de remplir, suivant que l'effet doit être prompt et énergique, ou bien au contraire lent et gradué. Dans cette étude sur les vésicatoires nous parlerons de la vésication rapide, de la vésication lente et du pansement des vésicatoires.

I. *VÉSICATOIRES INSTANTANÉS.*

On a souvent besoin d'une révulsion instantanée et puissante, dans le cas d'apoplexie cérébrale par exemple, après la saignée. D'autres fois on veut seulement dénuder rapidement le derme, pour introduire dans l'économie des substances qui se laissent absorber ; les principaux moyens d'arriver à ce but sont les moyens suivants :

1º *La pommade ammoniacale de Gondret.* — Voici la manière d'obtenir une vésication très-prompte avec ce caustique. On taille un morceau de linge de la grandeur que l'on veut donner au vésicatoire ; on étend sur ce linge une couche fort mince de la pommade ammoniacale, et on l'applique sur l'endroit voulu. La couche de pommade ne doit pas avoir plus de deux millimètres d'épaisseur; autrement on aurait plutôt une cautérisation de la peau qu'un soulèvement de l'épiderme. A peine l'application a-t-elle eu lieu, que le malade ressent une chaleur, puis une douleur assez vive, la peau rougit, se gonfle, et bientôt une sécrétion sous-épidermique a lieu et il se forme une ampoule qui occupe l'étendue sur laquelle on a fait agir la pommade. Ordinairement il ne faut pas vingt minutes pour que l'effet soit produit; l'on doit surveiller cette petite opération; car si le contact était trop longtemps prolongé, il pourrait en résulter une mortification du derme. On peut donc soulever de temps en temps un coin de la compresse, pour voir où en est le travail et ne pas lui laisser franchir certaines limites. Cette précaution est surtout importante, quand on a affaire à une femme ou à un enfant dont la peau est très-fine et très-délicate; chez eux la phlegmasie marche avec beaucoup plus de rapidité.

2º *L'ammoniaque liquide* est quelquefois employée seule à l'état de concentration et de la manière suivante : on en imbibe un morceau d'amadou taillé dans les dimensions du vésicatoire que l'on veut établir, et en quelques minutes l'épiderme est séparé.

3° *L'eau bouillante* détermine presque instantanément la vésication. On plonge dans le liquide à l'état d'ébullition une compresse pliée en plusieurs doubles et dont les dimensions ont été déterminées à l'avance, on l'applique sur la peau et on la retire aussitôt. Prolongé seulement pendant une minute, le contact de l'eau bouillante donnerait lieu à la formation d'une escarre. Il n'est pas nécessaire d'ajouter que dans une semblable opération il faut se servir de pinces à pansement.

4° Enfin on laisse pendant quelque temps un marteau dans l'eau bouillante, et on le porte sur un point du tégument où l'on veut établir un vésicatoire. Il ne faut pas que le contact excède la durée de quelques secondes.

II. *VÉSICATION LENTE.*

Plusieurs moyens existent pour obtenir cette vésication ; mais comme le plus facile est l'emploi des emplâtres de cantharides, nous ne ferons mention que de celui-ci et nous décrirons de suite son application.

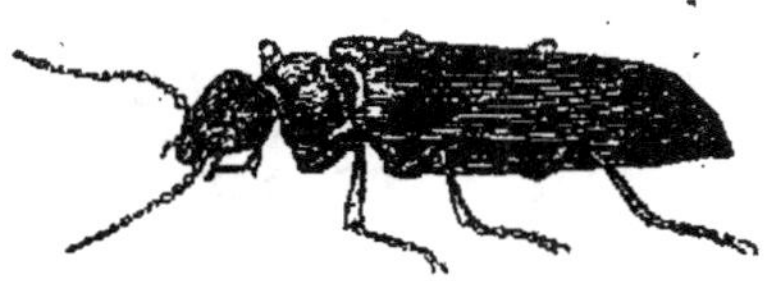

Fig. 48. — CANTHARIDES.

La partie sur laquelle on veut agir ayant été préalablement rasée, et au besoin stimulée par quelques frictions de vinaigre ou d'alcool, on y applique l'emplâtre que l'on aura eu la précaution de chauffer un peu, si c'est l'hiver, afin que, se trouvant légèrement ramolli, il s'adapte avec plus d'exactitude. Pour le fixer avec plus de solidité, on appliquera par-dessus deux bandelettes de diachylon, larges comme le doigt et assez longues pour qu'elles dépassent de chaque côté l'emplâtre d'une dizaine de centimètres environ ; on peut les disposer en croix, le point d'intersection des bandelettes répondant au centre de l'emplâtre, ou bien parallèlement et à quelque distance l'une de l'autre. Il est important de fixer solidement le vésicatoire ; sans cette précaution il pourrait descendre du lieu où il a été placé, et étendre par conséquent son action sur une surface beaucoup plus grande qu'on ne le voulait, ce qui dans certaines circonstances et chez certaines personnes pourrait avoir de véritables inconvénients. Enfin cet usage des agglutinatifs est en quelque sorte indispensable, parce que le bandage de linge que l'on appliquerait seul par-dessus le vésicatoire le maintiendrait mal.

Effets des cantharides sur la peau. — Peu de temps après leur application, la peau s'injecte, rougit, devient douloureuse, se gonfle et bientôt une sécrétion s'opère entre le derme et l'épiderme ; celui-ci se trouve soulevé, et au bout de quinze à vingt heures une grande ampoule existe dans toute l'étendue occupée par l'emplâtre épispastique. Le liquide renfermé dans cette ampoule ou vessie est une sérosité albumineuse plus ou moins ténue, ordinairement transparente ou jaunâtre ; quelquefois le liquide est assez épais, et au lieu de s'épancher en un seul foyer, il infiltre le tissu cellulaire ou les adhérences qui unissent l'épiderme au derme, et forme un épanchement qui donne à l'ampoule du vésicatoire l'aspect d'une gelée de viande.

Outre cette action sur la peau, les cantharides ont parfois une action spéciale sur l'appareil urinaire qu'elles irritent et enflamment : de là, de la difficulté à uriner et quelquefois des sécrétions avec du sang. Pour éviter ces accidents, dus évidemment à l'absorption des principes actifs de la cantharide, on prendra la précaution de camphrer la surface de l'emplâtre épispastique.

III. *PANSEMENT DES VÉSICATOIRES.*

Le pansement des vésicatoires varie suivant qu'on se propose de faire sécher immédiatement la surface irritée de la peau, comme dans les vésicatoires volants, ou de la faire suppurer en entretenant un vésicatoire permanent.

1º *Vésicatoires volants.* — On désigne ainsi ceux qu'on laisse sécher aussitôt que la vésication est produite. Dans ce cas, après avoir enlevé l'emplâtre soulevé par l'accumulation de la sérosité sous l'épiderme, on incise celui-ci avec une lancette ou des ciseaux, et on laisse écouler tout le liquide qu'il renferme ; le plus souvent l'accumulation de la sérosité forme une poche qu'il suffit de percer dans un endroit pour la vider ; mais s'il y a infiltration gélatiniforme du tissu sous-épidermique, il faut percer chaque vésicule. Dans l'un et l'autre cas, on enlève quelquefois l'épiderme pour produire une irritation plus vive.

Cette dernière opération peut causer des douleurs cruelles et provoquer, par suite du contact de l'air sur la surface dénudée de la peau, des convulsions terribles chez une personne nerveuse.

Pour obtenir une prompte dessication et, en même temps, calmer les douleurs qu'entraîne l'action des substances vésicantes, on enduit de cérat bien frais une lame de linge fin, une feuille de papier doux et non collé. Cette feuille, ainsi préparée et graissée, est placée sur la surface du vésicatoire, qui est restée recouverte de son épiderme affaissé et flétri. Quelques compresses et un bandage approprié complètent l'appareil. Ce pansement doit être renouvelé tous les jours, jusqu'à ce qu'un nouvel épiderme se soit reproduit sous celui qui avait été décollé. Il est rare que la formation du nouvel épiderme dépasse cinq ou six jours. Le cérat est préférable au beurre pour sécher un vésicatoire, et il a l'avantage sur ce dernier de ne pas se rancir et de ne pas répandre une odeur très-désagréable.

2° *Vésicatoires permanents.* — Lorsque l'on veut faire suppurer un vésicatoire, il faut enlever l'épiderme en totalité ou en grande partie. Pour cela, on saisit largement avec des pinces à pansement ou avec les doigts la partie la plus saillante de l'ampoule, et, avec des ciseaux, on coupe circulairement l'épiderme au niveau de ses adhérences avec la partie restée saine ; on l'emporte ainsi d'un seul coup, s'il est possible. Le premier jour après le décollement de l'épiderme, on met en usage le même pansement au cérat ou au beurre frais indiqué pour les vésicatoires volants. Cette pratique est nécessaire pour ne pas ajouter à la douleur, fort vive, occasionnée par l'action vésicante et surtout par le contact de l'air sur la peau vive ; mais, à dater du second jour, il faut employer des substances irritantes propres à déterminer la suppuration. Il y en a de deux sortes : les pommades ou onguents épispastiques, qu'il faut étendre sur une feuille de bette ou de poirée, ou de papier brouillard, et des papiers préparés tout exprès pour cet usage.

Effets et soins consécutifs. — Dans le pansement des vésicatoires, il peut survenir plusieurs accidents dont on doit être averti. Quelquefois la surface dénudée s'enflamme, devient rouge, grenue, saignant au moindre contact ; en même temps, la suppuration se tarit, ou du moins est sanieuse et en petite quantité. Il faut suspendre alors les épispastiques, faire des lotions émollientes de guimauve, appliquer des cataplasmes de fécule de pomme de terre, afin de faire disparaître l'inflammation et l'irritation. Les choses ramenées à leur ancien état, on reprend le pansement ordinaire.

Les mêmes moyens conviennent, lorsqu'une rougeur érysipélateuse se manifeste autour du vésicatoire, qu'il survient des vésicules ou de petites pustules à base rouge et enflammée. Il est bon aussi, dans ce cas, quand le vésicatoire n'est pas lui-même trop irrité, de continuer l'usage des épispastiques, et de placer, par-dessus l'emplâtre suppuratif, une grande feuille de papier brouillard enduite de cérat simple ou saturné, et qui recouvre toute la partie frappée d'inflammation.

Il se forme souvent sur le derme mis à nu des pellicules ou fausses membranes, qui peuvent acquérir une certaine épaisseur. Ces fausses membranes sont d'un gris verdâtre ou même noirâtre, et simulent au premier abord des escarres gangréneuses ; mais l'examen le plus léger suffit pour faire voir qu'elles sont dues au dépôt d'une matière coagulable et non à une destruction du derme, qui reste au-dessous dans son intégrité. Il est des personnes chez lesquelles il est impossible d'établir des vésicatoires à demeure, parce qu'ils se recouvrent presque immédiatement de ces matières concrescibles et ne suppurent qu'avec une extrême difficulté. Dans ce cas, il faut modifier la nature vicieuse de l'irritation, faire d'abord tomber ces fausses membranes au moyen de cataplasmes émollients, puis appliquer des suppuratifs, tels qu'un mélange de cérat et de pommade verte de cantharides, ou de pommade jaune de garou en proportion convenable, ou bien encore faire suppurer avec des papiers épispastiques, dont les numéros sont gradués. Lorsque les fausses membranes sont peu larges et peu épaisses, on les soulève facilement avec l'extrémité arrondie d'un couteau mince et flexible, et il s'écoule alors un peu de sang ; il n'en résulte qu'un dégorgement avantageux pour la surface ulcérée.

D'autres fois, ce sont des fongosités saignantes ou molles et décolorées qui recouvrent tout le vésicatoire. Il faut les réprimer avec le nitrate d'argent fondu, ou bien en les saupoudrant de substances cathérétiques pulvérisées, telle que l'alun.

Chez quelques personnes nerveuses, les vésicatoires sont très-douloureux, surtout dans les changements de temps ; quelques lotions avec de la décoction de têtes de pavot ou de guimauve, additionnées d'une vingtaine de gouttes de laudanum de Sydenham, suffisent ordinairement pour les calmer; si elles étaient continuelles, on ferait incorporer à la pommade épispastique 25 ou 30 centigrammes d'extrait d'opium pour 30 grammes de pommade.

Si la surface, au lieu d'être rouge et enflammée, comme nous l'avons supposé d'abord, était pâle, il faudrait l'exciter par des lotions vineuses ou du quinquina en poudre.

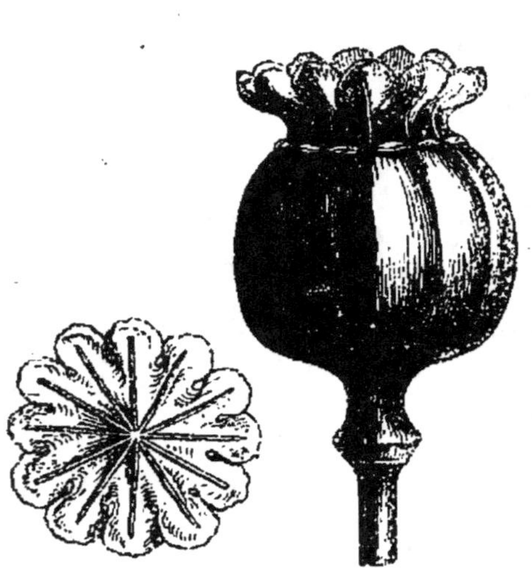

Fig. 49 et 50.
PAVOT ET COUPE DE LA TÊTE DE PAVOT.

L'usage du charbon en poudre, des acides végétaux, tel que le citron, conviendrait, si des escarres se manifestaient sur le vésicatoire, comme cela se voit dans les fièvres graves.

Un inconvénient qui se présente chez quelques personnes, c'est une tendance de l'exutoire à prendre des dimensions de plus en plus considérables. Pour obvier à cette tendance, on applique sur la partie malade un morceau de linge ou de papier brouillard revêtu d'une couche de cérat et présentant à son centre une ouverture égale à l'étendue que l'on veut laisser au vésicatoire ; sur cette ouverture est appliqué l'emplâtre suppuratif. A l'aide de ce procédé et en diminuant peu à peu les dimensions de la perforation, on arrive à rétrécir progressivement et enfin à sécher complétement l'exutoire.

On a remarqué que les vésicatoires avaient quelquefois des tendances à descendre ; on peut obvier à cet inconvénient en plaçant l'emplâtre suppuratif de manière que son bord supérieur dépasse un peu celui de la surface dénudée, et en le fixant dans cette situation à l'aide d'une bandelette agglutinative.

Lorsque l'on veut sécher un exutoire établi depuis longtemps, outre les précautions que l'on doit prendre et pour lesquelles on doit toujours consulter son médecin, il faut surveiller la cicatrisation, pour éviter qu'il ne reste des fongosités exubérantes qui forment des reliefs et quelquefois de petites tumeurs pédiculées. On les brûlera avec la pierre infernale, ou, plus simplement, on les réséquera avec des ciseaux courbes. Ces fongosités sont des produits de nouvelle formation, qu'il faut quelquefois tondre souvent sur les vieux vésicatoires, parce qu'elles pullulent si vite, que le nitrate d'argent est insuffisant pour les détruire.

CHAPITRE XXVIII.

CONTRE-POISONS.

Certains poisons se trouvant à la disposition de beaucoup de monde, nous terminerons ce travail par un aperçu des soins à donner immédiatement dans les cas d'empoisonnement, la promptitude du secours étant toujours, pour ces sortes d'accidents, une chance de succès. Si les personnes qui nous liront savent mettre à profit ces quelques notions, elles ne perdront pas le temps qui s'écoule entre l'accident et l'arrivée plus ou moins rapide du médecin.

Nous ne parlerons pas de la classification que les savants ont faite des poisons, et nous entrerons de suite en matière par des considérations générales sur le traitement.

Deux époques doivent être distinguées dans le traitement de l'empoisonnement.

1º Il n'y a pas longtemps que le poison a été avalé; il se trouve dans le canal digestif. Il faut alors, autant que possible, l'empêcher d'agir, en le chassant soit par le haut, soit par le bas, ou bien en le combinant avec une substance qui neutralise ses propriétés vénéneuses; ce but étant obtenu, on doit combattre les symptômes qui ont été déterminés par le poison à l'aide de moyens qui varient suivant les cas.

2º Le poison est avalé depuis longtemps ; des vomissements, des selles ont eu lieu ; tout annonce que la substance vénéneuse, qui n'a point agi, a été entièrement expulsée : on compromettrait la vie du malade, si, dans ce cas, on s'obstinait à vouloir décomposer le poison. Il faut tout simplement s'opposer aux progrès de la maladie par les moyens appropriés, ce qui est du ressort du médecin.

Pour débarrasser le malade de la substance vénéneuse, on cherche à déterminer le vomissement, ce qui s'obtient par deux sortes de médicaments : les uns sont vraiment émétiques, tels sont l'émétique, le sulfate de zinc, etc.; on en fait usage lorsque la substance vénéneuse introduite dans l'estomac n'est point irritante ; les autres sont aqueux, mucilagineux, adoucissants, et ne font vomir qu'en distendant l'estomac et le forçant à se contracter ; on les emploie dans les empoisonnements par les poisons irritants, âcres et corrosifs : il est clair que, dans ce cas, il serait dangereux d'avoir recours à des vomitifs énergiques qui augmenteraient l'irritation de l'estomac.

Il est souvent avantageux d'introduire ces évacuants dans l'estomac à l'aide d'une sonde, à laquelle on adapte la canule d'une seringue : par ce moyen, qui ne peut être employé que par un médecin, on a l'avantage d'introduire des liquides dans l'estomac et de les retirer à volonté. On doit y avoir recours lorsque l'émétique ou les boissons prescrites ne déterminent pas le vomissement, ou que le malade ne peut pas avaler, soit parce qu'il éprouve un resserrement convulsif des mâchoires, une constriction à la gorge, ou pour toute autre cause.

On désigne sous le nom de *contre-poison* ou d'*antidote* toute substance jouissant des propriétés suivantes :

1o Elle doit pouvoir être prise à grande dose, sans aucun danger ;

2o Elle doit agir sur le poison, soit liquide, soit solide, à une température égale ou inférieure à celle de l'estomac ;

3o Son action doit être prompte ;

4o Elle doit être susceptible de se combiner avec le poison, ou de le décomposer au moyen des sucs que l'estomac peut contenir ;

5o En agissant sur le poison, elle doit le dépouiller de toutes ses propriétés délétères.

Les *contre-poisons* peuvent être divisés en deux sections : 1o Ceux qui annulent complétement les qualités délétères des poisons, tels sont les sulfates solubles pour les sels de plomb, les chlorures solubles pour les sels d'argent, etc.; 2º ceux qui diminuent notablement les effets funestes des poisons, tels sont l'albumine pour les sels de mercure et de cuivre, la noix de galle pour l'opium.

Comme nous l'avons dit plus haut, il n'y a qu'un médecin qui puisse discerner ce qu'il convient de faire, lorsqu'il y a longtemps que le poison a été avalé; aussi ne nous permettrons-nous pas de donner des préceptes généraux à cet égard, et passerons-nous de suite à la description des symptômes généraux, ainsi qu'à celle du traitement général de l'empoisonnement par les irritants, pour passer ensuite à celle des symptômes et du traitement de l'empoisonnement par les substances dont l'usage journalier expose le plus à ce genre d'accident.

Symptômes produits par les poisons irritants. — Les symptômes produits par les substances irritantes introduites dans le canal digestif dépendent presque tous des lésions de ce canal, du système nerveux et du système de la circulation. Ces symptômes sont une ardeur et une constriction à la bouche, à la langue, à l'œsophage, à l'estomac et aux intestins; des douleurs atroces dans toute l'étendue du canal digestif, principalement dans l'estomac et l'œsophage; le hoquet, des nausées fréquentes, des vomissements douloureux, opiniâtres, quelquefois sanguinolents, et qui font craindre la suffocation; des déjections sanguinolentes, avec ou sans ténesme (épreintes); pouls petit, serré, fréquent, souvent imperceptible; respiration gênée, accélérée; froid glacial; quelquefois cependant chaleur intense, soif inextinguible; difficulté douloureuse d'émettre les urines, qui quelquefois ne viennent que goutte à goutte avec une très-vive douleur, et d'autres fois sont entièrement supprimées; sueur froide; décomposition subite des traits du visage; perte de la vue; rire sardonique; convulsions et contorsions horribles; dépravation des facultés intellectuelles. Assez généralement l'intensité de l'inflammation est telle, que les individus sont plongés dans un grand état d'abaissement; incapables de faire le moindre effort et de se soutenir, ils ne donnent que de légers signes de vie.

La description qui précède offre le résumé de ce qui a été vu dans de nombreux empoisonnements par les irritants, mais non pas ce que l'on remarque dans chaque cas particulier, où plusieurs de ces symptômes peuvent manquer.

Traitement. — Si le temps écoulé depuis l'empoisonnement ne permet plus d'espérer des avantages marqués de l'emploi des contre-poisons, ou que la substance vénéneuse avalée soit du nombre de celles dont on ne connaît pas encore le contre-poison, il faudra recourir aux médicaments qui peuvent calmer, diminuer et même faire disparaître les symptômes de l'empoisonnement : ainsi après avoir favorisé le vomissement à l'aide d'abondantes boissons mucilagineuses et tièdes, et même au moyen de l'eau froide, on emploiera les saignées générales et locales ; et dans le cas où le vomissement serait trop violent, on pourrait recourir à l'emploi de quelques gouttes de laudanum ; on se trouverait bien aussi de l'usage de la glace.

§ 1. — EMPOISONNEMENT PAR LE PHOSPHORE.

Le phosphore se trouvant entre les mains de tout le monde sous la forme d'allumettes, est souvent cause d'accidents d'empoisonnement, bien que le phosphore amorphe qu'on emploie soit beaucoup moins dangereux.

Symptômes et lésions de tissu produits par le phosphore. — Les symptômes et les lésions de tissu auxquels le phosphore donne naissance varient suivant la dose et l'état de division dans lequel il se trouve lorsqu'il est ingéré.

1o S'il est solide, en petits cylindres, et que l'estomac soit rempli d'aliments, les symptômes ne se déclareront que quelques heures après qu'il aura été avalé, et ils seront en tout semblables à ceux qui caractérisent l'inflammation de l'estomac et des intestins.

2º Si le phosphore a été auparavant dissous dans un véhicule, quel que soit l'état dans lequel se trouve l'estomac, et que la dose soit de 1 à 10 centigrammes, il excitera puissamment le système nerveux et surtout les organes urinaires; le pouls sera plus fort et plus fréquent; la chaleur sera augmentée, ainsi que les forces musculaires; la sueur deviendra très-abondante, et la sécrétion urinaire augmentera dans la même proportion. Si la dose est plus forte, et quelquefois même à la dose de quelques centigrammes, les souffrances les plus cruelles, les vomissements les plus opiniâtres et les symptômes nerveux les plus alarmants se manifesteront et annonceront une mort prochaine.

S'il est appliqué à l'extérieur, il enflammera les tissus et produira des brûlures profondes.

Traitement. — Lorsque le phosphore a été pris à l'état solide, l'indication la plus pressante est d'administrer 10, 15 centigrammes d'émétique dans un demi-verre d'eau; par ce moyen on parviendra facilement à faire rejeter le poison avant qu'il ait eu le temps d'agir, ou du moins avant qu'il ait produit aucune action marquée. S'il a été ingéré dans un grand état de division, il faut faire prendre sur-le-champ au malade d'*abondantes* boissons d'eau contenant de la magnésie en suspension ou du bicarbonate de soude, de la craie. Car, 1° ces boissons rempliront l'estomac de liquide, en chasseront l'air atmosphérique, et le phosphore ne pourra plus brûler avec la même rapidité; 2° elles favoriseront le vomissement en distendant considérablement l'estomac, sans ajouter à l'irritation que la substance vénéneuse aurait déjà pu produire; 3° elles satureront les acides hypophosphoriques et phosphoriques, en les transformant au fur et à mesure de leur formation en hypophosphate et phosphate de magnésie ou de chaux et les empêcheront ainsi de corroder les tissus avec lesquels ils sont en contact.

Si, malgré ce traitement, l'inflammation gastro-intestinale se manifestait, ou que le malade devienne en proie à des symptômes nerveux alarmants, ce serait au médecin à aviser.

§ 2. — EMPOISONNEMENT PAR LES ACIDES.

(Parmi les acides doit être rangé le *bleu* en liqueur, qui est une dissolution d'indigo dans de l'acide sulfurique.)

Symptômes généraux. — Ces symptômes varient d'intensité suivant le degré de concentration des acides.

A peine ces acides ont-ils été avalés, que l'on observe la plupart des symptômes suivants : chaleur brûlante dans la bouche, l'œsophage et l'estomac ; douleur vive, dégagement de gaz, rapports abondants, nausées et hoquet ; douleurs croissantes à la gorge et dans la région épigastrique ; bientôt vomissements répétés et excessifs de matières liquides et solides, parfois sanguinolentes, rougissant le tournesol et produisant une sorte d'effervescence ou de bouillonnement sur le sol ; saveur et quelquefois odeur particulière des matières vomies, très-sensible pour le malade et l'observateur ; persistance de cette saveur et de cette odeur dans les intervalles des vomissements, et même lorsqu'ils ont cessé ou qu'ils n'ont pas eu lieu pour une cause quelconque ; tuméfaction du ventre, tension assez grande et sensibilité exquise au moindre contact ; sentiment de froid à l'extérieur du corps ; horripilation de temps à autre ; membres quelquefois glacés et particulièrement les membres abdominaux ; pouls petit, enfoncé, quelquefois précipité et dans certains cas tremblotant ; anxiétés horribles, agitation continuelle, contorsions en tous sens ; mouvements convulsifs des lèvres, de la face, des membres ; angoisses inexprimables ; poids des couvertures insupportable ; insomnies prolongées ; région épigastrique gonflée et dure au toucher ; soif extrême, sentiment douloureux toutes les fois que le malade prend la plus petite quantité de boisson ; douleur souvent déchirante , sentiment de corrosion, quelquefois simples tranchées ; dans certains cas douleurs sourdes et très-légères, peu ou presque point d'agitation ; calme trompeur par l'effet de la contrainte morale ou le haut degré de la désorganisation intérieure et apparence illusoire d'amélioration.

Déglutition difficile, ténesme, constipation opiniâtre ; envie d'uriner sans pouvoir y satisfaire ; physionomie singulièrement altérée, lorsque les douleurs sont excessives, portant l'empreinte et de la souffrance la plus vive et de l'affection morale la plus profonde ; les facultés intellectuelles conservent le plus souvent leur intégrité ; pâleur, faiblesse, haleine extrêmement fétide ; dans quelques cas visage plombé ; sueurs froides , gluantes, onctueuses et grasses, ramassées en grosses gouttes ; souvent espèce d'embarras, d'oblitération à la gorge ; il n'est pas rare de voir l'intérieur de la bouche et des lèvres brûlé, épaissi et rempli de plaques blanches ou noires, qui, en se détachant, irritent le malade et provoquent une toux fatigante ; alors la voix est altérée ; impatience de placer les bras hors du lit, quelquefois de se lever ; il y a parfois une éruption douloureuse à la peau.

Au bout de trois ou quatre jours, détachement partiel ou exfoliation totale de la membrane muqueuse ; lambeaux flottants dans l'intérieur du pharynx, gênant la respiration et la déglutition, altérant le son de la voix ; le pouls devient faible, abattu, irrégulier, inégal, parfois intermittent, le plus souvent misérable, constamment précipité.

Les douleurs dans le ventre sont un signe que le poison est descendu dans les intestins ou qu'il s'est épanché dans la cavité abdominale par des crevasses faites à quelques portions du canal alimentaire. Lorsqu'on avale peu d'acide, la douleur est en général très-vive, et lorsqu'on en prend beaucoup, elle est moins intense : dans le premier cas, le caustique agit en largeur ; il ne cautérise que l'épaisseur de la membrane muqueuse, les réseaux nerveux ne sont altérés qu'en partie, ils sont violemment irrités ; dans le second cas, au contraire, tout est frappé de mort ; les nerfs sont détruits et désorganisés. On voit, d'après ce qui précède, que l'absence de douleur est d'un mauvais présage ; ce calme trompeur succède à la cautérisation et précède le développement de l'inflammation des organes cautérisés.

Traitement. — Les acides peuvent tous être saturés par la magnésie et donner des sels qui n'exercent aucune action nuisible sur l'économie animale ou qui sont tout au plus légèrement purgatifs. On doit 1° recourir à la magnésie comme contre-poison

des acides, et à son défaut, à la craie délayée dans
de l'eau ou à une solution de savon (2 ou 3 grammes
de savon délayé dans un verre d'eau); 2° la seconde
indication, qui est du ressort du médecin, est de
combattre l'inflammation produite par l'acide qui a
déjà exercé son action funeste.

Indépendamment des antidotes indiqués ci-dessus, on aura recours à des boissons douces et mucilagineuses, telles que les eaux légères de lin, de
guimauve, de gomme arabique. Ces liquides auront
le double avantage de favoriser le vomissement et
de diminuer l'inflammation gastro-intestinale.

§ 3. — EMPOISONNEMENT PAR LA POTASSE.

Symptômes. — Une saveur âcre, urineuse et
caustique, une chaleur vive à la gorge, des nausées,
des vomissements de matières souvent sanguinolentes, alcalines, rétablissant la couleur bleue du
papier de tournesol rougi par un acide et faisant
pour l'ordinaire effervescence avec les acides. Diarrhée abondante, douleur très-vive à la région de
l'estomac, coliques atroces, convulsions, altération
des facultés intellectuelles, etc. Si la potasse a été
avalée à une dose un peu forte, la mort ne tarde
pas à survenir.

Traitement. — Eau légèrement vinaigrée donnée en abondance; ce médicament a le double avantage de neutraliser l'alcali libre et de favoriser le vomissement. Dès les premiers instants de l'accident, on se hâtera de gorger le malade d'eau froide et de boissons mucilagineuses et adoucissantes.

§ 4. — EMPOISONNEMENT PAR L'ACIDE ARSÉNIEUX.

Cet acide, connu généralement sous le nom d'*arsenic*, est de tous les poisons celui qui occasionne le plus d'accidents. Les symptômes de cet empoisonnement varient suivant les doses d'acide arsénieux, la forme sous laquelle il a été pris (dissolution, fragments ou poudre fine), l'état de plénitude ou de vacuité de l'estomac, l'état antérieur du canal digestif, qui peut être sain ou malade, la constitution et l'âge de l'individu.

Symptômes. — Voici l'abrégé des principaux symptômes divisés en plusieurs groupes.

1º Saveur à peine sensible au moment de l'ingestion et tout au plus légèrement âpre et nullement corrosive; bientôt après, salivation abondante, crachotement continuel; constriction du pharynx et de l'œsophage; agacement des dents, nausées, vomissements. Ceux-ci se manifestent plus ou moins rapidement, suivant que le poison a été pris dissous,

en poudre ou en morceaux; ils se répètent quelquefois à des intervalles fort rapprochés et persistent
pendant des heures entières, un, deux ou plusieurs
jours; les matières vomies sont muqueuses ou bilieuses, parfois mêlées de sang, et contiennent de
l'acide arsénieux en dissolution, ou sous forme de
poudre ou de fragments. Anxiétés, défaillances fréquentes; ardeur dans la partie supérieure du ventre;
douleur avec un sentiment de brûlure dans la région
de l'estomac, qui ne peut pas supporter les boissons
les plus douces; soif intense; coliques, déjections
alvines fréquentes, verdâtres ou noirâtres, et d'une
horrible fétidité; hoquet; pouls accéléré, développé,
irrégulier et quelquefois intermittent; battements de
cœur forts et inégaux; respiration fréquente et gênée; chaleur vive sur tout le corps; démangeaison
à la peau qui se couvre de sueurs; éruption, surtout
à la partie antérieure de la poitrine, de boutons mi-
liaires non vésiculeux, ou de pustules qui ne tardent pas à brunir; quelquefois cette éruption a l'aspect de petites ampoules, semblables à celles que
produisent les piqûres d'orties; le visage est coloré
et animé, les yeux brillants et injectés, la tête douloureuse, un léger délire accompagne ces accidents;
l'urine, souvent rare, est rouge et, dans certains
cas, sanguinolente; les pieds et les mains sont le
siége de douleurs intenses, ou bien ils sont insen-

27

sibles et comme paralysés. Cet état persiste un ou plusieurs jours, et se termine par la guérison et, le plus souvent, par la mort. Celle-ci est précédée, le plus ordinairement, de convulsions presque toujours atroces, de contorsions horribles et de douleurs excessivement aiguës. Si la guérison a lieu, il n'est pas rare d'observer pendant plusieurs mois et même pendant des années, une gêne dans les mouvements des bras et des jambes, dont les articulations restent souvent tuméfiées et douloureuses. L'ensemble de ces symptômes ne se remarque guère chez le même individu ; toutefois, si la maladie dure quelques jours, il peut arriver qu'ils se manifestent presque tous à des époques différentes.

2° Si la dose du poison ingéré est plus forte, les malades, après avoir éprouvé des vomissements, des douleurs abdominales, etc., sont comme foudroyés, et ressemblent jusqu'à un certain point à ceux qui seraient atteints du choléra asiatique ; les traits de la face sont promptement altérés ; la peau est pâle ; quelquefois violacée et couverte de sueurs froides, les malades ressentent un froid glacial ; le pouls est fréquent, petit, filiforme et parfois insensible ; une vive anxiété précordiale et des syncopes fréquentes se manifestent ; la respiration s'embarrasse, l'affaissement devient de plus en plus grand, et la mort arrive quelques heures après l'invasion des accidents, quelquefois sans avoir été précédée de convulsions.

3° Dans certains cas fort rares, les individus périssent sans avoir éprouvé d'autre symptôme que des syncopes souvent légères.

Traitement. — Se hâter de provoquer le vomissement, et faire prendre au malade, à plusieurs reprises et à de courts intervalles, 4 à 6 grammes de peroxyde de fer hydraté non arsenical, après l'avoir écrasé et délayé dans 40 ou 50 grammes d'eau froide, et mieux encore tiède. On ne devra pas négliger de chatouiller le gosier à l'aide d'une plume ou du doigt. L'efficacité de ce moyen est telle qu'il est rare de voir succomber des individus empoisonnés par l'arsenic, quand ils ont *abondamment vomi*, peu de temps après l'injection du poison, soit l'acide arsénieux en nature, soit l'arsénite de fer qui s'est formé dans l'estomac au contact du peroxyde de fer.

Si plusieurs heures s'étaient déjà écoulées depuis l'empoisonnement, le poison se trouvant alors en partie dans le canal intestinal, on suivrait le même traitement; et dans le cas où il n'y aurait pas d'évacuations par le bas, on administrerait un purgatif, en aidant l'action de ce purgatif à l'aide d'un demi-lavement d'eau tiède.

Dès qu'on suppose que la majeure partie de l'acide arsénieux contenu dans le canal digestif aura été expulsé par les vomissements et les selles, on devra recourir à l'emploi de liquides doux et diurétiques donnés en abondance, afin d'éliminer par l'urine la portion arsenicale absorbée et portée dans les tissus. Ces liquides diurétiques devront être composés de trois litres d'eau, d'un demi-litre de vin blanc, d'un litre d'eau de Seltz et de 30 à 40 grammes de sel de nitre. Seulement, il faut avoir la précaution de ne pas les donner dans la première période de l'empoisonnement; car alors ils auraient l'inconvénient grave de dissoudre l'arsenic et de favoriser ainsi l'absorption.

§ 5. — Empoisonnement par l'émétique.

Symptômes généraux. — Ils peuvent être réduits aux suivants : goût métallique; nausées, vomissements abondants; hoquet fréquent; douleurs et chaleur brûlante à la région supérieure du ventre et à celle de l'estomac; coliques abdominales; météorisme; selles copieuses, syncopes; pouls petit, concentré et accéléré; peau froide; quelquefois chaleur intense; respiration difficile; vertiges; perte de connaissance; mouvements convulsifs; crampes très-douloureuses dans les jambes; prostration des forces; mort. Quelquefois à ces symptômes se joint une grande difficulté d'avaler; la déglutition peut être

suspendue pendant quelque temps; les vomissements et les déjections alvines n'ont pas toujours
lieu ; ce qui augmente, en général, l'intensité des
autres symptômes.

Traitement. — Plusieurs indications se présentent : 1º Si le sel émétique a occasionné des vomissements abondants peu de temps après avoir été
pris, que le malade ne se plaint pas de vives douleurs et n'a pas de mouvements convulsifs, des liquides mucilagineux (eau de gomme, décoction de
graines de lin, etc.) pris à la dose de 30 à 40 grammes à la fois suffiront pour rétablir la santé.

2º Si l'individu empoisonné n'a eu aucun vomissement, même après avoir avalé un ou deux grammes d'émétique, il faut sur-le-champ avoir recours
à la titillation de la luette et au chatouillement du
gosier. Si malgré l'emploi de ces moyens on ne parvient pas à faire vomir, on doit, sans délai, administrer une forte décoction de quinquina ou de noix
de galle, à la température de 30º à 40º. L'observation suivante, tirée du *Journal général de médecine*
(mai 1825), est une preuve de l'efficacité du quinquina dans l'empoisonnement par l'émétique. «La
femme d'un pharmacien, âgée de 23 ans, d'une faible santé et d'une très-grande susceptibilité nerveuse, avale par mégarde et d'un seul trait un verre
d'une dissolution contenant environ trois grammes

et demi d'émétique. Le docteur Sauveton, appelé dix minutes après, la trouva couverte d'une sueur froide. Elle pensait que les secours de l'art ne la retireraient pas de l'état affreux où elle était, à cause de la grande quantité d'émétique qu'elle avait prise. Redoutant chez cette dame des accidents graves, qu'auraient produits des efforts de vomissements longs et opiniâtres, on eut recours à l'alcool de quinquina jaune mêlé avec de l'eau froide. En quelques heures, la malade en prit cinq à six verrées, qui pouvaient contenir à peu près 64 grammes de cette teinture. On observe quelques nausées et des coliques bien supportables; mais il y eut, pendant près d'un mois, des douleurs épigastriques, qui cédèrent cependant à des boissons adoucissantes et au régime.»

§ 6. — EMPOISONNEMENT PAR LE SUBLIMÉ CORROSIF.

Les *symptômes* produits par une forte dose de sublimé corrosif peuvent être réduits aux suivants : Saveur âcre, styptique, métallique insupportable, sentiment de resserrement et de chaleur brûlante à la gorge, qui ne tarde pas à être le siége d'une inflammation vive pouvant être suivie de la mort, alors même que le sublimé n'est pas arrivé jusqu'à l'estomac; anxiétés, douleurs déchirantes dans la bouche, le pharynx, l'œsophage et surtout dans l'estomac et les intestins ; nausées, vomissement de matières filantes diversement colorées, mais souvent mêlées de stries de sang ou d'une assez grande quantité de ce fluide ; diarrhée, quelquefois dyssenterie ; ces évacuations par haut et par bas sont, en général, plus fréquentes que dans les autres empoisonnements par les préparations métalliques. A cette première période en succède une autre pendant laquelle les mêmes symptômes persistent, tandis que les malades sont plongés dans un grand abattement ; le pouls est petit, filiforme, serré et fréquent ; les battements du cœur sont profonds et lents et tendent de plus en plus à s'affaiblir ; la respiration est singulièrement ralentie ; la peau est froide et couverte de sueur, et les membres dans un grand état de relâchement. Bientôt après, l'abattement devient extrême ; il survient des syncopes, une insensibilité générale qui commence presque toujours par les pieds et qui est telle que l'on peut pincer la peau des membres sans que les malades s'en aperçoivent. Quelquefois il se manifeste des convulsions ; le corps continue à être couvert d'une sueur glaciale, et la mort ne tarde pas à arriver. Dans la plupart des cas, la sécrétion urinaire est diminuée et quelquefois même supprimée pendant plusieurs jours et jusqu'au moment de la mort. Il est des cas cependant, suivant la dose de sublimé ingéré et l'état de dilution dans lequel il a été pris, où les malades urinent, surtout lorsqu'on leur administre d'abondantes boissons aqueuses. En général, les facultés intellectuelles conservent leur intégrité jusqu'au dernier moment.

Traitement. — Dès le début des symptômes, on fera prendre au malade quelques verres de vin blanc et de jaune d'œufs délayés dans l'eau, ou quelques verres d'émultions faites avec du gluten. On évitera de donner une trop grande quantité d'albumine, par la raison que si elle n'était pas vomie, elle pourrait dissoudre une petite quantité du précipité qu'elle forme avec le sublimé, ce qui aurait un inconvénient, ce précipité ainsi dissous étant vénéneux. A défaut de ces substances, on donnera de la décoction de graine de lin, de racine de guimauve, de feuilles de mauve, ou de l'eau de riz, de l'eau sucrée, des bouillons gélatineux et même de l'eau commune à la température de 25 à 30°. Par ce moyen, l'action du sublimé se trouvera affaiblie et l'estomac rempli de liquides. La plénitude de ce viscère déterminera le vomissement et par conséquent l'expulsion d'une certaine quantité de poison. On continuera à faire boire abondamment tant que le vomissement aura lieu et jusqu'à ce que les accidents soient considérablement diminués. Si l'individu est tellement organisé qu'il ne puisse vomir, on aura recours au moyen proposé par Bœrhaave, qui consiste à introduire une sonde dans l'estomac, puis d'ajuster une seringue à l'extrémité libre de cette sonde, afin de pouvoir retirer de l'estomac le liquide vénéneux.

L'observation suivante prouve combien il est avantageux, dans l'empoisonnement par le sublimé, de gorger les malades de liquides.

Il y a à peu près quatre-vingts ans que le pharmacien chargé de préparer la dissolution de sublimé corrosif dont on fait usage à l'hospice des vénériens, employa, par mégarde, une plus grande quantité de sublimé qu'il n'en fallait pour obtenir la boisson convenable. Deux cents malades soumis au traitement antivénérien prirent une portion de ce liquide et furent empoisonnés. Des douleurs déchirantes à l'estomac et dans tout l'abdomen, des vomissements copieux et un resserrement à la gorge furent les symptômes qui annoncèrent les premières atteintes du poison. Cullerier, chirurgien en chef de cet hospice, instruit de cet événement, eut sur-le-champ recours aux boissons mucilagineuses; il ordonna du lait, de la décoction de graine de lin et de l'eau tiède; il fit prendre à chaque malade environ 7 à 8 litres de liquide dans l'espace de 6 à 7 heures, et au bout de ce temps les accidents étaient presque dissipés; dix ou douze malades seulement ressentirent des douleurs à l'estomac pendant douze ou quinze jours; mais aucun ne mourut. La douleur était d'autant plus vive que l'estomac était plus vide, et elle était presque nulle immédiatement après l'ingestion du liquide. Cullerier ignore quelle dose de sublimé corrosif fut donnée à ses malades; mais il pense que le minimum fut de 10 à 15 centigrammes.

En employant ces boissons, il faut surtout se rappeler que leur efficacité dépend principalement de leur quantité, et que, par conséquent, il faut les administrer, lors même que le malade ne se sent aucune envie de boire.

§ 7. — EMPOISONNEMENT PAR LE CUIVRE.

(Vert-de-gris.)

L'innocuité du cuivre métallique a été prouvée par des expériences, mais il n'en est pas de même de ses combinaisons avec l'oxygène. Aussi recommanderons-nous aux personnes qui se servent de vases et d'instruments de cuivre pour la préparation des aliments de bien veiller à leur propreté et, en outre, de redoubler de précaution, suivant les substances que l'on prépare; les expériences suivantes serviront à en démontrer la nécessité.

On a soutenu pendant longtemps que le lait, chauffé dans des vases de cuivre non oxydés, dissolvait une portion de ce métal et agissait comme poison. Eller, physicien de Berlin, a prouvé l'inexactitude de cette assertion. Il a fait successivement bouillir, dans un chaudron bien décapé, du lait, du café, de la bière et de l'eau de pluie ; au bout de deux heures d'ébullition, il lui a été impossible de découvrir dans ces liquides la moindre trace de cuivre. De l'eau distillée laissée pendant un mois sur de la limaille de cuivre dans un bocal de verre, n'en dissolvait pas un atôme.

Les phénomènes varient si on substitue à l'eau pure celle qui contient une certaine quantité de chlorure de sodium (sel de cuisine). Elle a démontré la présence d'une très-petite quantité de cuivre dans l'eau qui contenait un 20ᵉ de ce sel, et qu'on avait fait bouillir dans un chaudron de cuivre jaune ; la quantité de cuivre dissout a été plus grande lorsqu'on a fait bouillir la dissolution saline dans un chaudron de cuivre rouge ; en effet, par l'évaporation de cette dissolution, on a obtenu une poussière qui a donné 1 gramme 30 centigrammes d'acétate de cuivre, quand on l'a fait dissoudre dans du vinaigre. Il est aisé de sentir combien ces résultats peuvent éclairer dans certains cas d'empoisonnement par des aliments assaisonnés qu'on a fait chauffer dans du cuivre rouge.

Si certaines substances jouissent de la propriété de dissoudre une petite quantité de cuivre, lorsqu'on les fait bouillir dans des vases de ce métal, d'autres jouissent de la propriété de dissoudre à l'aide de la chaleur, l'oxyde et le carbonate qui se trouvent assez souvent à la surface des bassines de ce métal, telles sont certains aliments acides, comme le suc d'oseille, les confitures de pommes, de coings, de groseilles, de verjus, etc. Il suit de là que toutes les préparations de ce genre faites dans des vases de cuivre qui n'ont pas été tout récemment bien nettoyés, contiennent une plus ou moins grande quantité de sel cuivreux et peuvent occasionner des accidents graves. L'expérience suivante vient à l'appui de cette assertion :

« Si on verse, dit Proust, 32 grammes de vinaigre distillé dans une casserole de cuivre non étamée, et qu'après avoir mouillé toute la surface intérieure du vaisseau avec ce même acide, on laisse reposer le liquide pendant quelques minutes avant de le décanter, on trouvera, lorsqu'on l'essaiera avec des agents chimiques, qu'il tient en dissolution du cuivre, et que la quantité de ce métal sera d'autant plus grande que le séjour du vinaigre dans la casserole aura été plus long. »

Il arrive quelquefois que ces préparations acides chauffées dans des vaisseaux de cuivre non oxydés dissolvent une portion du métal; ce phénomène ne se manifeste que dans le cas où ces aliments se refroidissent et séjournent assez de temps dans ces sortes de vaisseaux pour que le cuivre passe à l'état d'oxyde aux dépens de l'oxygène de l'air. Proust s'est assuré qu'aucune de ces substances, transvasées immédiatement après avoir été cuites dans des bassines de cuivre pur, ne contenait la moindre trace de ce métal.

Les corps gras, tels que les huiles fixes, les huiles essentielles, etc., dissolvent facilement l'oxyde et le carbonate de cuivre; et lorsqu'on les fait bouillir dans des vaisseaux de ce métal très-pur, elles en facilitent l'oxydation, surtout si on les laisse refroidir quelques minutes avant de les transvaser.

Eller a prouvé que le vin dissout le cuivre; et il a obtenu 1 gramme 15 centigrammes d'acétate de cuivre, après avoir fait bouillir dans un vase de ce métal 2 kilogrammes 500 grammes de vin blanc de France; ce phénomène dépend de l'acide acétique contenu dans le vin et de l'oxydation du métal par l'air : d'où il suit que les vaisseaux enduits d'oxyde et de carbonate de cuivre doivent donner une beaucoup plus grande quantité d'acétate, dont l'action vénéneuse est très énergique, et qu'il est par conséquent très-imprudent de laisser les différents vins dans des réservoirs de cuivre ternis par de l'oxyde.

C'est encore à la formation de l'oxyde de cuivre et à l'acide acétique contenu dans le vin, le vinaigre, la bière, le cidre, que l'on doit attribuer la production de l'acétate, qui a lieu sur les contours des robinets fixés aux tonneaux qui renferment ces liqueurs. Drouard fut tourmenté pendant trois jours de coliques et de diarrhées pour avoir mangé un ragoût assaisonné avec du vin que l'on avait tiré d'un tonneau dont le robinet contenait de l'acétate de cuivre que ce liquide avait dissous en partie.

Dupuytren a remarqué que le vinaigre contenu dans les petits tonneaux des marchands ambulants renferme du cuivre; ce qui explique parfaitement un autre fait rapporté par ce professeur: plusieurs individus ont été atteints de vomissements et de coliques pour avoir mangé des salades assaisonnées avec cette sorte de vinaigre. La dissolution du cuivre dépend encore, dans ce cas, de l'oxydation des robinets dont les tonneaux sont garnis.

Symptômes de l'empoisonnement par le vert-de-gris. — Ces symptômes varient suivant que le vert-de-gris a été introduit dans l'estomac en substance ou mêlé à des aliments. Dans le premier cas, ils consistent en une saveur âcre, styptique, cuivreuse; aridité et sécheresse de la langue; sentiments de strangulation à la gorge; rapports cuivreux; crachement continuel; nausées, vomissements douloureux;

coliques atroces; déjections alvines très-fréquentes, quelquefois sanguinolentes et noirâtres avec ténesme et débilité; abdomen ballonné et douloureux; pouls petit, irrégulier, serré et fréquent; syncopes; chaleur naturelle; soif ardente; difficulté de respirer; anxiété précordiale; sueurs froides; urine rare; céphalalgie violente; vertiges; abattement, faiblesse dans les membres; crampes; convulsions; enfin la mort.

Il est rare que tous ces symptômes se développent chez le même individu; en général les vomissements et les coliques sont de tous les plus constants. Il arrive parfois que la gangrène s'empare des intestins. Cet état, toujours fâcheux, s'annonce par la cessation presque subite de la douleur, par la petitesse et la faiblesse excessive du pouls, qui est imperceptible et misérable, par des hoquets plus ou moins fréquents et par des sueurs froides.

Lorsqu'on a mangé des aliments cuits dans des casseroles mal étamées, qui contiennent une certaine quantité d'oxyde, d'acétate ou d'oxalate de cuivre, on éprouve, huit, dix, douze ou quinze heures après le repas, une céphalalgie intense, de la faiblesse et des tremblements dans les membres, des crampes, des douleurs abdominales, des nausées, des vomissements, des évacuations alvines, des sueurs abondantes, etc. Le pouls est petit, inégal et très-fréquent. Ordinairement les malades se rétablissent, s'ils ont été convenablement secourus, parce que les aliments ne contiennent qu'une petite quantité d'oxyde de cuivre; il en serait autrement si la dose de préparation cuivreuse ingérée avait été trop forte. Dans tous les cas les symptômes qui persistent le plus sont les douleurs à l'épigastre et les coliques.

Traitement. — La première chose à faire pour secourir les individus empoisonnés depuis peu de temps par le vert-de-gris ou par tout autre sel cuivreux soluble, c'est de chercher à neutraliser le poison par l'albumine (blanc d'œufs), délayée dans de l'eau, administrée à plusieurs reprises et en assez grande quantité; par ce moyen, l'action délétère du poison se trouve énervée, et l'estomac rempli de liquides, circonstance qui favorise beaucoup le vomissement. Si cependant on ne pouvait se procurer de l'albumine, ce qui doit arriver rarement, car les œufs se trouvent partout, il faut gorger les malades d'eau tiède et même d'eau froide, ou bien de décoctions émollientes, de bouillons et de tous les liquides adoucissants; il faut en même temps titiller la luette avec les doigts ou avec une plume.

Si le poison a été avalé depuis longtemps, s'il est déjà dans le canal intestinal, si le malade a vomi beaucoup et qu'il soit en proie à des coliques violentes, il faut s'abstenir de provoquer de nouveau le vomissement, qui serait inutile et même dangereux; les lavements émollients, les boissons adoucissantes, mucilagineuses et huileuses, doivent être mises en usage, et continuées jusqu'à ce que les principaux accidents soient calmés. L'eau laiteuse doit occuper le premier rang parmi les médicaments de cette espèce.

§ 8. — EMPOISONNEMENT PAR LE PLOMB.

Le plomb n'est pas vénéneux tant qu'il est en masse ou en morceaux et qu'il ne se transforme pas dans le canal digestif en oxyde ou en sel. Allié à l'étain pour étamer les ustensiles de cuivre, il n'est pas dangereux, s'il est en très-petite proportion et que l'étamage soit neuf; mais si la quantité de plomb est considérable ou que l'étamage soit usé, alors même qu'il renferme peu de plomb, il peut donner lieu à la colique de plomb, etc., parce qu'une portion de ce métal est dissoute.

Il serait dangereux d'avaler de l'eau qui aurait séjourné dans des vases de plomb, au contact de l'air, parce qu'alors le métal aurait passé à l'état d'oxyde hydraté légèrement soluble dans l'eau, ou à l'état de carbonate, qui aurait fini aussi par se dissoudre en quantité sensible à la faveur de l'acide carbonique contenu dans l'air; car le carbonate de plomb, comme tous les carbonates insolubles, jouit de la propriété d'être soluble dans un excès d'acide carbonique. Barruel et Mérat ont retiré 64 grammes de carbonate de plomb cristallisé de six voies d'eau laissée pendant deux mois dans une cuve pneumato-chimique. (Mérat, *Traité de la colique métallique*, 2e éd., p. 98.) C'est un fait avéré que des familles entières ont été fortement incommodées pour avoir bu de l'eau qui était restée en contact avec des réservoirs de plomb ou qui avait traversé des tuyaux de ce métal non encore tapissés de carbonate de chaux, que beaucoup d'eaux potables déposent à leur surface interne, et qui les préserve d'une oxydation ultérieure.

Le plomb métallique très-divisé est, au contraire, très-vénéneux; on connaît généralement les mauvais effets des *émanations saturnines* et les dangers qu'elles font courir à ceux qui, par leur profession, sont obligés de s'y exposer. L'action délétère des émanations saturnines ne s'exerce pas seulement sur les hommes, elle s'exerce aussi sur les animaux qui habitent autour des chaudières dans lesquelles on fait évaporer des préparations de plomb. Ces animaux, au bout de quelques jours, deviennent mornes; ils perdent l'appétit et rendent difficilement leurs excréments; cet état empire en peu de temps; leurs urines ne tardent pas à être sanguinolentes; quelquefois ils vomissent du sang, et leurs excréments en sont teints; leur agonie est marquée par un tournoiement continuel dans lequel ils expirent, ayant le ventre aplati latéralement et tout efflanqué. Un de ces animaux, après avoir séjourné quelque temps dans des magasins de *minium*, mourut dans des convulsions horribles; ses membres étaient fortement contractés; les griffes sortaient d'entre les doigts; il n'avait de remarquable à l'intérieur qu'une contraction un peu marquée des intestins; tous les autres organes étaient sains.

Nous ne nous étendrons pas davantage sur le danger des émanations saturnines, attendu que ce danger n'existe que pour certaines professions, que des livres spéciaux ont été écrits sur ce sujet et que nous n'apprendrions rien de nouveau aux ouvriers qui préparent le blanc de céruse en leur disant qu'ils font un métier qui altère leur santé, et qui, s'ils le continuent, doit les faire périr en un petit nombre d'années; ils savent cela, au moins aussi bien que nous. Mais ce que beaucoup de personnes ne savent pas, c'est qu'en buvant certaines eaux ou en faisant usage de certains cosmétiques, elles compromettent non-seulement leur santé, mais encore leur vie. Les quelques observations suivantes prouveront ce fait :

Bourdelin, professeur de chimie au Jardin-du-Roi, avait reconnu que la majeure partie des coliques auxquelles étaient en proie les habitants du faubourg Saint-Germain étaient des coliques saturnine développées par du vin dans lequel on avait fait dissoudre de la litharge.

Vantrostwyk, dans son ouvrage sur l'électricité médicale, dit que les eaux qui contenaient du plomb en dissolution causaient la même maladie à Harlem. Une famille fut, au rapport de M. Wansviéten, attaquée de paralysie pour avoir pendant longtemps fait usage d'une eau contenue dans un grand vaisseau de plomb. Une autre famille éprouva la même maladie pour avoir bu de l'eau d'un puits chargée de sélénite (sulfate de chaux), et qui avait attaqué le plomb dont était composé le vase qui servait à la puiser. Le père de cette famille était depuis longtemps attaqué de paralysie; la mère était morte des suites d'une longue et douloureuse colique accompagnée d'ictère; de 21 enfants, 8 étaient morts en bas âge et les autres étaient malades chaque fois qu'ils venaient habiter la maison paternelle. On a également des exemples d'accidents malheureux occasionnés par l'eau transmise par des aqueducs de plomb ou par l'eau de pluie tombée sur des toits couverts de plomb et reçue ensuite dans des vases. (Wall , *Medical treatise;* Plenck , *Toxicologia,* p. 250, An. 1784.)

Une fort belle femme, qui était devenue très-pâle par suite d'une leucorrhée dont elle était affectée depuis deux ans, commença à se farder la face, le cou et les bras avec un fard rouge et un fard blanc, dans la composition desquels entraient des préparations saturnines et de l'oxyde de bismuth : au bout de six mois se manifestèrent des douleurs d'estomac, de la dyspepsie, des coliques, des constipations et une légère raideur de toutes les articulations. Plus tard des coliques et des céphalalgies fréquentes obligèrent la malade à garder le lit presque constamment. A ces maux se joignirent, pendant l'usage des bains de Spa, des contractions dans les membres; peu de temps après, une fièvre violente se déclara, accompagnée de délire et de convulsions. Ces nouveaux accidents ayant été combattus avec succès, on envoya la malade à Aix-la-Chapelle, où M. Krimer la vit dans l'état suivant : cheveux presque tous tombés; face pâle, ridée; œil droit frappé d'amaurose, bouche tirée à droite; partie droite de la langue paralysée; tête dirigée obliquement vers le côté droit et continuellement vacillante; seins presque effacés; corps amaigri au dernier degré; jambes tirées vers le bas-ventre, immobiles et douloureuses; mains ankylosées et paralysées; région ombilicale de l'abdomen rétractée jusqu'à la colonne vertébrale, tendue et très-douloureuse. M. Krimer reconnut l'empoisonnement par le plomb, opinion dans laquelle le confirma encore l'examen du fard. Il prescrivit l'usage de la source de l'Empereur, et trois fois par jour huit gouttes de laudanum et des lavements résolutifs. Aucun changement ne s'étant fait voir au bout de trois mois, la malade entreprit un voyage à Naples pour y faire usage des bains de Solfatara; mais, après avoir pris quelques bains, elle tomba en démence, devint complétement aveugle et paralytique, et mourut bientôt après. (Krimer, *Archives génér. de méd.*, t. XXIX, p. 402.)

Le même auteur rapporte encore le fait suivant, beaucoup moins lugubre que le premier : « Une jeune demoiselle, d'une santé florissante, mais un peu brune, se frotta la face et le cou avec du blanc de kremi assez longtemps pour qu'un drap noir passé sur ces parties ne fût plus blanchi. Une sœur cadette de cette demoiselle était à cette époque affectée d'une éruption pustuleuse, contre laquelle elle employait une solution concentrée de sulfure de potassium. L'aînée, portant aussi quelques petits boutons au front, voulut également les faire passer au moyen de la solution dont se servait sa sœur; en conséquence elle en fit usage un soir pour se laver et en imprégna une compresse qu'elle laissa sur le front pendant la nuit. Mais quelle fut sa terreur

lorsque, le matin, en se regardant dans la glace,
elle se vit noire comme une négresse au visage et
au cou! L'oxyde de plomb, noirci par le sulfure de
potassium, ayant pénétré la peau trop profondément,
ne put être enlevé par l'eau. On aurait pu y remédier avec des lotions d'acide chlorhydrique ou azo-
tique étendues d'eau; mais la demoiselle était trop
honteuse pour recevoir qui que ce soit : elle se renferma chez elle pendant près de six semaines, au
bout desquelles l'épiderme noirci se détacha. »

« Une dame, âgée de 49 ans, était affectée depuis
14 années, et sans qu'on en connût la cause, d'une
maladie très-compliquée, qui avait commencé par
des coliques, de la constipation, des éructations,
une sensation douloureuse dans la région de l'estomac, de la lassitude, de la céphalalgie et de la tuméfaction du bas-ventre. Plus tard se manifestèrent
périodiquement des syncopes, des tremblements,
de l'anxiété, de l'oppression, des vertiges et l'hémiopie; en même temps la malade resta constamment affectée de constipation et d'une sensation
douloureuse dans la région des quatre premières
vertèbres cervicales, sensation qui empêchait les
mouvements de rotation du cou et était accompagnée
d'une espèce de crépitation, comme si ces parties
n'avaient pas été suffisamment humides. La peau
était constamment sèche et comme du parchemin.

Pendant le cours de la maladie, qui fut quelquefois varié par des céphalalgies et des vomissements, on observa aussi une dureté notable qui s'étendait du creux de l'estomac jusqu'à la région iliaque droite, et qui, vers sa partie supérieure, était très-doulou-reuse. Après avoir passé dans cet état un grand nombre d'années, la malade, à la suite d'affections vives de l'âme, fut prise subitement d'accès de suf-focation périodiques, accompagnés de palpitations violentes; les forces diminuèrent; des ulcérations superficielles se manifestèrent dans la gorge, dans le conduit auditif externe et près des ongles de plu-sieurs doigts, et la mort arriva, précédée de délire et de difficulté de respirer. C'est seulement alors qu'on apprit que la malade s'était fardée pendant de longues années avec de l'onguent contenu dans de petits pots sur lesquels était écrit : *Gervais Char-din, à la Cloche d'argent, à Paris*, onguent qui fut trouvé contenir en grande proportion un sel de plomb.» (Hohnbaum, *Medic. Convers. Blatt.*, 1831, n. 14.)

Traitement. — Notre but n'étant pas d'indiquer le traitement de l'intoxication saturnine, mais seu-lement ce qu'il convient de faire dans le cas d'in-gestion d'un sel de plomb soluble dans l'estomac, nous dirons que la seule chose à faire en attendant l'arrivée du médecin, est de faire en assez grande quantité une solution d'un sulfate alcalin dissous dans l'eau, soit le sulfate de magnésie ou le sulfate de soude ou bien un opiat composé avec 20 grammes de fleurs de soufre lavées et du miel.

Ces deux sulfates sont le véritable contre-poison des sels de plomb : ils les transforment en sulfate de plomb insoluble, lequel n'est nullement vénéneux. Cela fait, il ne reste plus qu'à combattre l'inflammation du canal digestif par les moyens appropriés, saignées générales et locales, boissons émollientes.

§ 9. — EMPOISONNEMENT PAR L'AZOTATE D'ARGENT.

L'azotate d'argent est employé sous deux formes : cristallisé et fondu; sous cette dernière il porte le nom de *pierre infernale*.

Les symptômes de l'empoisonnement par l'azotate d'argent sont ceux de tous les poisons irritants; seulement il peut arriver que les bords des lèvres et le pourtour du menton soient tachés en pourpre, surtout lorsque ce sel a été pris à l'état liquide. La membrane muqueuse, qui tapisse l'intérieur de la bouche, présente quelquefois aussi, dans cet empoisonnement, des escarres d'un blanc grisâtre, analogues à celles que produit sur les plaies un cylindre de pierre infernale.

Traitement. — Faire boire en abondance de l'eau salée, le chlorure de sodium (sel marin) ayant la propriété de transformer le sel soluble d'argent en chlorure d'argent insoluble.

§ 10. — Empoisonnement par le sulfate de zinc.

(Couperose blanche, vitriol blanc.)

Les *symptômes* de cet empoisonnement sont : une saveur acerbe, un sentiment de strangulation, des nausées, des vomissements abondants, des déjections alvines fréquentes, des douleurs dans la région épigastrique et ensuite dans tout le bas-ventre, de la difficulté de respirer, accélération du pouls, pâleur du visage et refroidissement des extrémités.

Traitement. — Le sulfate de zinc jouissant à un haut degré de la *propriété émétique*, on doit favoriser le vomissement en faisant boire au malade une grande quantité d'eau tiède et de boissons adoucissantes, parmi lesquelles on emploiera de préférence l'eau laiteuse, qui jouit de la propriété de décomposer ce sel : on pourra employer aussi le bicarbonate de soude dissous dans les boissons aqueuses. Les lavements émollients ne devront pas être négligés, afin de calmer l'irritation intestinale.

§ 11. — EMPOISONNEMENT PAR LES MOULES.

Il est constaté depuis longtemps que certains individus éprouvent des accidents graves après avoir

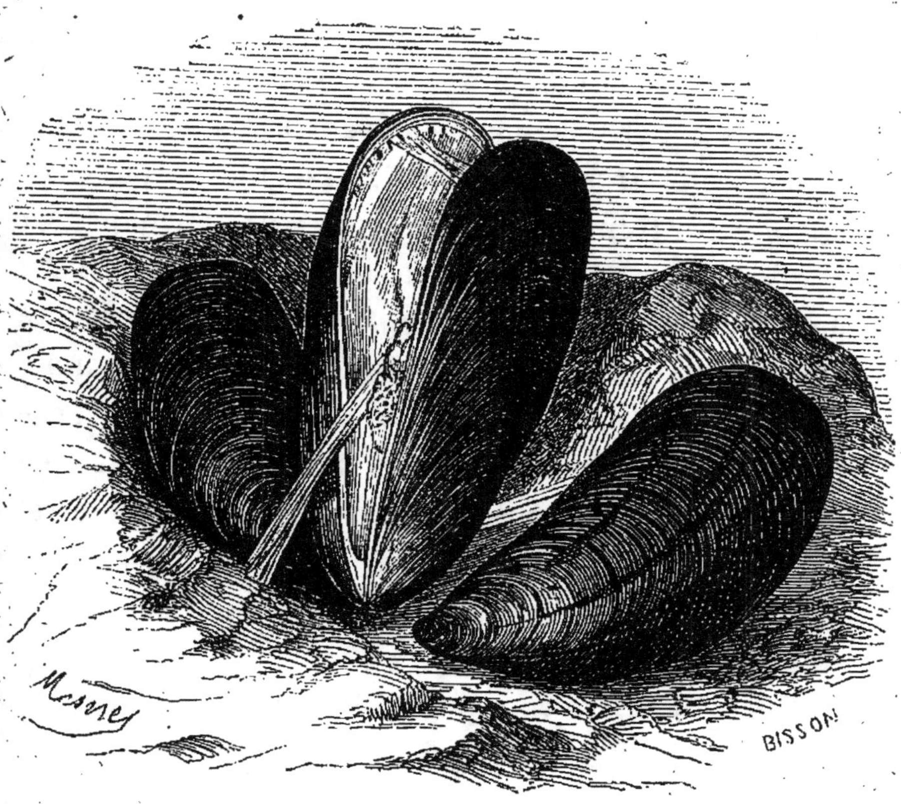

Fig. 51. — MOULES.

mangé des moules et que ces accidents ont parfois
été suivis de la mort.

Nous empruntons à la *Gazette de santé* du 21

mars 1813 une observation qui présente exactement
les symptômes de cet empoisonnement :

« Mlle X..., âgée de 16 ans, fort bien constituée,
ne se trouvant pas alors à une époque critique, man-
gea cinq ou six moules que l'on venait de faire cuire,
et qui n'étaient pas encore apprêtées. Elle éprouva
immédiatement après un étouffement très-violent,
qui allait en augmentant; la face se gonfla; tout le
corps se couvrit de plaques blanchâtres très-volu-
mineuses et très-saillantes; la malade éprouva des
angoisses, transpira un peu, eut un larmoiement
pénible. On lui administra quelques tasses d'eau
sucrée, et quelque temps après on lui fit prendre
par cuillerées 8 grammes d'éther dans 60 grammes
d'eau de menthe. Les premières doses de ce mélange
étaient à peine avalées que les pustules s'affaissèrent
et les autres accidents disparurent. Quelques tasses
d'une infusion de feuilles d'oranger firent cesser aisément la fatigue et l'agitation qui avaient été la
suite de cette indisposition. »

Georges Burrows rapporte le fait suivant : « Deux
enfants, l'un âgé de 9 ans et l'autre de 14, mangèrent, le 1er juillet 1814, des moules corrompues;
le jour suivant ils vomirent. Le lendemain ils éprouvèrent beaucoup de difficulté à respirer, des tranchées, une soif intense; l'abdomen et la face se tu-
méfièrent; la peau se couvrit d'une éruption comme

urticaire, accompagnée d'une démangeaison insupportable ; ils continuaient à vomir des matières fluides d'un vert obscur. Le plus jeune eut du délire et fut plongé dans un état comateux ; des contorsions convulsives se manifestèrent dans tout le corps et durèrent jusqu'au jour suivant, où il expira. Le 4 juillet l'aîné offrait des symptômes fâcheux, son visage était d'un pâle cendré, les pupilles très-dilatées, la respiration difficile ; il avait une soif inextinguible, des nausées et des tranchées ; les extrémités étaient froides, le pouls fréquent et petit ; il y avait des soubresauts des tendons. On administra vainement des évacuants ; il périt quelques heures après. Il n'y avait presque point eu de déjections alvines chez ces deux enfants. »

Fodéré dit, dans son ouvrage sur la médecine légale, avoir fait l'ouverture d'un homme qui mourut deux jours après avoir mangé des moules, et qui avait éprouvé des nausées, des vomissements et du ténesme ; son pouls avait été petit, serré et précipité. »

Traitement. — La première chose à faire dans un cas de ce genre d'accident, c'est d'administrer de l'émétique ou un mélange d'émétique et de sulfate de soude, suivant le temps qui s'est écoulé depuis l'ingestion de la substance délétère (10 centigrammes d'émétique dans un verre d'eau, à prendre par cuillerées de quart d'heure en quart d'heure, s'il n'y a pas longtemps que les moules ont été avalées; ou bien 10 centigrammes d'émétique mêlés à 50 grammes de sulfate de soude ou de magnésie dans un litre d'eau, qu'on prendra par verres de quart d'heure en quart d'heure, s'il y a déjà un certain temps que les moules sont dans l'estomac et les intestins). Par ce moyen, on en déterminera l'expulsion, sans laquelle les symptômes deviendraient plus intenses et pourraient déterminer la mort. On fera prendre aussi des morceaux de sucre contenant 10, 15, 20 ou 25 gouttes d'éther sulfurique, ou mieux, si l'on en a sous la main, des perles d'éther du Dr Clertan; pour boisson ordinaire de l'eau vinaigrée.

§ 12. — EMPOISONNEMENT PAR LES CHAMPIGNONS.

Les principales espèces de champignons vénéneux peuvent se rapporter aux genres *Amanite* et *Agaric*.

1º Le genre Amanite (agaric bourse) de la famille des Agaricoïdées, offre les caractères suivants : champignons sortant d'une bourse ou volva, chapeau garni de feuilles ou de lamelles rayonnantes en dessous et supporté par un pédicule plus ou moins renflé à sa base.

2º Le genre Agaric, de la famille des Agaricoïdées,

offre les caractères suivants : champignon à pédicule
dépourvu de bourse ou volva, et dont le chapeau a
des feuillets rayonnants, ordinairement simples, et
alternativement plus courts.

**Action des champignons vénéneux sur l'économie
animale.** — Paulet fit prendre à un chien de moyenne
taille trois fausses oronges mêlées avec de la pâtée.

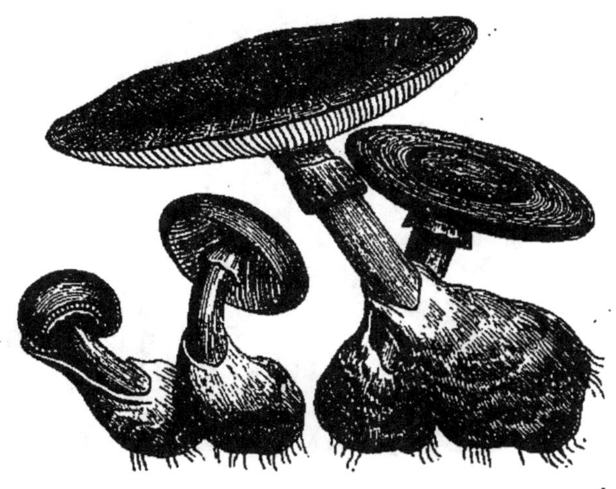

Fig. 52. — L'AGARIC A VOLVA.

Trois jours après, l'animal, qui n'avait point été incommodé jusque-là, éprouva des tremblements et de
la faiblesse dans les extrémités. Cet état dura environ
quatre heures, pendant lesquelles il se plaignait parfois; enfin il tomba dans la stupeur; sa respiration
était lente et profonde, et il poussait de temps en
temps des cris plaintifs; tantôt il se roulait par terre,

tantôt il tournait comme autour de lui et avec des frissonnements subits, qui ressemblaient à des secousses électriques. Cet état dura huit à neuf heures, sans que l'animal eût la moindre évacuation. On lui fit avaler du vinaigre, qui, loin de diminuer les symptômes, les aggrava; onze ou douze heures après

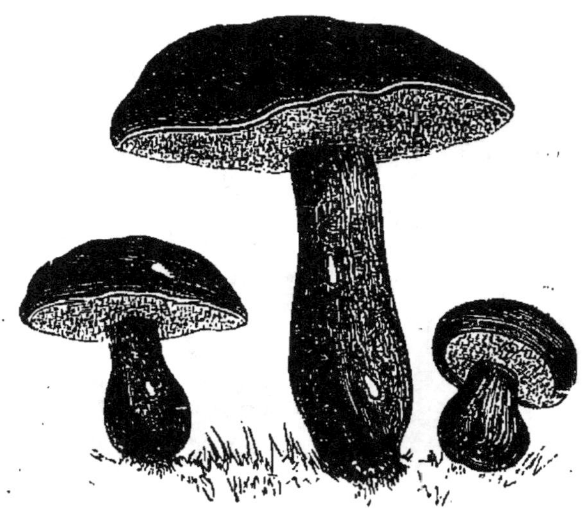

Fig. 53. — LE BOLET COMESTIBLE.

l'apparition des premiers accidents, on lui donna 15 centigrammes d'émétique dans deux cuillerées d'eau, ce qui ne le fit point évacuer. Au bout de deux heures, on lui administra un peu d'huile d'olive, et il vomit, cinq heures après, une partie des champignons; il vomit de nouveau des morceaux de champignons mêlés de mucus blanchâtre, et il fu complétement guéri en peu de jours au moyen d'une certaine quantité de lait. L'auteur de cette expérience rapporte plusieurs cas d'empoisonnements par la fausse oronge.

Plusieurs soldats français mangèrent, à deux lieues de Polosck, en Russie, des champignons que l'on croit être de fausses oronges ; quatre d'entre eux, fortement constitués, se crurent à l'abri des accidents, parce que la plupart de leurs camarades étaient déjà en proie à des symptômes plus ou moins graves ; ils refusèrent constamment de prendre de l'émétique. Le soir, les accidents suivants se manifestèrent : anxiété, suffocation, soif ardente, tranchées excessivement intenses, pouls petit, irrégulier ; sueurs froides générales ; altération de la physionomie ; teinte violacée du bout et des ailes du nez ainsi que des lèvres ; tremblement général, météorisme de l'abdomen ; déjection de matières fécales très-fétides. Ces symptômes augmentèrent d'intensité ; on les porta à l'hôpital. Le froid et la couleur livide des extrémités, un délire mortel et les douleurs les plus vives les accompagnèrent jusqu'au dernier moment ; l'un succomba quelques heures après son entrée à l'hôpital ; les trois autres eurent le même sort et périrent dans la nuit. (*Dissert. inaug.* de M. Vadrot. Paris, 1874.)

D'après Paulet, dans son ouvrage: *Traité des cham-*

pignons, l'ingestion dans l'estomac de 45 grammes d'alcool, que l'on avait fait digérer pendant plusieurs heures sur un champignon de l'espèce oronge ciguë jaunâtre, bien desséché au four, et dont le poids était de 2 grammes 20 centigrammes, occasionna la mort. Le résidu ne jouissait plus de propriétés vé-

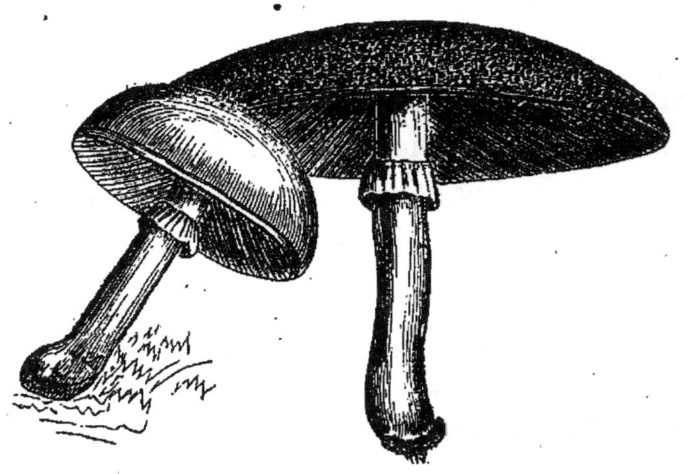

Fig. 54. — AGARIC COULEUVRÉE.

néneuses, puisqu'il fut administré à plusieurs animaux sans inconvénient:

Les observations citées plus haut démontrent suffisamment le danger qu'offrent les champignons, lorsqu'ils ne proviennent pas d'une source dont on soit sûr; il est vrai que la plupart de ceux qui recherchent ces cryptogames pour aliment ont la prétention de savoir distinguer les bons des mauvais d'une manière infaillible; rien de plus facile, suivant eux ; il y a des signes auxquels on ne peut se tromper : la science va nous édifier à cet égard.

Paulet, Persoon et quelques autres savants ont cru pouvoir faire suspecter les espèces dangereuses de champignons par la consistance, l'odeur, la couleur, la saveur, etc., qu'elles présentent ; mais les règles générales données à cet égard offrent tant d'exceptions qu'elles doivent nécessairement occasionner des méprises funestes. On a indiqué, dit le D<r>Letellier (*Thèse*, janvier 1826, Paris), comme propres aux espèces dangereuses : 1º une *consistance molle ;* mais le *tremella mesanteriformis* et l'*agaricus typhoïdes* sont incapables de nuire ; 2º une *consistance ligneuse, subéreuse* et *coriace ;* mais les *polyporus,* qui sont coriaces, servent d'aliments dans beaucoup de pays ; 3º une *odeur très-forte* ou *désagréable* ; mais le *polyporus juglandis,* que l'on mange impunément, a presque asphyxié Bulliard par son odeur ; 4º une *saveur désagréable ;* mais presque tous les agarics à lamelles égales piquent fortement la langue et le gosier, et l'*hypodris buglossoïdes* a quelquefois une saveur acide détestable ; 5º la présence d'un *lait âcre ;* mais on a donné à des animaux, sans résultats fâcheux, la plupart des espèces d'une section de champignons à lait âcre ; 6º *l'apparition dans les endroits sombres ;* mais les *clavaires,* les *mérules* ne viennent souvent qu'au fond des bois ; 7° l'*accroissement rapide* et la *prompte dissolution ;* mais l'*agaricus typhoïdes* et presque tous ceux de sa section sont incapables de faire du mal ; 8° la *tige bulbeuse ;* mais elle appartient aux *agaricus solitarius* et *colubrinus,* champignons excellents ; 9° les *fragments de peau collés sur le chapeau ;* mais les *agaricus asper* et *solitarius* et souvent le *vaginatus* en présentent ; 10° la *vacuité du pédicule ;* mais ce caractère existe constamment dans les *agaricus colubrinus, castaneus,* l'*helvella elastica ,* qui sont inoffensifs ; 11° la *couleur de la chair changeant quand on a coupé le champignon ;* mais le *boletus aurantiacus* passe au rose tendre ; 12° la *couleur éclatante de la surface ;* mais l'*oronge vraie* la présente ; 13° la *couleur jaune soufré* ou *rouge vif ;* mais l'*agaricus sulfureus* et beaucoup d'agarics ne sont pas malfaisants ; 14° la *présence d'un volva ;* mais on peut manger impunément beaucoup d'agarics à volva ; 15° la *présence d'un collier ;* cependant les

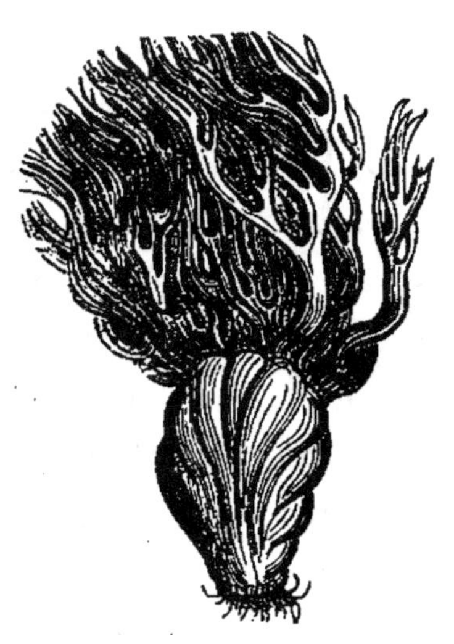

Fig. 55. — CLAVAIRE.

meilleures espèces comestibles, comme les *agaricus edulis, colubrinus, solitarius, aurantiacus* en sont pourvues.

La morale de ce qui précède, c'est qu'on ne doit risquer de se donner des indigestions de champignons (car ce cryptogame est toujours indigeste) qu'à bon escient.

Certaines espèces vénéneuses peuvent devenir inoffensives après certaines préparations. Ainsi M. Pouchet,

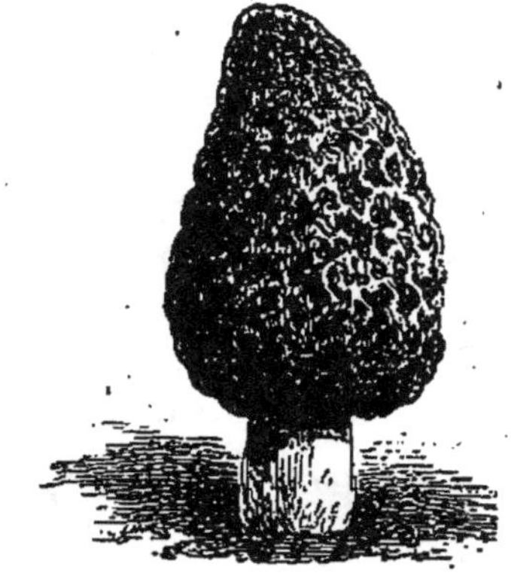

Fig. 56. — MORILLE.

professeur d'histoire naturelle à Rouen, s'est assuré, après avoir fait bouillir cinq ou six champignons, *amanita muscaria* et *amanita venenosa*, dans un litre d'eau pendant un quart d'heure, que le *decoctum* empoisonnait violemment les chiens et les faisait périr en quelques heures, en déterminant une gastro-entérite, tandis que les

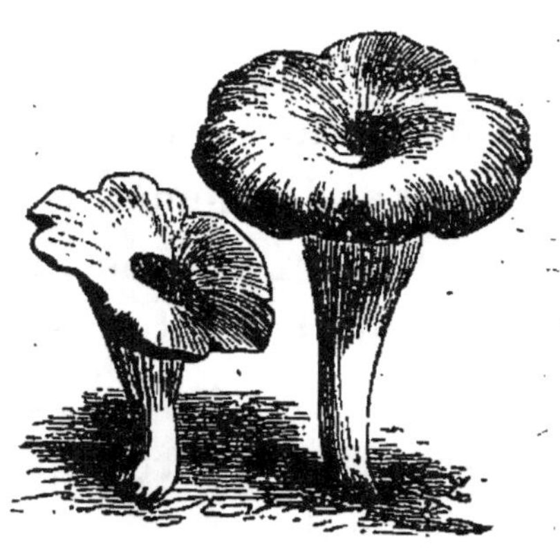

Fig. 57. — LA CHANTERELLE.

champignons ainsi dépouillés de leur principe actif par l'eau bouillante pouvaient être pris impuné-

ment par d'autres chiens qu'ils nourrissaient parfaitement.

Le vinaigre a la faculté de dissoudre le principe
actif de la fausse oronge et de l'oronge ciguë jaunâtre; en sorte que l'on peut manger impunément l'un
ou l'autre de ces champignons coupés par morceaux
et épuisés par cet acide; mais la liqueur est excessivement vénéneuse.

Le sel commun fondu dans l'eau jouit, comme le
vinaigre, de la propriété de dissoudre les parties
actives de ces champignons.

Symptômes. — C'est, en général, plusieurs heures après avoir mangé les champignons vénéneux
que les effets délétères se manifestent; il faut que,
par suite du travail de la digestion, le principe actif
ait eu le temps d'être isolé, dissous et absorbé. Ici
l'individu éprouve des douleurs d'estomac, des coliques et des sueurs froides; ces douleurs acquièrent
de plus en plus de l'intensité et deviennent presque
continues et atroces; il y a des évacuations par le
haut et par le bas, et le plus souvent les selles sont
précédées ou accompagnées de coliques; il survient
une soif inextinguible et une chaleur générale, plus
forte cependant dans la région abdominale; le pouls
est petit, dur, serré, très-fréquent et la respiration
gênée. Bientôt après on observe des crampes, des
raideurs, des convulsions tantôt générales, tantôt

partielles, dés défaillances. Cependant le malade conserve l'intégrité de ses facultés intellectuelles et sent la mort approcher au milieu des plus vives souffrances. La durée de la maladie varie depuis deux jusqu'à quatre, cinq ou six jours; les douleurs et les convulsions ont épuisé les forces.

Dans d'autres cas, après l'apparition des symptô-

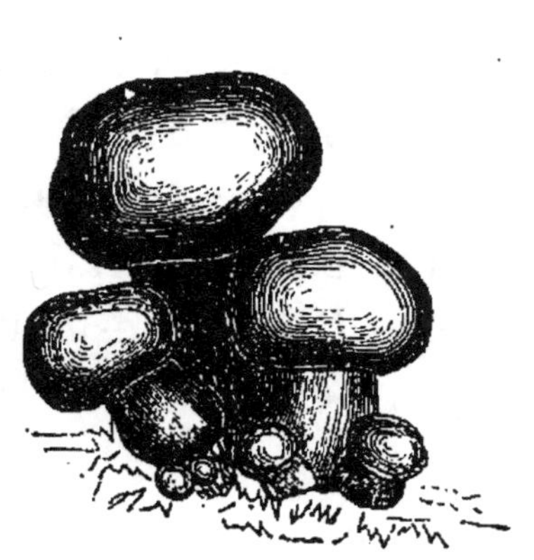

Fig. 58.

AGARIC COMESTIBLE JEUNE.

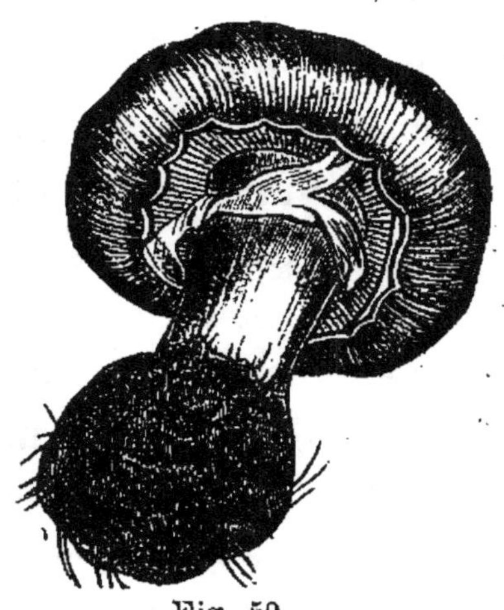

Fig. 59.

AGARIC COMESTIBLE ADULTE.

mes qui annoncent une affection gastro-intestinale, les malades éprouvent des vertiges, un délire sourd, de l'assoupissement, du coma, accidents qui ne sont interrompus que par des douleurs et des convulsions, et quelquefois par des vomissements.

Certains malades succombent assez promptement par suite d'une forte lésion du système nerveux, caractérisée à la fois par des phénomènes d'excitation et d'assoupissement ; aussi aux convulsions violentes, au délire, aux douleurs vives, se joint un état comateux et comme apoplectique.

Dans certaines circonstances, les champignons paraissent agir à la manière des poisons septiques ; tout à coup la peau pâlit, se refroidit et se couvre d'une sueur glacée, le pouls et les mouvements du cœur sont à peine sensibles, les inspirations sont rares et pénibles, les yeux sont éteints, et la mort arrive sans souffrances. Il est pourtant des cas où ces mêmes symptômes sont accompagnés ou suivis d'un état comme convulsif, qui s'annonce par le *trismus*, la tension et la dureté du ventre, une respiration agitée et comme convulsive, etc. Cet état est en général fort grave, et ne tarde pas à être suivi de la mort.

Traitement. — Favoriser l'évacuation du poison à l'aide de l'émétique, 10 centigrammes dans un verre d'eau tiède à prendre par cuillerées de quart d'heure en quart d'heure, ou mieux un mélange de 10 centigrammes d'émétique et 50 grammes de sulfate de magnésie ou de sulfate de soude dissous dans un litre d'eau à prendre par verrées de quart d'heure en quart d'heure, afin d'obtenir l'évacuation du poison par le haut et par le bas : en attendant qu'on se soit procuré ces purgatifs, on peut donner des lavements, qu'on préparera soit avec deux cuillerées de sel de cuisine, ou à défaut de sel avec du savon qu'on fera dissoudre dans l'eau du lavement. Lorsque les champignons auront été évacués à l'aide de ces purgatifs, on emploiera quelques cuillerées d'une potion fortement éthérée.

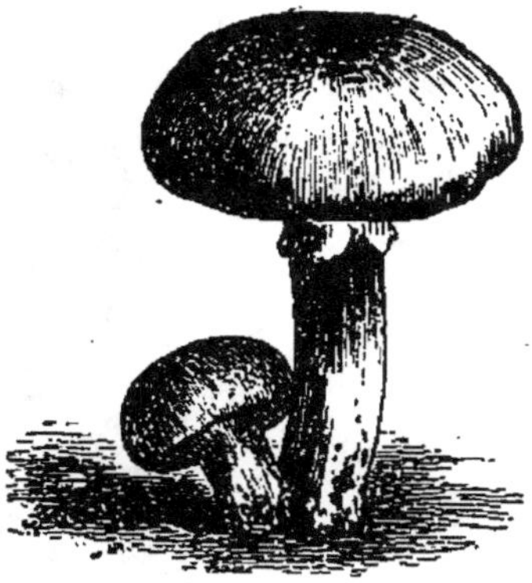

Nous ne terminerons pas ce chapitre sans engager les amateurs de champignons à lire l'excellent ouvrage du docteur Cordier [1] destiné à vulgariser les connaissances nécessaires pour distinguer les espèces alimentaires des espèces vénéneuses, et afin de faciliter l'étude des caractères différentiels de ces

Fig. 60.

CHAMPIGNONS DE COUCHE.

deux espèces, nous accompagnerons cette courte description de figures explicatives.

[1] *Les Champignons de la France*, histoire, description, usage des espèces comestibles, suspectes, vénéneuses et employées dans les arts, l'industrie, l'économie domestique et la médecine, par S.-J. Cordier, docteur en médecine, membre de plusieurs sociétés savantes. — Superbe volume gr. in-8° jésus, orné de vignettes sur bois et de 60 chromo-lithographies représentant les espèces les plus remarquables. — Quatrième édition, chez J. Rothschild, éditeur, 13, rue des Saints-Pères, Paris.

Champignons de couche ou agaric comestible.

Chapeau uni, non visqueux, se pelant facilement.
Lames rosées devenant noirâtres en vieillissant.

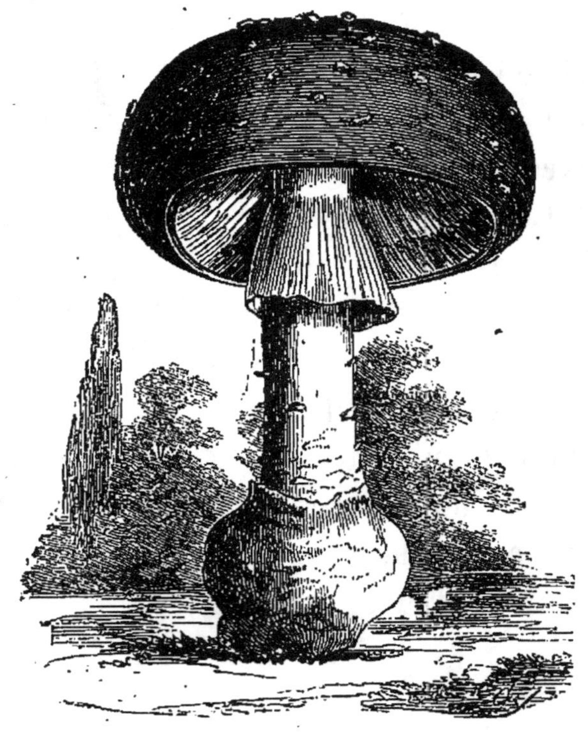

Fig. 61. — FAUSSE ORONGE VÉNÉNEUSE.

Pédicule blanc, un peu écailleux, feuillet blanc. — Volva incomplet.
— Chapeau un peu visqueux, non strié sur les bords, couvert de
verrues blanches (ce dernier caractère manque quelquefois). Rodin,
p. 422.

Anneaux à bords déchiquetés.
Pédicule non renflé à la base.
Point de volva à la base du pédicule.

Odeur et saveur agréables.

Cultivé ou croissant spontanément dans les herbages, dans les lieux découverts.

Oronge ciguë ou amanite bulbeuse, vénéneuse.

Chapeau souvent verruqueux, un peu visqueux, ne se pelant pas.

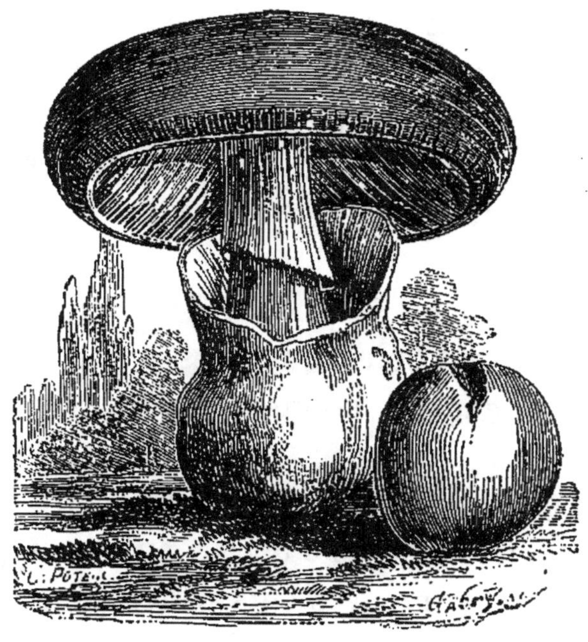

Fig. 62. — AGARIC ORONGE.

Pédicule jaune lisse. — Feuillets jaunes. — Volva ou bourse complète. — Chapeau lisse, strié sur les bords, sans verrues ni enduit visqueux ; jaune orongé.

Lames toujours blanches.

Anneaux à bords entiers.

Pédicule renflé et bulbeux à la base.

Volva entourant la base du pédicule.

Odeur et saveur désagréables.

Croissant spontanément dans les bois humides et ombragés.

§ 13. — POISONS NARCOTIQUES.

Empoisonnement par le laudanum. — On désigne généralement sous le nom de *poisons narcotiques* ceux qui déterminent la stupeur, l'assoupissement, la paralysie ou l'apoplexie, des mouvements convulsifs, et que le plus ordinairement n'enflamment pas les parties avec lesquelles ils ont été mis en contact.

Symptômes. — Les poisons narcotiques donnent le plus souvent lieu à quelques-uns des symptômes suivants : engourdissement ; pesanteur de tête ; somnolence, vertiges ; sorte d'ivresse ; assoupissement ; état comme apoplectique ; délire furieux ou gai ; douleurs légères d'abord, puis insupportables ; cris plaintifs ; mouvements convulsifs, partiels ou généraux ; faiblesse ou paralysie des membres inférieurs ; dilatation ou resserrement de la pupille ; sensibilité diminuée des organes des sens ; nausées, vomissements ; pouls fort, plein, fréquent ou rare ; respiration comme dans l'état naturel ou un peu accélérée.

Le cadre de cet ouvrage destiné aux gens du

monde ne comportant pas un traité des poisons, nous ne parlerons que des poisons narcotiques les plus communs et qui pour cette raison occasionnent des accidents.

Le *laudanum* étant la préparation d'opium la plus répandue, nous ne mentionnerons que cette préparation, et encore nous nous contenterons de citer une observation d'Astley Cooper, observation des plus curieuses sous le rapport de la dose du poison et sous le rapport du traitement :

« Un jeune homme d'environ dix-huit ans avait pris environ 192 grammes de laudanum, qui étaient restés dans son estomac et avaient amené des symptômes qui paraissaient annoncer une mort prochaine. Cooper, qui ne le vit que cinq heures après l'accident, fit prendre une dissolution de 6 grammes de sulfate de zinc, lequel produisit quelques nausées et lui fit vomir environ 48 grammes d'un liquide qui exhalait une forte odeur d'opium. L'état léthargique avait graduellement augmenté ; il était aussi tombé dans une insensibilité complète, et on avait appliqué des sinapismes sans aucun effet remarquable. Six heures après l'empoisonnement, un médecin, qui le vit sur l'invitation de Cooper, trouva le malade sur le parquet, posé sur les genoux, ayant le corps penché en avant et soutenu par deux de ses amis, qui avaient l'intention de le remettre dans son lit et de l'abandonner, n'espérant plus aucun succès des remèdes qu'on pourrait employer. Sa tête était penchée sur sa poitrine, ses yeux fermés, sa figure pâle, sa respiration lente et sonore comme dans l'état apoplectique, ses mains étaient froides et le pouls marquait 90 à 96 pulsations par minute, mais d'une manière faible et irrégulière ; tous ses muscles étaient dans un état extrême de relâchement ; et la chair de ses bras notamment était d'une mollesse extrême au toucher et sans élasticité.

« Deux grammes de sulfate de cuivre dissous dans l'eau furent donnés pour produire le vomissement, et le malade, étant brusquement relevé et fortement ébranlé, ouvrit les yeux et parut disposé à offrir quelque résistance aux tentatives qu'il voyait faire ; on continua cependant à verser dans sa gorge environ la moitié de la quantité de vitriol de cuivre, dose équivalente à 75 centigrammes, qu'il avala avec une telle difficulté qu'on pouvait croire qu'il était au moment de rendre le dernier soupir. Immédiatement après, sa contenance, qui avait été un instant animée, devint encore plus effrayante. Il y avait à peine une minute qu'il avait avalé la dose entière, qu'il rejeta subitement par en haut une grande quantité d'un fluide brunâtre qui exhalait une forte odeur de laudanum ; ce qui fut immédiatement suivi de deux vomissements analogues, dont la totalité put être évaluée à environ deux litres.

« On lui fit avaler de l'eau chaude, et on le transporta dans une autre chambre dans l'intention de s'opposer à l'état d'engourdissement dans lequel il était ; ses membres, qui au premier abord étaient entièrement privés de mouvements, revinrent un peu à leur état de contraction ; car il commença à se soutenir sur les jambes par le secours des personnes qui l'environnaient. Il continua cependant à avoir les yeux fermés, à moins qu'il ne fût éveillé par un appel brusque et soudain ; les pupilles étaient dilatées, la respiration apoplectique. On recommanda fortement à ses amis, qui heureusement étaient très-actifs et très-intelligents, de le tenir le plus possible sur les jambes, et de le promener sans cesse autour de la chambre.

« A la visite du soir, sur les neuf heures, il fut trouvé assez bien remis pour faire cet exercice avec l'aide d'un de ses amis. Sa contenance paraissait plus naturelle ; mais il ne répondait encore que par monosyllabes quand il était pressé par des questions; et cela comme un homme dans un état d'ivresse extrême. Il avait vomi une ou deux fois dans l'après-midi, et donna à entendre qu'il éprouvait un sentiment de froid dans le creux de l'estomac; on constata une chaleur remarquable à la surface du corps et un froid marqué aux extrémités ; malgré l'état d'amélioration qu'on put observer, le sommeil était toujours profond ; il ronflait fortement, même lorsqu'on le promenait dans la chambre, et lorsqu'on l'éveillait subitement, il ouvrait les yeux et retombait aussitôt dans son assoupissement. Cooper recommanda qu'on le gardàt continuellement dans le même état d'activité forcée pendant la nuit, et qu'on lui fît prendre des doses répétées d'assa-fœtida avec l'alcali volatil, le camphre et même le musc, si les autres stimulants ne paraissaient pas être suffisamment actifs. On appliqua un vésicatoire sur la tète, et des sinapismes aux pieds ; et on lui fit prendre souvent du café et du thé, de même que du jus de citron, dont il avait pris de petites doses pendant la soirée avec un très-grand avantage. On recommanda aussi de ne pas le laisser dans le courant de la nuit plus d'une demi-heure sans le tirer de son assoupissement, afin de pouvoir lui faire prendre quelques médicaments ou quelques boissons nourrissantes.

« A la visite du lendemain matin, on apprit qu'à minuit il avait été tellement mieux que ses amis avaient pensé qu'il était inutile d'appliquer le vésicatoire. Une petite quantité de julep camphré avec l'assa-fœtida étaient les seuls médicaments qu'il avait pris ; mais il avait très-fréquemment fait usage de thé, de café et de jus de citron, qu'il prenait avec le plus grand plaisir. On l'avait aussi empêché de dormir, le gardant sans cesse dans une constante agitation jusqu'à six heures du matin, heure à laquelle on le fit aller dans son lit.

« A une autre visite qui eut lieu entre neuf et dix heures du matin, le médecin le trouva toujours endormi ; mais en s'approchant de lui, il s'éveilla subitement d'un air troublé d'abord, et revenant bientôt à lui, il dit (et c'était exact) qu'il croyait avoir dormi trois ou quatre heures. Il se plaignait d'une sensation douloureuse dans la gorge, comme si elle eût été excoriée ; il fit observer de plus qu'un lavement qui lui avait été donné était sorti peu après avec des matières, sans qu'il eût pu le sentir ou l'empêcher.

« Le jour suivant, il fut en état de se promener hors de la maison ; son appétit n'était pas encore revenu, sans qu'il eût pourtant d'aversion pour les aliments ; il se plaignait toujours de douleurs dans la gorge et de plus à la base de la langue, douleurs qui paraissaient être l'effet des médicaments caustiques qui lui avaient été administrés. Il n'avait eu d'autre évacuation depuis sa maladie que celle qui avait été produite par le lavement qu'on lui avait donné ; il était toujours pâle et abattu, se plaignait d'une sensation incommode au creux de l'estomac, n'allant cependant point jusqu'à la douleur. Une dose de rhubarbe et de calomel fut ordonnée. Peu de temps après, il fut parfaitement rétabli.» (*Transact. medico-chir.*, t. I, p. 89.)

Traitement. — La première indication consiste à débarrasser le plus promptement possible l'estomac, si le poison y est encore. On devra faire vomir à l'aide de 25 ou 30 centigrammes d'é-métique, qu'on fera dissoudre dans une petite quantité d'eau (un demi - verre), l'eau en grande quantité dissolvant l'o-pium et en facilitant l'absorption. Si l'on avait à sa disposition une sonde œsophagienne, à laquelle puisse s'adapter une pompe aspirante, on pourrait faire avaler une grande quantité de liquide qu'on extrairait ensuite de l'estomac.

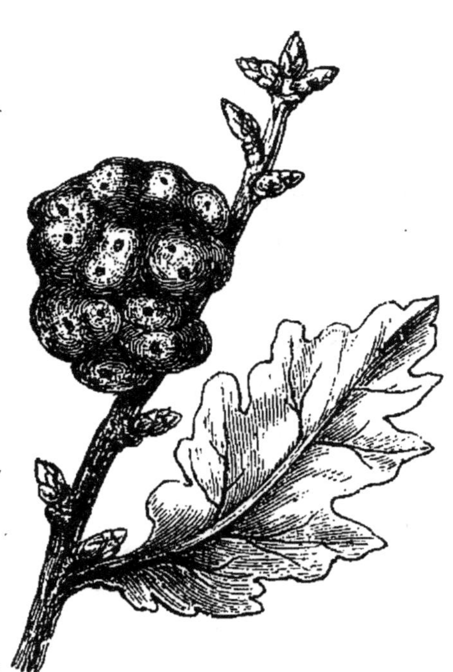

Fig. 63. — NOIX DE GALLE.

Si l'émétique n'agit pas, on peut employer le sulfate de zinc à la dose de 75 centigrammes à un gramme dissous dans un demi-verre d'eau, ou le sulfate de cuivre à la dose de 15 à 20 centigrammes. Ces liquides n'agissant pas, on doit chatouiller le fond de la gorge avec les barbes d'une plume.

En même temps qu'on fait vomir le malade, on peut préparer une décoction de noix de galle et lui en faire prendre en petite quantité, afin de diminuer l'action du poison ; mais, au fur et à mesure qu'on en donnera, il faut continuer à faire vomir le malade.

Cette indication remplie, on devra faire boire une forte décoction de café, employer les sinapismes, l'urtication, enfin mettre tout en œuvre pour tenir le malade éveillé.

§ 14. — EMPOISONNEMENT PAR LA JUSQUIAME.

Wepfer rapporte que plusieurs religieux firent collation avec des racines de chicorée sauvage, parmi lesquelles on avait mêlé par mégarde deux racines de jusquiame. Quelques heures après avoir été couchés, les uns éprouvèrent des vertiges, les autres une ardeur à la langue, aux lèvres et au gosier ; il y en eut qui ressentirent des douleurs vives à la région iliaque et à toutes les articulations ; les facultés intellectuelles et l'organe de la vue furent pervertis chez quelques-uns; ils ne pouvaient plus lire correctement et sans ajouter des mots; ils se

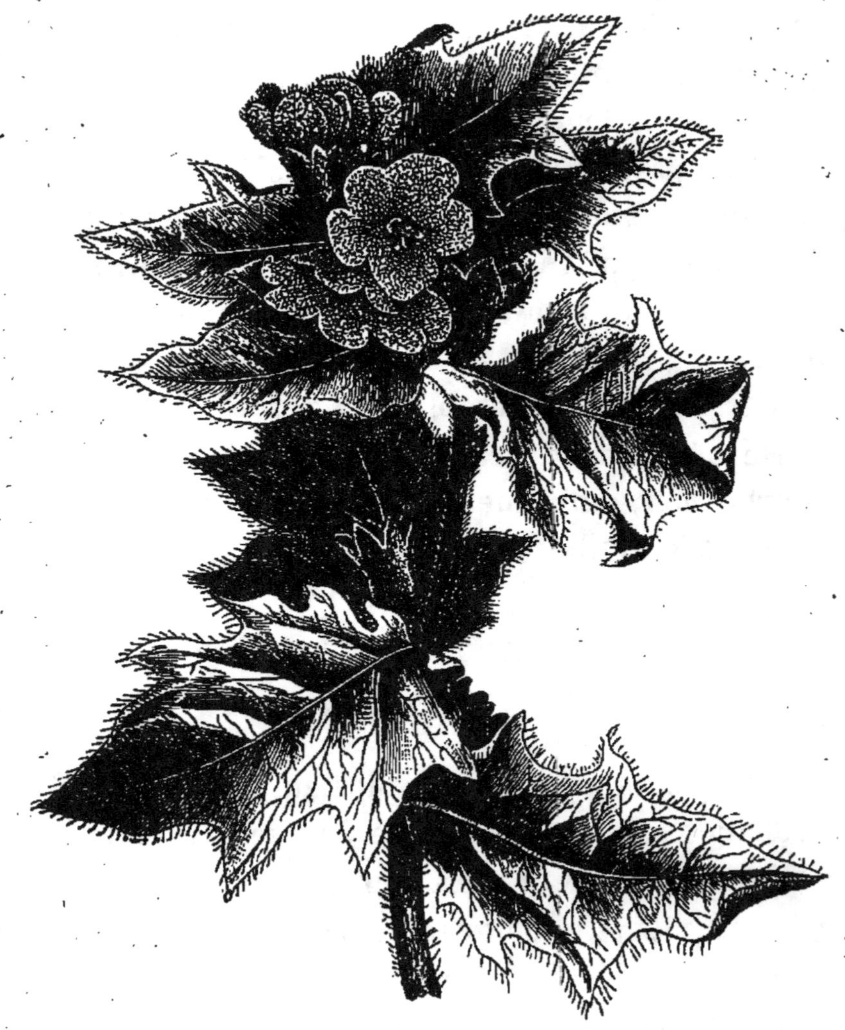

Fig. 64. — JUSQUIAME NOIRE.

livrèrent à des actions folles et ridicules. Celui qui en avait mangé le plus et qui auparavant voyait très-bien, ne distingua plus les objets qu'à l'aide de lunettes. Ils furent guéris par l'eau distillée de genièvre. (Wepfer, *Cicutæ aquaticæ historia et noxæ*, p. 230, ann. 1679.)

Un homme et sa femme, trompés par la douceur des racines de jusquiame noire, en mangèrent; ils éprouvèrent d'abord de la difficulté à avaler, puis ils devinrent phrénétiques et stupides. Ces symptômes se dissipèrent d'eux-mêmes. Lindern a vu une pareille imprudence suivie de gestes extravagants, de délire, de sommeil avec ronflement, et enfin de la mort. (Vicat, p. 200.)

Potovillat dit que neuf individus prirent du bouillon dans lequel on avait fait cuire des racines de jusquiame noire en place de panais; quelques-uns d'entre eux perdirent la parole, et tous furent agités de mouvements convulsifs; ils éprouvèrent de la distorsion dans la bouche et dans les membres, le rire sardonique et une fureur horrible. Lorsqu'ils furent rétablis par les moyens appropriés, ils voyaient les objets doubles dans les premiers moments, puis ils leur paraissaient d'une couleur écarlate. (*Philos. Transact.*, vol. XI, p. 446.)

Grunwald a vu le décoctum des feuilles de cette plante administré en lavement donner lieu à un délire furieux. Plusieurs praticiens ont remarqué des symptômes d'empoisonnement après l'administra-

tion d'un lavement préparé avec l'extrait de jusquiame.

Dans le mois d'avril 1792, dit Fodéré, on porta
par mégarde, à bord de la corvette française la *Sar-
dine*, une grande quantité de jusquiame, que les
matelots avaient cueillie dans une des îles Sapienzi,
en Morée, où se trouvait le bâtiment. On en mit
une partie dans la chaudière des matelots, et le
reste dans celle de quelques maîtres de l'équipage.
A quatre heures, tout le monde dîna. On ne tarda
pas à éprouver des vertiges, des vomissements, des
convulsions, des coliques, des selles copieuses qui,
frappant tout l'équipage, déterminèrent à tirer le
canon et à faire tous les signaux d'usage pour rappeler les embarcations. M. Picard arriva à bord et
aperçut le deuxième canonnier, Ribergue, faisant
mille grimaces et des contorsions analogues à la
danse de Saint-Guy. Il se fit apporter la plante dont
on s'était servi et reconnut la jusquiame blanche.
Il favorisa les évacuations par en haut et par en bas,
et il usa ensuite de boissons vinaigrées. Ceux qui
n'éprouvèrent pas d'évacuations furent quelque
temps dans un état maladif et eurent une convales-
cence très-longue; les autres ne tardèrent pas à se
rétablir. Il fallut cependant joindre les antispasmo-
diques les plus puissants aux remèdes évacuants
pour que Ribergue recouvrât entièrement la santé.
(*Méd. légale*, t. VI, p. 23.)

Traitement. — Le traitement de cet empoisonnement est le même que celui de l'empoisonnement par le laudanum, excepté que l'on ne fait pas usage de la décoction de noix de galle.

§ 15. — EMPOISONNEMENT PAR LA MORELLE NOIRE — *Solanum nigrum.*

Trois enfants, demeurant dans un village près de Nantes, sortirent le 27 août 1838 pour se livrer à leurs jeux; ils rentrèrent le soir, demandant de l'eau pour apaiser leur soif, et ils se couchèrent sans vouloir souper. Au milieu de la nuit, l'aîné des enfants, âgé de 9 ans, qui la veille, avant de sortir, s'était plaint d'un léger mal de tête, s'éveilla en poussant des gémissements arrachés par une violente céphalalgie; il se plaignait de nausées, de vertiges et de coliques, faisant des efforts pour aller à la selle et ne pouvant y parvenir. Bientôt il survint des vomissements copieux de matières glaireuses d'abord, puis d'un liquide épais et de couleur verte noirâtre; les pupilles étaient extrêmement dilatées; il distinguait à peine les objets qui l'environnaient; la face était vultueuse (d'un rouge vif) et une sueur abondante coulait de tout son corps; la soif était inextinguible; il accusait sans cesse un violent mal de tête. Bientôt la parole cessa d'être libre; la respiration devint stertoreuse (ronflante); le corps fut pris de convulsions et de raideur tétanique; enfin, cet enfant mourut à deux heures du matin, avant qu'on eût pu lui porter aucun secours.

Pendant que ce malheureux succombait, son frère, âgé de cinq ans, commençait à accuser des vertiges, des nausées et des coliques; il vomit comme lui des matières alimentaires, puis un liquide vert noirâtre. Ce fut le lendemain 28, à six heures du matin seulement, que M. Pihan Dufeyllay fut appelé près de lui, assisté du docteur Moisson. Ces médecins trouvèrent le petit malade couché sur le dos, plongé dans une prostration qu'interrompaient de temps à autre quelques mouvements convulsifs. La face était gonflée et vultueuse, les pupilles alternativement dilatées et rétrécies, la peau brûlante et couverte de sueur, le pouls fréquent et un peu irrégulier. La soif était très-vive; mais les liquides étaient aussitôt rejetés par le vomissement. Des sangsues furent appliquées à l'instant même derrière les oreilles. Le soir, les accidents avaient plus de gravité : le 29, le coma, l'agitation convulsive et les cris plaintifs continuèrent. On appliqua de nouvelles sangsues aux oreilles, et on ordonna un purgatif qui fut aussitôt rejeté que pris. Alors, des vésicatoires furent mis aux jambes, et on fit des frictions avec l'onguent napolitain derrière les oreilles et sur les parties latérales du cou, à la dose de deux grammes de demi-heure en demi-heure.

En même temps, la sœur de ces deux petits malheureux, âgée de trois ans, était prise de symptômes absolument semblables. Ce fut alors que, frappés de la similitude de ces accidents chez trois personnes de la même famille, les médecins soupçonnèrent une cause identique. Après de nombreuses questions, ils apprirent d'un enfant du voisinage que les deux aînés avaient cueilli et mangé en abondance d'une orte de graine rouge et qu'ils en avaient donné à leur sœur. Cette graine, qu'ils se firent représenter, était celle du *Solanum nigrum*, ou morelle noire ; l'empoisonnement était évident. Sous l'influence d'une médication énergique, ces accidents se dissipèrent ; mais, sous l'influence d'un régime alimentaire trop rapide, ces enfants eurent une rechute et succombèrent à une longue et douloureuse agonie. (*Journ. de chimie médic.*, t. VI, p. 143.)

Pierre Simon et Nicolas Mehlé, habitant deux maisons voisines dans le faubourg de Neuf-Brisach, à Colmar, jouissaient habituellement d'une santé parfaite, lorsque, le 7 septembre 1842, entre onze heures et midi, ils rentrent tous deux de la promenade, refusent de dîner et demandent à se mettre au lit.

A peine couchés, des symptômes tout à fait insolites éclatent chez l'un et l'autre. Les parents, qui me rendent assez mal compte de ces accidents primitifs, me disent que les enfants se plaignaient beaucoup, comme s'ils souffraient de coliques violentes, qu'ils ne pouvaient pas s'endormir, qu'ils étaient en proie à une agitation tout à fait extraordinaire ; que d'après ces signes et de ce qu'ils ont refusé leur dîner, on a supposé qu'ils avaient mangé des raisins et s'étaient donné une indigestion, qu'alors un officier de santé leur administra un vomitif (15 centigrammes d'émétique) ; mais voyant que le remède ne produisait pas son effet et que les convulsions survenaient, ils se sont décidés à faire appeler un médecin.

J'arrivai trois heures après l'accident, et voici les symptômes présentés par les deux malades :

Facies fortement congestionné, empreint d'égarement et d'anxiété ; yeux ouverts, humides et brillants, pupille des deux côtés à leur nec plus ultra de dilatation, trismus, agitation convulsive générale des plus intenses, tremblement, soubresauts violents, cris perçants comme ceux qui s'observent dans les cas d'hydrocéphalie ; taches rouges comme scarlatineuses couvrant irrégulièrement presque toute la surface cutanée ; chaleur sèche et brûlante ; pouls petit et très-fréquent.

L'intelligence paraît anéantie ; les malades ne

semblent rien comprendre de tout ce qui se passe autour d'eux ; mais de temps en temps ils profèrent des paroles mal articulées, comme celles d'un homme en délire ou dans un état d'ivresse.

Un mouvement singulier qu'on remarque au milieu de leurs convulsions, c'est que souvent ils étendent leurs petites mains comme pour saisir un objet, puis les reportant avidement à la bouche, simulant le mouvement de mastication et de déglutition. (Ils croient qu'ils sont encore à manger des raisins, s'écrient les assistants). C'est alors aussi qu'on s'aperçoit de la coloration de la paume de leurs mains en un bleu verdâtre.

La respiration est rapide, mais libre ; la langue ne s'aperçoit point ; la déglutition s'opère, quand on leur écarte fortement les mâchoires pour leur faire avaler les liquides, tels que du lait, une potion émétisée ; le ventre est météorisé, au point qu'il semble se ballonner presque à vue d'œil ; du reste point de vomissements ni de selles.

Je m'empressai aussitôt de déterminer le vomissement ; mais ni les titillations réitérées de la luette et de l'arrière-gorge, ni l'administration de l'émétique et de l'eau tiède ne purent y parvenir ; c'est alors que me rappelant combien de fois j'ai vu le calomel, donné à des enfants dans un but quelconque, déterminer des vomissements, je prescris

cinq centigrammes de calomel répétés de cinq minutes en cinq minutes; et j'ai la satisfaction de voir
survenir, après la troisième dose, plusieurs vomissements, renfermant des débris verdâtres mécon-
naissables, et quelques évacuations alvines.

Au premier moment, personne ne savait à quoi
attribuer ces accidents, si ce n'est à une indigestion.
Mais le développement des symptômes, leur intensité, la dilatation extraordinaire des pupilles, la
difficulté de déterminer le vomissement (estomac
narcotisé), les taches rouges de la peau, etc., tout
cela n'était guère fait pour nous laisser longtemps
dans le doute sur la nature des accidents que nous
avions à combattre; aussi, à force d'interrogations
et de recherches, nous avons découvert une petite
fille de sept ans qui s'est trouvée avec ces enfants
au moment où ils ont commis leur imprudence, et
qui est allée, le soir même de l'événement, me
chercher plusieurs branches de morelle chargées de
leurs fruits, me disant que c'est de cela qu'ils avaient
mangé, qu'elle les a trouvées derrière les haies,
tout près de la ville, et qu'elle-même n'avait pas
osé y toucher, parce que sa mère lui avait souvent
dit que c'était un poison. J'ai fait examiner la
plante par un pharmacien de la ville, M. Schœdlin,
qui a confirmé que c'était bien la morelle et non la
belladone ni aucune plante semblable.

Une fois cette première indication remplie, je donne de nouveau aux malades un peu de lait coupé avec de l'eau ; je les plonge dans un bain tiède, et je leur prescris une potion dans laquelle entre une forte dose d'acétate d'ammoniaque et de sirop diacode. Bientôt les accidents commencent à s'amender ; vers minuit l'agitation se calme, les convulsions cessent, quelques selles ont encore lieu, et vers trois heures du matin les deux enfants sont tout à fait calmes et s'endorment.

A la visite du matin, je les trouve l'un et l'autre levés, habillés, ayant recouvré l'usage de tous leurs sens, prenant leur déjeûner de très-bon appétit, et ne conservant plus de tout cet orage de la veille qu'un reste de dilatation des pupilles assez prononcée et un peu d'incertitude dans la démarche. La parole était parfaitement libre et les taches rouges avaient entièrement disparu. Depuis, ces enfants se portent parfaitement bien. (Hirtz, de Colmar, *Gazette médicale de Strasbourg* du 5 décembre 1842.)

Traitement. — Le même que celui qui est indiqué contre l'empoisonnement par le laudanum (p. 466), sauf la décoction de noix de galle.

§ 16. — EMPOISONNEMENT PAR L'ACONIT.

L'*aconit napel* étant une plante qui se trouve dans tous les jardins, nous croyons être utile en publiant des faits qui prouvent que cette plante est un poison des plus violents.

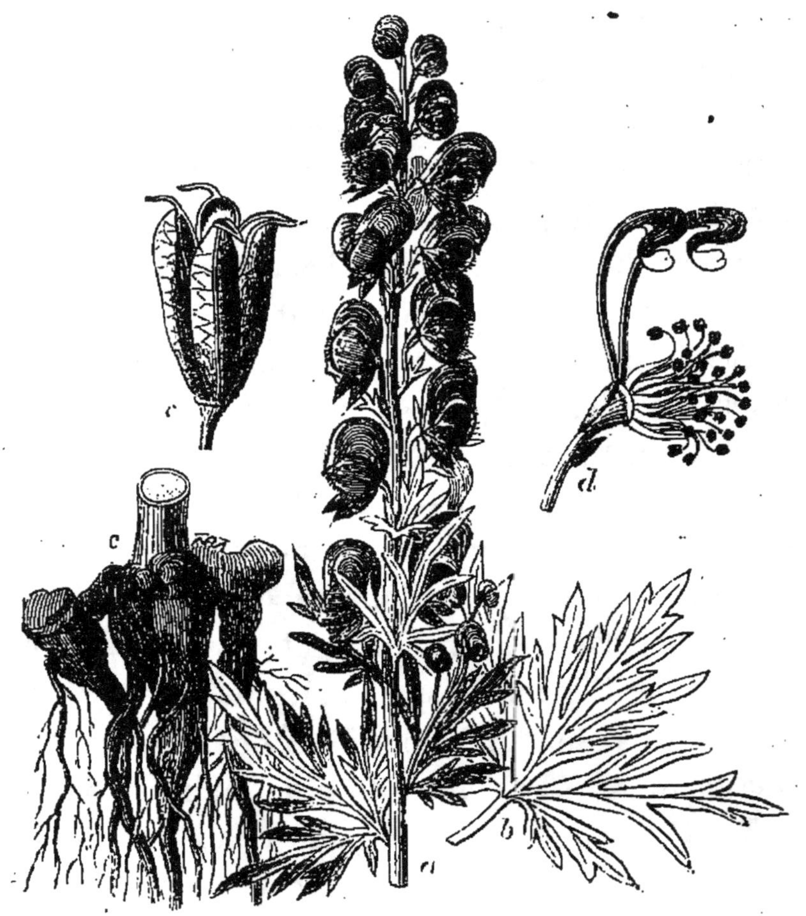

Fig. 65 à 69. — ACONIT NAPEL.

a, Tige. — *b*, Feuille. — *c*, Souche. — *d*, Corolle. — *e*, Follicules.

John Crumpler mange, à 8 heures du soir, de la salade, dans laquelle on avait ajouté, par mégarde,

une certaine quantité d'aconit napel ; il éprouve sur-
le-champ une chaleur brûlante à la langue et aux
gencives, et une grande irritation dans les joues.
Il croit que le sang ne circule plus dans ses membres ; cependant il n'a aucune envie de vomir. S'a-
percevant que les accidents augmentent, il boit environ un litre d'huile et une grande quantité de
thé ; ce qui le fait vomir. Les symptômes, loin de
disparaître, s'aggravent. A dix heures, Vinçent
Bacon, chirurgien anglais, est appelé, et il trouve
le malade couché dans son lit, les yeux fixes, les
mains et les pieds froids, le corps généralement
recouvert d'une sueur froide, le pouls à peine sensible, et la respiration tellement courte qu'il est
très-difficile de l'apercevoir. Il lui fait avaler deux
cuillerées d'esprit de corne de cerf qui le font
tousser et vomir ; puis il lui administre l'infusion
de chardon bénit, jusqu'à ce qu'il ait obtenu plusieurs vomissements. Le malade ne tarde pas à
aller à la garde-robe et il vomit de nouveau. Le
pouls se relève un peu ; mais il est intermittent et
très-irrégulier. Le lendemain matin il était beaucoup mieux et la guérison ne tarda pas à être
complète. (*Philosoph. Transact.*, vol. XXXVIII,
p. 287, ann. 1734.)

Willis rapporte qu'un homme mourut maniaque,
en très-peu de temps, pour avoir mangé de la sa-

lade dans laquelle il entrait des feuilles fraîches d'aconit napel. (*De animâ brutorum*, p. 289.)

On a vu le suc d'aconit, introduit dans une petite blessure faite au pouce, provoquer des douleurs dans le doigt et dans le bras, la cardialgie, l'anxiété avec crainte de suffocation, la lipothymie (évanouissement), l'agitation, enfin la gangrène et une abondante suppuration (*Alberti jurisprud. medica*, t. VI, 724.)

Le 29 décembre 1821, cinq personnes avalent chacune un verre à liqueur d'esprit de grain dans lequel on avait fait macérer par erreur de la racine d'aconit napel coupée par tranches, au lieu de racine de livèche : elles ne tardent pas à éprouver des accidents fâcheux, et trois d'entre elles périssent au bout de deux heures, après avoir présenté les symptômes suivants : sensation de brûlure dans la gorge, l'œsophage et l'abdomen; envie de vomir; bientôt après des vomissements et des selles accompagnées de cardialgie et de coliques violentes; visage gonflé, abdomen fortement ballonné. (*Dissert. inaug.* du docteur Pallas, année 1822, nº 15.)

Un jeune enfant de 21 mois avala quelques feuilles et deux ou trois fleurs d'aconit napel, et ne tarda pas à éprouver des accidents analogues à ceux dont il vient d'être parlé. Il succomba quelques heures après. (*Journ. de chim. médic.*, t. VI, p. 94, ann. 1840.)

Traitement. — Recourir de suite aux vomitifs (10 à 15 centigrammes d'émétique dans un verre d'eau) et faire usage de boissons adoucissantes, telles que le lait coupé, l'eau de sirop de gomme, les émulsions d'amandes douces, etc. (Voir le traitement contre la ciguë, p. 499.)

§ 17. — EMPOISONNEMENT PAR L'ELLÉBORE.

Cette plante, connue généralement sous le nom de *rose de Noël*, parce qu'elle ne fleurit qu'en hiver, serait pour cette raison bien moins sujette à causer des accidents d'empoisonnement, si elle ne figurait dans la médecine des *simples*, médecine qui, probablement à cause de son nom, jouit d'un grand crédit auprès d'un certain nombre de personnes. Il est donc utile de prévenir nos lecteurs sur le danger qu'il peut y avoir à faire des tisanes avec les paquets d'herbes ou de racines que présentent certaines personnes ignorantes.

Morgagni fait mention d'un individu qui prit deux grammes d'ellébore noir et qui succomba huit heures après. Il éprouva des douleurs et fut pris de vomissements. Tout le canal digestif était enflammé; l'inflammation était plus intense dans les gros intestins que dans les petits; plusieurs portions de ces derniers offraient alternativement un état de constriction et de relâchement; il n'y avait point de gan-

grène ; 42 heures après la mort, les membres étaient
encore flexibles.

Un domestique dans une métairie près Saint-
Brieux éprouve un malaise depuis deux ou trois
mois. Plus inquiet sur l'avenir que gêné des douleurs présentes, il se décide à faire quatre lieues
pour aller consulter Pierre Tanguy, dit le *Mouton*,
un de ces ignorants malheureusement trop répandus
qu'on appelle vulgairement *guérit tout*. Il en reçoit
trois substances, que l'on a reconnues être, l'une
de la racine du sceau de Salomon, l'autre des
feuilles du lierre terrestre, et la troisième a paru
être de la racine d'ellébore noir. Cet homme fait
bouillir ces ingrédients dans du cidre jusqu'à réduction d'un demi-litre de liquide; il en boit un
verre et par curiosité son maître en avale une même
dose. Trois quarts d'heure après, les symptômes
d'empoisonnement commencèrent à se manifester
d'une manière alarmante. Mais ces malheureux
étaient loin de prévoir les funestes effets dont leur
trop aveugle confiance allait les rendre victimes. En
effet, l'un d'eux, le domestique, n'entrevoyant sans
doute dans les douleurs déchirantes qu'il ressentait
qu'une crise salutaire propre à chasser la maladie,
crut devoir la seconder en prenant un deuxième
verre du breuvage qu'il avait préparé; mais, loin de
se calmer, les accidents n'en devinrent que plus

graves; bientôt les vomissements suivis de délire, les contorsions les plus violentes accompagnées d'un froid excessif que rien n'a pu diminuer, la mort enfin furent les tristes résultats de l'administration de ce prétendu spécifique.

Il est à remarquer, dans cette circonstance, que la violence des symptômes et des accidents suivit une marche assez régulière et qui coïncida parfaitement avec les quantités différentes prises séparément par les deux individus. Ainsi le maître ne mourut que deux heures et demie après en avoir pris un seul verre, tandis que le domestique, qui en avait pris le double, succombe trois quarts d'heure plus tôt. (Observ. de M. Ferrary, pharm. à Saint-Brieuc, *Journ. univ.*, p. 121, avril 1818. — Voir le traitement contre l'empoisonnement par la ciguë, p. 499.)

§ 18. — EMPOISONNEMENT PAR LA BELLADONE.

Des enfants mangèrent dans un jardin du fruit de belladone. Bientôt après ils eurent une fièvre ardente, avec des convulsions et des battements de cœur très-forts; ils perdirent connaissance et leur esprit fut complétement aliéné. Un d'entre eux, âgé de 4 ans, mourut le lendemain. L'estomac renfermait des grains de belladone écrasés et des pépins.

(*Hist. de l'Académie des sciences*, année 1703, art. *Botanique*.)

Voici, d'après le journal de Sédillot (p. 364, dé-

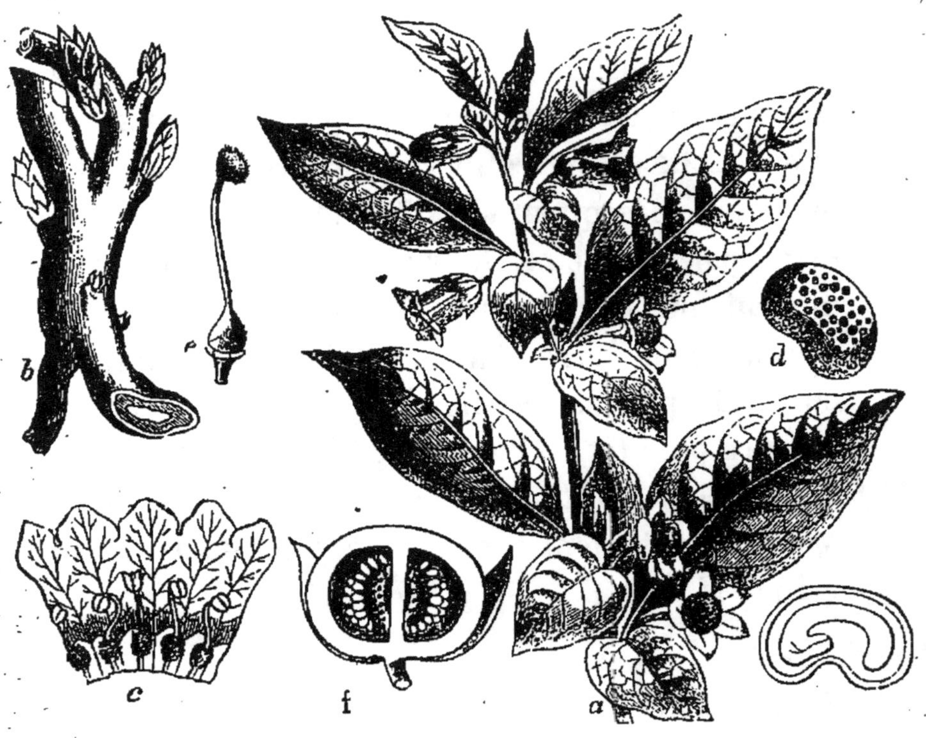

Fig. 70 à 75. — LA BELLADONE.

a, Ramca avec fleurs et fruits. — *b*, Tige. — *c*, Étamines. —
d, Stigmate. — *e*, Ovaire. — *f*, Diagramme du fruit.

cembre 1813), les symptômes éprouvés par plus de
150 militaires empoisonnés avec les baies de belladone qu'ils cueillirent à Pirna près de Dresde :
Dilatation et immobilité des pupilles, insensibilité
presque absolue de l'œil à la présence des corps ex

térieurs, ou du moins vision confuse ; injection de la conjonctive par un sang bleuâtre, proéminence de l'œil, qui s'est montré chez plusieurs comme hébété, et chez d'autres ardent et furieux ; sécheresse des lèvres, de la langue, du palais et de la gorge ; déglutition difficile ou même impossible : nausées non suivies de vomissements ; sentiment de faiblesse, lipothymie, syncope ; difficulté ou impossibilité de se tenir debout ; flexion fréquente du tronc en avant ; mouvement continuel des mains et des doigts ; délire gai avec sourire niais ; aphonie ou sons confus poussés péniblement ; probablement besoin faux d'aller à la selle ; rétablissement insensible de la santé et de la raison, sans souvenir de l'état précédent.

Wepfer rapporte l'observation d'un enfant de dix ans qui éprouva des symptômes analogues à ceux qui font le sujet des observations précédentes, après avoir mangé des baies de belladone. (Ouvrage cité, p. 227.)

Un enfant mange quatre baies mûres de belladone, un autre en mange six. Une heure après, l'un et l'autre font des extravagances qui étonnent la mère ; leurs pupilles se dilatent, leur regard n'est plus le même ; ils éprouvent un délire gai accompagné de fièvre. Le médecin appelé les trouve dans un état de grande agitation, parlant à tort et à travers, courant, sautant, riant sardoniquement, le visage pourpre et le pouls précipité. Il administre à chacun 3 centigrammes d'émétique et 4 grammes de sel de Glauber (sulfate de soude), dans 130 grammes d'eau. Ils évacuent abondamment pendant sept ou huit heures, et les accidents disparaissent. (*Gazette de la santé*, 11 thermidor an XIII, p. 108.) (Voir le traitement contre l'empoisonnement par la ciguë, p. 499.)

§ 19. — EMPOISONNEMENT PAR LE STRAMOINE.

Datura Stramonium.

Swaine rapporte que le décoctum préparé avec trois capsules de stramoine et du lait détermina la paralysie de tout le corps, et le malade devint furieux; il resta dans cet état pendant sept heures; puis il revint et dormit tranquillement pendant la nuit. (Swaine, *Essays physiol. and litter.*, t. II, p. 247.)

Un homme, ayant bu de la décoction du fruit, devint triste, perdit la voix; son pouls disparut, ses membres se paralysèrent, après quoi il entra en fureur. Un autre, ayant bu du lait cuit avec le même fruit, éprouva des vertiges, devint insensible, tint des propos insensés, eut un pouls d'abord petit, ensuite à peine sensible; ses jambes se paralysèrent et il finit par être furieux. (Vicat, p. 248.)

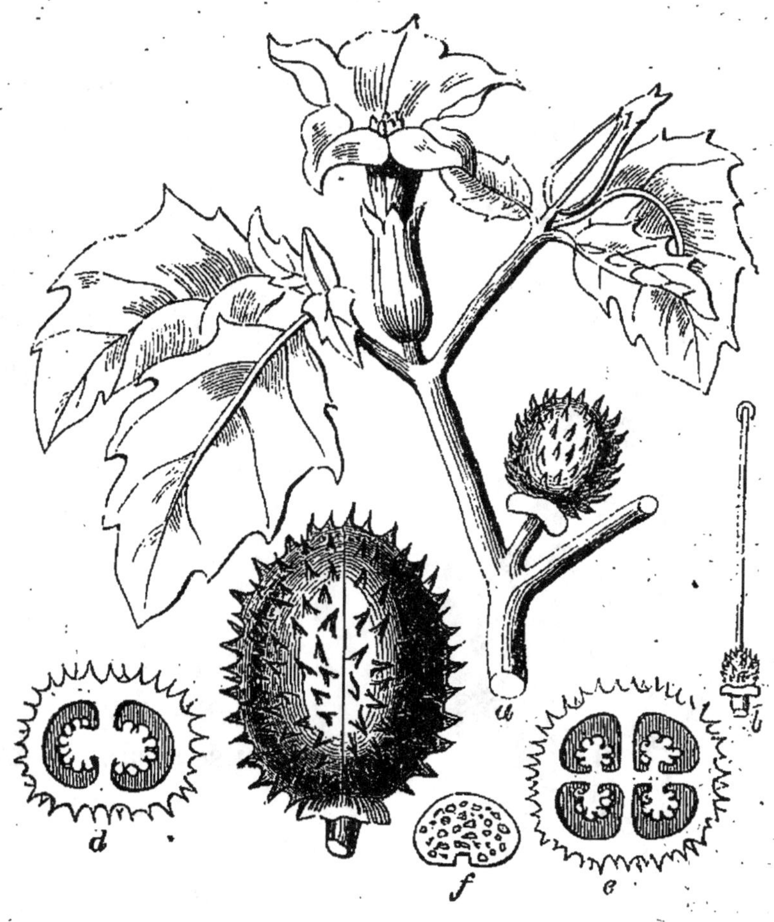

Fig. 76 à 80. — LE STRAMOINE.

a, Branche avec fleur et fruit. — *b*, Style et stigmate. — *c*, Fruit. — *d*, Coupe d'un fruit. — *e*, Coupe d'un fruit montrant la déhiscence quadrivalaire. — *f*, Graine grossie.

(Voir le traitement contre l'empoisonnement par la ciguë, p. 499.)

§ 20. — EMPOISONNEMENT PAR LE TABAC.

Si le tabac avait un parfum agréable ou s'il avait une action bienfaisante sur la santé, on comprendrait la vogue dont il jouit ; on s'expliquerait que des hommes raisonnables pussent préférer se passer de pain que de tabac ; mais son odeur, pour un odorat non perverti, est loin d'être agréable : pris en poudre, il excite une sécrétion qui oblige à se servir de mouchoirs d'une couleur douteuse, sans compter la sérosité peu ragoûtante qui orne souvent le bout du nez des priseurs. Fumé, il nécessite l'usage on ne peut plus nauséabond des crachoirs et laisse après lui une odeur qui, il y a cinquante ans, ne se rencontrait que dans les bas-fonds de la société. Aussi, à cette époque,

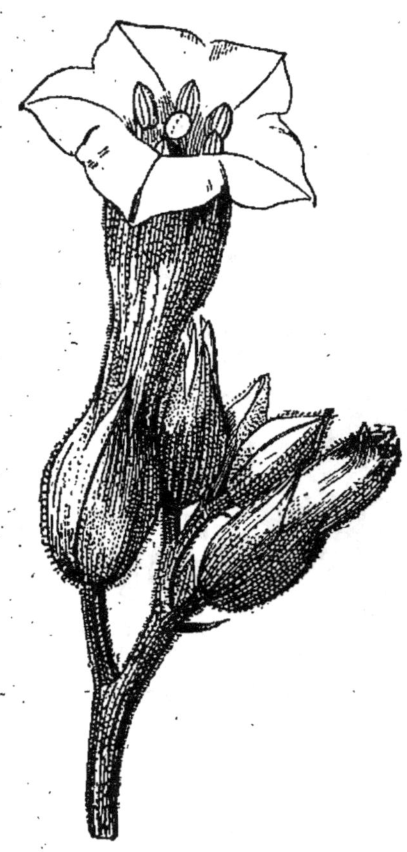

Fig. 81. — TABAC.

lorsqu'un homme avait le goût de corps-de-garde, il se cachait; de nos jours, que là où il y a de la gène il n'y a pas de plaisir, on ne se cache plus; on a proclamé la souveraineté du tabac, et, mettant de côté tout savoir-vivre, on est descendu au niveau du chiffonnier. On s'inquiète peu de savoir si, comme l'a très-bien démontré le professeur Bouisson, de Montpellier, la pipe prédispose au cancer des lèvres (voir plus haut, p. 320), ou si le docteur Jolis a eu raison de démontrer qu'elle abrutit et que, grâce à elle, le nombre des cas de folie a augmenté en raison directe du produit de l'impôt sur le tabac. A l'exemple des moutons de Panurge, on fume pour faire comme tout le monde; aussi, en présence de cet enthousiasme de tabagie, nous garderons-nous bien de démontrer l'insalubrité de cette dégoûtante manie; nous nous contenterons de reproduire des faits prouvant le danger qu'il y a à se servir du tabac comme remède.

Une femme appliqua sur la tête de trois de ses enfants qui avaient la teigne, un liniment préparé avec de la poudre de tabac et du beurre; peu après ils éprouvèrent des vertiges, des vomissements violents et des défaillances; ils eurent des sueurs copieuses. Pendant vingt-quatre heures ils marchèrent comme s'ils eussent été ivres. (*Éphémérid. des cur. de la nat.*, déc. 11, ann. 4, p. 46.)

Le décoctum des feuilles appliquées sur des parties affectées de la gale, occasionna des vomissements violents et des convulsions. (Wandermond, *Recueil périod.*, t. VII, p. 67.)

Un petit garçon mourut après qu'on lui eut répandu du suc de tabac sur l'un des ulcères teigneux qu'il avait à la tête. (Walterhal, *Journal de ch., méd.*, p. 317, ann. 1838.)

On lit dans les *Éphémérides des curiosités de la nature* qu'un individu tomba dans un état de somnolence et mourut apoplectique, pour avoir pris par le nez une trop grande quantité de poudre de tabac.

Le célèbre Santeuil éprouva des vomissements et des douleurs atroces au milieu desquelles il expira, pour avoir bu un verre de vin dans lequel on avait mis du tabac d'Espagne.

Un homme fit bouillir 48 grammes de tabac en poudre dans de l'eau et prit le décoctum encore chaud en lavement. A l'instant des douleurs atroces se répandirent dans tout le ventre, une sensation de brûlure intérieure horrible lui fit pousser des cris, et bientôt il put rejeter une partie du lavement. La douleur augmenta dans tout l'abdomen et surtout à l'épigastre; des nausées et des vomissements pénibles eurent lieu; les muscles de l'abdomen se contractèrent fortement; le ventre était enfoncé. Au bout d'une demi-heure une réaction violente se fit remarquer dans le système cérébral et nerveux; le malade fut tourmenté par des contractions violentes et involontaires de tous les muscles, il se roulait sur son lit en témoignant les plus grandes douleurs; il jetait au loin sa chemise et les couvertures, dont quelques voisines, accourues pour le secourir, voulaient le couvrir par pudeur. Il portait sans cesse ses mains sur son ventre.

Alors il avait perdu complétement le jugement et la connaissance de ce qui l'entourait, au point de ne plus reconnaître ses parents ou ses amis intimes; il entendait les interpellations qui lui étaient adressées, mais il ne répondait pas, ou cherchait vainement à articuler des mots insignifiants. La face était violette et contractée; les muscles du côté gauche de la face étaient dans une contraction permanente et simulaient l'apoplexie; les yeux étaient fixes; le pouls concentré, presque insensible, très-petit, enfoncé, intermittent et d'une lenteur remarquable, ne donnant que quarante-cinq pulsations par minute. La respiration était lente, et les parois du thorax s'élevaient à peine. La peau était froide, ainsi que les extrémités, malgré la chaleur extrême de l'atmosphère.

Le malade paraissait comme plongé dans la torpeur, dans un véritable carus, pendant quelques instants; puis, comme s'il était éveillé par la douleur, quoiqu'il ne proférât plus aucune plainte, il exécutait des mouvements violents automatiques et lents, différents en cela des convulsions spasmodiques et instantanées; il se levait debout, pouvait faire quelques pas, comme un homme ivre, et se replacer sur son lit, où il se roulait nu, sans paraître s'apercevoir de son état ni de la présence des personnes qui l'entouraient. Cependant des contractions violentes de l'estomac lui firent vomir et rejeter très-loin dans la chambre une grande quantité de liquide qu'on lui avait fait boire et qui avait contracté une odeur infecte de tabac. Une des assistantes qui reçut sur la figure une de ces inondations subites, tomba à la renverse suffoquée, et en fut malade pendant plusieurs jours. Quelquefois pourtant, avant de vomir, le malade fait signe qu'on s'éloigne.

Cependant les phénomènes morbides s'accroissant encore, on veut mettre le malade au bain; mais les mouvements automatiques qu'il exécute sans but et avec une grande force de contraction musculaire font qu'il est impossible de le tenir dans la baignoire; il en sort, quoique en chancelant comme un homme ivre, et se dirige soutenu vers son lit, où il se roule de nouveau. Il est pris de délire tranquille, balbutie des phrases qui ont trait à des médicaments qu'il veut prendre, il veut boire de la tisane et du sel de nitre. Il a des rémissions d'un quart d'heure, pendant lesquelles il paraît dormir d'un sommeil carotique profond; alors on parvient avec peine, non pas à éveiller ses facultés intellectuelles, mais à lui rendre la puissance des mouvements automatiques.

Je n'ai pu constater l'état des pupilles. De fréquentes nausées et des vomissements violents ont lieu avec une vive douleur à l'épigastre. Je n'ai pu m'assurer si les urines étaient interrompues, comme l'affirmaient les personnes présentes, parce que tous les matelas étaient mouillés de la matière des vomissements, des lavements et des boissons répandues.

Des boissons légèrement acidulées étaient prises avec peine et rejetées presque aussitôt; une sueur froide couvrait le corps du malade, quoique ce fût au milieu de l'été. Malgré la petitesse et la concentration du pouls, il nous parut que le plus urgent était de dégager le système veineux sanguin cérébral de la congestion, ou stase imminente qui s'établissait dans tous les grands troncs. En conséquence, une saignée de 250 grammes environ fut pratiquée, non sans difficulté, à cause de l'agitation permanente du malade; il fallut même renoncer à recevoir dans un vase le sang tiré de la veine. La diminution des accidents cérébraux apoplectiques et convulsifs commença aussitôt, et le malade, devenu un peu plus calme, put être placé sur son lit. Des sinapismes furent mis autour des pieds, et quelque temps après 24 sangsues furent appliquées à l'épigastre, à cause des douleurs qu'y ressentait le malade, et les piqûres furent recouvertes de grands cataplasmes qui tenaient tout le ventre. Plusieurs demi-lavements émollients avaient été donnés, pour tâcher d'entraîner ce qui pouvait rester de la décoction du tabac; mais ils furent gardés, et passèrent par les urines.

L'effet salutaire de la saignée générale et locale fut presque instantané; la tête se dégagea graduellement, et le malade moins agité put se livrer à un peu de repos. Les douleurs atroces à l'épigastre et à l'abdomen diminuèrent successivement, et les boissons furent mieux supportées. Longtemps encore le pouls conserva une grande lenteur; les facultés intellectuelles furent près de vingt-quatre heures à reprendre leur lucidité, et ce ne fut qu'avec peine que le malade pût se souvenir de ce qui s'était passé, comme après un rêve pénible.

L'estomac fut quelques jours sans pouvoir supporter autre chose que de simples bouillons. Cependant le malade, d'abord exténué de fatigue, brisé de tous ses membres, recouvra en peu de jours la santé, et ne conserva que de la pâleur, de la faiblesse et un peu de sensibilité épigastrique. (Chantourelle, *Archiv. gén. de méd.*, t. XXVIII, p. 376.)

Un lavement préparé avec 8 grammes de tabac a déterminé en deux heures la mort d'une jeune personne de 14 ans. — Élisabeth Peyne, mourut quinze minutes après avoir pris un lavement obtenu

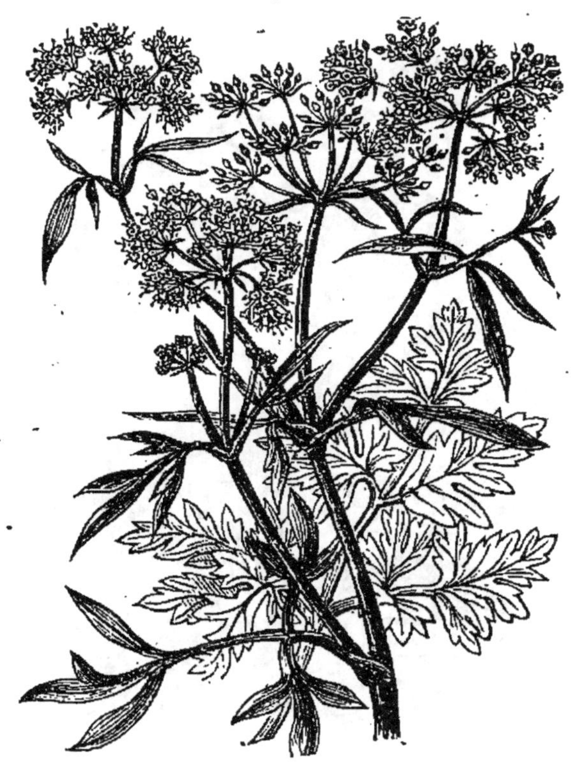

Fig. 82. — PERSIL.

par une infusion de 32 grammes de tabac. — Un lavement préparé avec une décoction de 64 grammes de tabac à fumer a déterminé sur-le-champ la mort d'une dame âgée de 28 ans. — Une femme de 24 ans, tourmentée d'une constipation continuelle, mourut trois quarts d'heure après avoir pris un lavement préparé avec 48 grammes de tabac. (*Journ. de chimie méd.*, p. 316, ann. 1838.) (Voir le traitement contre l'empoisonnement par la ciguë, p. 499.)

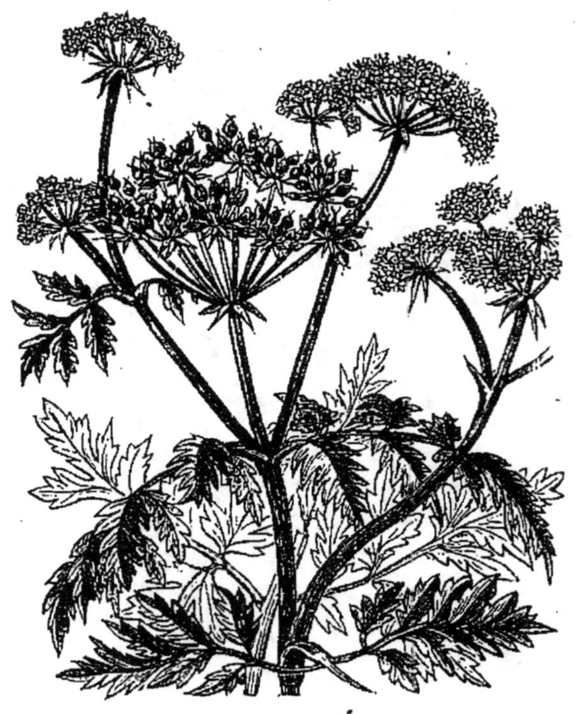

Fig. 83. — LA CIGUË MACULÉE.

§ 21. — EMPOISONNEMENT PAR LA CIGUË.

Cette plante est très-commune dans les lieux cultivés, les jardins potagers, où elle croît souvent même mélangée avec le persil et le cerfeuil, circonstance qui est bien·des fois cause d'erreurs fâcheuses, qu'on pourrait éviter, si l'on se donnait la peine d'examiner attentivement la plante que l'on cueille ; car, bien qu'appartenant à la même famille, la ciguë diffère du cerfeuil et du persil. Sans recourir aux caractères botaniques qui les distinguent, nous dirons que les feuilles du cerfeuil et du persil ont une odeur agréable, tandis que celles de la ciguë répandent une odeur nauséeuse, lorsqu'on les froisse entre les doigts ; de plus, ces mêmes feuilles sont d'un vert noirâtre en dessus et luisantes en dessous ; ce qui n'existe pas pour le cerfeuil et le persil.

Un garçon de six ans, ayant mangé à quatre heures du soir de cette herbe, qu'il croyait être du persil, commença aussitôt après à pousser des cris d'angoisse et à se plaindre de crampes d'estomac. Pendant qu'on l'apportait de la campagne chez son père, tout son corps enfla excessivement et prit une teinte livide ; sa respiration devint plus difficile et plus courte. Il mourut vers minuit.

Un autre enfant de quatre ans, qui s'était empoisonné de la même manière, fut assez heureux pour vomir cette herbe ; cela n'empêcha pas qu'il ne fût hors de lui-même, qu'il ne tînt des propos extravagants ; et quoique le médecin n'arrivât que le lendemain, il put encore le sauver (Vicat, p. 255.)

Rivière rapporte qu'un individu périt pour avoir pris une certaine quantité de cette plante.

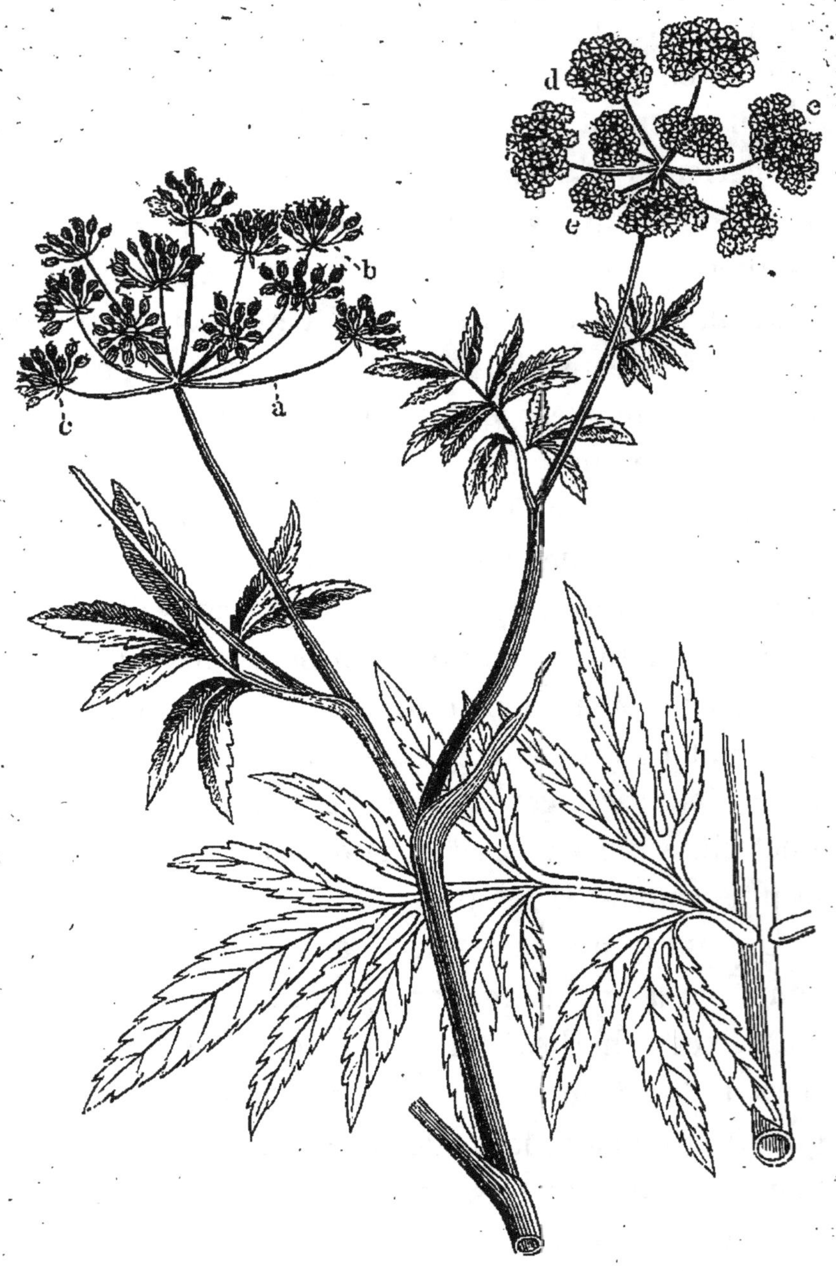

Fig. 84. — CIGUË VIREUSE.

Une heure après avoir mangé de la salade contenant de la petite ciguë, un individu éprouva des
vertiges, des nausées, un état comateux, des sueurs
froides, un refroidissement des extrémités, et il
mourut. (Lalé *Archiv. gén. de méd.*, t. XXII.)

Symptômes. — Les symptômes des empoisonnements de ce genre peuvent se réduire aux suivants :
chaleur dans la gorge, soif, vomissements, quelquefois diarrhée, respiration courte, suspirieuse; pouls
petit, fréquent; céphalalgie, vertiges, engourdissement dans les membres; délire.

Traitement. — Le traitement de l'empoisonnement par l'aconit napel, l'ellebore, la belladone,
le stramoine, le tabac et la ciguë est le même. Voici
en quoi il consiste :

1º Si le poison a été avalé depuis peu de temps,
et qu'il n'ait pas occasionné de vomissements abondants, on administrera un évacuant, composé de 10
à 15 centigrammes d'émétique et d'un gramme de
poudre d'ipécacuanha, dissous dans une petite quantité d'eau; par ce moyen on favorisera l'expulsion du
poison, et on ne craindra pas de hâter son absorption, vu que la quantité de liquide dans lequel l'é-
métique a été dissous, n'est pas considérable. On
pourra aider l'effet du vomitif, en titillant le gosier
avec la barbe d'une plume.

2º S'il y a quelque temps que le poison a été

avalé, et qu'il soit permis de soupçonner qu'il se trouve dans le canal intestinal, on fera prendre 10 à 15 centigrammes d'émétique mêlé à 30 ou 40 grammes de séné et 40 grammes de sulfate de soude, dissous dans un demi-litre d'eau. On donnera en outre des lavements purgatifs, composés avec 50 ou 60 grammes de sel de cuisine, ou bien avec 30 grammes de séné et 40 grammes de sulfate de soude.

3° Les autres indications, telles que de combattre la congestion cérébrale, lorsqu'elle existe, et l'inflammation qui survient presque toujours à la suite de la déglutition de ces substances vénéneuses, exigeant la présence du médecin, il n'en peut être question dans ce petit traité.

CHAPITRE XXIX.

ASPHYXIE.

On donne le nom d'asphyxie à cet état de mort apparente et imminente qui résulte primitivement et principalement de la suspension de la respiration. De nos jours le véritable office de la respiration étant connu, on sait que cette fonction sert à faire, à l'aide du gaz oxygène qu'elle puise dans l'atmosphère, le sang artériel, c'est-à-dire le fluide qui seul nourrit les organes et est pour eux un stimulus obligé ; on sait qu'elle sert à rendre à chaque cercle circulatoire, au sang veineux qui revient des organes, les qualités vivifiantes qu'il a perdues, et à rétablir le sang artériel.

Dans l'asphyxie, la mort arrive, non parce que la circulation s'arrête et que les organes cessent de recevoir du sang ; mais parce que ces organes reçoivent, au lieu d'un sang vivifiant, un sang qui ne l'est pas, au lieu de sang artériel qui est le stimulus de la vie, du sang veineux qui n'a pas cette propriété, ou qui même en a une opposée, car il est stupéfiant.

Symptômes. — Lorsque la respiration est suspendue par une cause quelconque, et de quelque manière que ce soit, voici les phénomènes qu'on observe : d'abord un sentiment d'angoisse bien prononcé marque l'impossibilité où l'on est de satisfaire un des besoins les plus impérieux de la vie, celui de respirer. Ce sentiment est bientôt porté à l'extrème, et pendant tout le temps qu'il est éprouvé, l'individu fait des soupirs, des bâillements, en un mot tous les efforts inspirateurs propres à appeler dans le poumon l'élément aérien nécessaire à la respiration. Ensuite, surtout si la respiration a continué de se faire un peu et que l'asphyxie soit graduelle, à ce sentiment d'angoisse s'ajoutent des vertiges, des lourdeurs de tête ; la face devient violette, bleue, ainsi que les lèvres, toutes les origines des membranes muqueuses, et souvent toute la surface de la peau. En troisième lieu, après une, deux ou trois minutes, toutes les fonctions sensoriales se suspendent ; il y a perte des sens, des facultés intellectuelles et affectives, de tout sentiment. Presque en même temps, les muscles de la locomotion cessent de pouvoir se contracter, et le malade, ne pouvant plus se soutenir, tombe. C'est alors qu'il y a mort apparente ; il ne reste plus en effet de la vie que l'action de la circulation et les fonctions nutritives qui en dérivent. Enfin ces fonctions elles-mêmes s'arrêtent bientôt, la circulation d'abord, puis les sécrétions, nutritions et calorifications.

Les cas d'asphyxie qui se présentent le plus souvent sont : 1º l'asphyxie par submersion ; 2º par strangulation ; 3º par gaz délétères ; 4º l'asphyxie des nouveau-nés.

§ 1. — ASPHYXIE PAR SUBMERSION. — *Noyés.*

On doit, avant tout, donner pendant une minute ou deux une position qui contribue à débarrasser les voies aériennes des liquides et des mucosités qu'elles contiennent ; on aura soin de passer dans la bouche une plume ou les doigts, pour en extraire les matières muqueuses qui peuvent s'y rencontrer. Il faut ensuite chercher un lieu convenable pour administrer les secours : on peut agir sur le rivage même, si la température le permet ; dans le cas contraire, il faut choisir le lieu le moins éloigné possible, pour ne pas perdre de temps : peu importe le moyen de transport, pourvu qu'il soit rapide. Le noyé sera ensuite promptement déshabillé, essuyé, puis placé sur le côté droit, la tête légèrement élevée, dans un lit bien sec et modérément chauffé. Cela fait, on pourra employer simultanément les moyens dont nous allons parler, *en ayant le soin de ne pas se lasser trop tôt, certains noyés n'ayant donné de signes de vie qu'après plusieurs heures* d'insensibilité aux divers excitants. Il ne faut pas non plus désespérer de sauver un noyé, parce qu'il a passé trop de temps sous l'eau ; beaucoup d'individus ont été ramenés à la vie après une demi-heure de submersion, quelques-uns après trois quarts d'heure, et même, suivant quelques auteurs, plusieurs heures.

On réchauffe le plus promptement possible le noyé en promenant sur toutes les parties de son corps des briques ou des fers à repasser convenablement chauffés. On le frictionne avec de la flanelle chaude, que l'on enduit quelquefois d'un liniment ammoniacal. Si la submersion avait eu lieu dans de l'eau glacée, il faudrait n'appliquer la chaleur que peu à peu, en ayant le soin de la graduer.

On place sous son nez un flacon de vinaigre radical ou d'ammoniaque, en ayant le soin de ne le laisser que quelques secondes et de le retirer aussitôt, afin d'éviter un empoisonnement ou une violente bronchite. On peut encore irriter la membrane nasale, et avec moins d'inconvénient qu'avec l'ammoniaque, au moyen d'acide sulfureux, en faisant brûler des allumettes soufrées sous le nez du noyé.

On exerce de légères compressions alternativement sur la poitrine et sur le bas-ventre, pour rétablir un mouvement analogue à celui qui est exécuté pendant

la respiration par les muscles respiratoires. C'est à
rappeler cette importante fonction que doivent tendre
tous les efforts. Après quelques instants de pressions
alternatives infructueuses, on devra recourir immédiatement au moyen vraiment héroïque, l'*insufflation de l'air dans les poumons*, qu'on pourra
pratiquer de bouche à bouche, ou à l'aide d'un tube
laryngien, qu'on introduit dans la bouche, puis dans
le larynx ; mais comme cette introduction demande
une main exercée, on devra se contenter d'introduire le tube jusqu'au fond de la gorge, puis de
fermer les lèvres du noyé sur le tube, et de rapprocher les narines, afin d'obliger l'air que l'on cherche
à faire pénétrer dans la trachée à ne pas s'échapper
par ces deux ouvertures. Cela fait, on peut adapter
à l'extrémité libre de cette canule ou de ce tube,
soit un soufflet, soit la bouche de l'opérateur ; mais
on devra dans l'un et l'autre cas faire attention que
cette insufflation soit faite doucement, car cette
opération pratiquée sans intelligence peut devenir
funeste. En même temps on pratique des frictions
sur la poitrine et sur le ventre.

Le canal intestinal, ayant la propriété de conserver
longtemps son irritabilité, peut éprouver encore
l'impression des substances stimulantes, lorsque
déjà les autres organes y paraissent insensibles. On
devra donc ne pas négliger cette voie et administrer

de suite un lavement préparé avec une solution de 125 grammes de sel de cuisine, dans le but de débarrasser l'intestin des matières fécales qu'il contient toujours en plus ou moins grande quantité. Cela fait, on introduira de la fumée de tabac, à l'aide de deux pipes dont les fourneaux sont apposés l'un contre l'autre par leur embouchure ; un des tuyaux est introduit dans l'anus, l'opérateur souffle dans l'autre, pour forcer la fumée à se porter dans le rectum : cette fumigation se fait beaucoup mieux à l'aide d'un appareil ; mais on ne dispose pas toujours de cet appareil, ce qui fait qu'on ne doit pas négliger les deux pipes ; quelques pressions exercées sur le bas-ventre favoriseront le passage de la fumée dans les diverses parties du canal intestinal. Si la fumée sortait par l'anus, il faudrait garnir le tuyau introduit dans le rectum.

Frotter légèrement avec une brosse molle la paume des mains et la plante des pieds.

L'ingestion de quelques cuillerées d'une liqueur excitante peut contribuer à hâter le rétablissement du noyé, lorsque la déglutition est possible ; dans le cas contraire, faire parvenir la liqueur au moyen d'une sonde œsophagienne, si on en a une à sa disposition.

Un moyen énergique qu'on pourrait employer, lorsque les excitants désignés ci-dessus ne réussissent pas, serait l'application du marteau de Mayor, qu'on promènerait le long de la colonne vertébrale ; ce moyen est à la portée de tout le monde ; car le marteau de Mayor n'est autre chose qu'un marteau qu'on fait chauffer dans de l'eau bouillante, en place de le mettre au feu.

Il est aussi parfois nécessaire de saigner, de purger ou de faire vomir le noyé ; mais ces derniers moyens sont du ressort du médecin.

§ 2. — ASPHYXIE PAR STRANGULATION.

Étranglés ou pendus.

Si l'on en excepte la congestion cérébrale, plus marquée chez les pendus que chez les noyés, et l'absence chez les premiers de liquides dans les voies aériennes, les uns et les autres se trouvent dans les mêmes conditions physiologiques et pathologiques. Dans les deux cas, il y a un obstacle mécanique à l'entrée de l'air dans les poumons ; dans les deux cas, le sang, après avoir traversé la poitrine, sans s'y être vivifié, est allé stupéfier par son contact les organes les plus essentiels à la vie ; dans les deux cas, le sang est resté liquide, moins constamment cependant chez les pendus ; dans les deux cas aussi les indications sont de solliciter le rétablissement des contractions du cœur et des mouvements respiratoires ; le traitement, sauf quelques légères modifications, est donc lé même que pour les noyés.

Voici les modifications qu'on doit apporter :

1º La saignée, rarement indiquée chez les noyés, l'est presque toujours chez les pendus.

2º Il est inutile de s'attacher à aspirer ce que renferme la trachée ; il ne s'y trouve pas de liquide. L'écume qu'on y rencontre quelquefois ne peut guère apporter d'obstacle au rétablissement de la respiration.

3º La tète sera tenue plus élevée que chez les noyés.

4º Il n'est pas aussi important d'insister sur les topiques chauds, le corps n'ayant pas été plongé dans un milieu susceptible de lui enlever rapidement du calorique, comme cela a lieu chez les noyés.

5º Il va sans dire que la première chose à faire en arrivant auprès d'une personne étranglée ou pendue, est d'enlever avec précaution et rapidité le lien qui a intercepté l'entrée de l'air dans les poumons. S'il y a suspension (pendaison), il faut, après avoir coupé le lien qui entoure le cou, descendre le corps en le soutenant, de manière qu'il n'éprouve aucune secousse, *tout cela sans délai et sans attendre l'arrivée de l'officier public ;* défaire ensuite promptement tout vètement qui pourrait gèner la circulation.

§ 3. — ASPHYXIE PAR LE GAZ DÉLÉTÈRE.

Les gaz qui déterminent le plus d'accidents sont l'acide carbonique, l'oxyde de carbone et le gaz des fosses d'aisances.

§ 1. — **Asphyxie par acide carbonique et oxyde de carbone.** — L'acide carbonique est produit ou par du charbon en combustion ou par des matières en fermentation ; il peut exister aussi dans des excavations naturelles ou artificielles.

On commence par soustraire le malade aux causes d'asphyxie ; on le place sur un lit, la tête et la poitrine élevées, dans une pièce très-bien aérée, dont les croisées sont ouvertes : on éloigne les personnes inutiles. On asperge le visage d'eau vinaigrée ; on pratique sur le corps des frictions avec de la flanelle sèche, ou imbibée d'eau-de-vie ou d'eau de Cologne. On approche du nez avec précaution de l'ammoniaque étendue d'eau, du vinaigre radical, ou une allumette soufrée en combustion : on irrite les narines avec les barbes d'une plume, la paume des mains et la plante des pieds avec une brosse molle ; on administre un lavement à l'eau vinaigrée ou dans lequel on met une poignée de sel.

On insuffle de l'air dans les poumons, comme pour l'asphyxie par submersion.

Une saignée est souvent nécessaire pour rappeler la circulation. Quand le malade est revenu à lui-même, on lui donne quelques cuillerées de bon vin ou d'une potion cordiale. Comme pour les noyés, il faut agir promptement et continuer les secours avec persévérance, même pendant plusieurs heures.

§ 2. — **Asphyxie par le gaz des fosses d'aisances et des égouts.** — On expose le malade au grand air; on lui met avec précaution sous les narines une compresse de linge ployée en quatre qu'on trempe dans du vinaigre et dans laquelle on a renfermé une suffisante quantité de chlorure de chaux, de manière à former un sachet désinfectant; on aspergera la figure avec de l'eau vinaigrée froide; on couvrira les extrémités de sinapismes.

§ 4. — ASPHYXIE DES NOUVEAU-NÉS.

On place le corps du nouveau-né sur le côté, la tête un peu élevée, la face découverte et les autres parties du corps dans un lange de laine; on s'assure de la liberté de la bouche et des narines. On insuffle avec les plus grandes précautions de l'air dans les poumons. On pratique des frictions sur le dos et sur le reste du corps avec des flanelles imbibées d'eau-de-vie. Enfin, on plonge le jeune enfant dans un bain tiède, qu'on peut rendre légèrement excitant, en ajoutant un peu de vin, et une fois dans le bain, on exerce, comme pour le noyé, de légères compressions alternativement sur la poitrine et le ventre.

FIN

GLOSSAIRE

A

Acuminée, allongée et terminée en pointe.

Ampoule, tumeur formée par l'épiderme soulevé et remplie de sérosité.

Angine, inflammation de la gorge.

Angioleucite, inflammation des vaisseaux lymphatiques.

Antiphlogistiques, remèdes qui conviennent dans les maladies inflammatoires, qui rafraîchissent.

Aponévroses, membranes blanches, luisantes et très-résistantes composées de fibres entrecroisées.

Arthrite, inflammation d'une articulation.

B

Bronches, vaisseaux aériens des poumons.

Bronchite, inflammation des bronches.

C

Caroncule lacrymale, petite éminence charnue placée au grand angle de l'œil.

Carus, assoupissement profond qui rend insensible à l'action des plus forts stimulants.

Cathérétiques, médicaments légèrement caustiques.

Cause efficiente, celle qui produit la maladie.

Choroïde, membrane vasculaire de couleur noire située entre là rétine et la sclérotique.

Coaptation, action d'adapter l'un à l'autre les deux fragments d'un os fracturé ou les deux bords d'une plaie.

Coma, assoupissement; comateux, qui a rapport au coma.

Commotion, ébranlement produit par un coup, une chute.

Congénial, ale, héréditaire, qu'on apporte en naissant.

Conjonctive, membrane muqueuse qui tapisse le globe de l'œil et les paupières.

Cornée, membrane extérieure du globe oculaire, qui prend en avant le nom de cornée transparente et en arrière celui de cornée opaque ou de sclérotique.

Corps vitré. On appelle corps vitré la substance demi-liquide qui remplit la plus grande partie de la cavité du globe oculaire.

Coryza, inflammation de la membrane muqueuse des fosses nasales.

Crise, effort violent de la nature qui se manifeste ordinairement par une excrétion quelconque.

Cristallin, corps transparent, solide, en forme de lentille biconvexe, situé entre l'iris et le corps vitré.

D

Délitescence, disparition subite d'une tumeur ou d'une maladie éruptive avant qu'elle ait parcouru ses périodes.

Derme, partie essentielle de la peau.

Diathésale (de Diathèse), disposition particulière de certains individus à être affectés de telle ou telle maladie.

E

Eczéma. Cette maladie, désignée autrefois sous le nom de dartre vive, est caractérisée par une éruption de vésicules très-petites, rapprochées et agglomérées.

Entérite, inflammation des intestins.

Épigastre, partie moyenne de la région épigastrique (creux de l'estomac).

Épistaxis, hémorrhagie nasale.

Érythème, rougeur inflammatoire.

Évacuations alvines, évacuations du bas-ventre.

F

Fibrine, substance animale blanche, fibreuse, extensible et élastique, qui entre dans la composition du sang et constitue le tissu des muscles.

Fistule, ulcère plus ou moins profond dont l'ouverture est étroite.

G

Gastrite, inflammation de l'estomac.

H

Hémiopie, affection de l'œil dans laquelle on ne distingue que la moitié des objets.

Humeur vitrée (voyez corps vitré).

I

Ichoreuse, pus séreux et âcre.

Iris, membrane circulaire, nuancée de différentes couleurs, qu'on voit au travers de la cornée transparente.

L

Laryngite, inflammation du larynx.

Lypothymie, défaillance.

M

Méningite, inflammation des méninges (membranes du cerveau).

Métastase, disparition brusque d'une maladie suivie d'une autre.

Minoratifs, légers purgatifs.

O

Œsophage, canal cylindrique faisant partie du canal alimentaire, qui s'étend du pharynx à l'estomac.

Ophtalmie, inflammation de l'œil.

Otite, inflammation de l'oreille.

P

Pathologie, discours sur les maladies.

Péricarde, membrane fibro-séreuse contenant dans sa cavité le cœur et une partie des gros vaisseaux.

Péricardite, inflammation du péricarde.

Péritoine, membrane séreuse qui tapisse la cavité abdominale et recouvre presque tous les organes qui y sont renfermés.

Péritonite, inflammation du péritoine.

Pharynx, demi-cavité qui circonscrit la cavité gutturale et forme l'orifice supérieur de l'œsophage.

Phlegmasie, synonyme d'inflammation.

Phlegmon, inflammation du tissu cellulaire.

Phlogosée, enflammée.

Phlyctènes, vésicules.

Phrénétiques, en proie à un délire bruyant.

Pierre à cautère. On donne ce nom en chirurgie à la potasse caustique parce qu'on s'en sert pour établir les cautères.

Pituitaire, membrane muqueuse qui tapisse les cavités nasales.

Pleurésie, inflammation de la plèvre.

Plèvre, membrane séreuse qui tapisse la face externe des poumons et les parois de la poitrine.

Pneumonie, inflammation du poumon.

Poisons septiques. On désigne ainsi ceux qui déterminent des affections gangréneuses.

Procès ciliaires, replis et prolongement de la choroïde qui se portent derrière l'iris, où ils forment des rayons convergents.

Prophilaxie, partie de la médecine qui a pour but de prévenir les maladies.

R

Rectum, troisième portion du gros intestin qui se termine à l'anus.

Rénitent, qui résiste.

Réséquer, couper.

Rire sardonique, sorte de spasme convulsif dans les lèvres et les joues.

S

Sclérotique (voyez cornée).

Suspirieux, se, adj., se dit de respiration lorsqu'elle produit le bruit qui constitue le soupir.

Syncope, perte subite de connaissance.

T

Tendons, organes blancs et nacrés, d'une très-grande ténacité, ayant deux extrémités, dont l'une s'insère sur l'os, tandis que l'autre se continue avec la partie charnue du muscle.

Ténesme, synonime d'épreinte, envies fréquentes et douloureuses, souvent inutiles, d'aller à la selle ou d'uriner.

Tétanos, maladie spasmodique caractérisée par la raideur de tout le corps.

Trismus, serrement des mâchoires.

V

Vaisseaux capillaires. Ainsi appelés à cause de leur extrême ténuité; ils font communiquer les artères avec les veines.

TABLE ALPHABÉTIQUE

DES MATIÈRES ET DES FIGURES

A

Figures.		Pages.
	Abcès	51
31	Abeille	195
30	Abeille (dard d')	195
	Abeille (piqûre d')	195
42	Acarus de la gale	350
	Acides (empoisonnement par les)	411
	Acide arsénieux (empoisonnement par l')	416
	Aconit (empoisonnement par l')	477
65 à 69	Aconit napel	478
	Affection farcino-morveuse	219
	Affection farcino-morveuse chez les animaux	220
	Affection farcino-morveuse chez l'homme	228
52	Agaric à volva	447
59	Agaric comestible adulte	455
58	Agaric comestible jeune	455
54	Agaric couleuvré	450
62	Agaric oronge	459
4	Amas de cellules graisseuses au milieu de fibres du tissu cellulaire	39
5	Amas de vésicules graisseuses superposées	40
	Anthrax	78
39	Appareil pour la fracture de l'avant-bras	295
	Armes à feu (plaies d')	162

Figures.   Pages.

Arsenic (empoisonnement par l'). 416
Asphyxie 501
Asphyxie des nouveau-nés 510
Asphyxie par le gaz délétère 509
Asphyxie par strangulation. 507
Asphyxie par submersion 503
Astringents. 368
Azotate d'argent (empoisonnement par l') 441

B

20   Bandage de la jambe 120
24   Bandage du pied et de la jambe 161
40   Bandage du pied 307
23   Bandage du pouce 159
19   Bande (enroulement d'une). 119
18   Bandelettes compressives. 117
     Belladone (empoisonnement par la). 483
70 à 75 Belladone (la). 484
     Bleu en liqueur (empoisonnement par le). 411
53   Bolet comestible. 448
46   Bouillon blanc. 375
     Brûlure. 82
     Brûlure (traitement de la). 89

C

     Cancer des fumeurs 320
48   Cantharides 395
9   Cartilagineux (tissu) vu au microscope 45
     Cataplasmes 382
     Cataplasmes (leur application) 384
     Caustiques. 385
     Cautère. 386
3   Cellulaire (tissu) 38
4   Cellules graisseuses (amas de) au milieu de fibres du tissu
     cellulaire 39
     Champignons (empoisonnement par les). 446
60   Champignons de couche. 457
57   Chanterelle (la). 453
     Charbon. 239
34   Chien enragé. 203
     Ciguë (empoisonnement par la) 496
83   Ciguë maculée (la) 496

Figures. Pages.

84 Ciguë vireuse 498
55 Clavaire 452
    Clou ou furoncle. 74
    Contre-poisons 404
    Cors aux pieds 134
29 Couleuvre. 183
    Coup de fouet. 313
    Couperose blanche (empoisonnement par la) 442
22 Coupe transversale de la troisième phalange 123
 1 Coupe verticale de la peau 35
    Coupure faite avec des instruments imprégnés de matières
        animales en putréfaction. 192
    Cousins (piqûre de) 197
    Cuivre (empoisonnement par le). 426

D

    Datura stramonium (empoisonnement par le) 486
12 Disposition des tendons fléchisseurs dans leur gaîne. . . . 64
17 Doigts (extenseur des). 67
14 Doigt (face dorsale d'un) avec son appareil tendineux com-
        plet 66
16 Doigts (fléchisseur des). 67
15 Doigt (partie latérale d'un). 67
35 Doigt (réseau lymphatique d'un). 241
36 Doigts (réseau lymphatique profond de la peau des) . . . 242
    Douleur par suite d'effort musculaire. 311

E

26 Écharpe pour maintenir le bras 165
    Effets du froid 92
    Émétique (empoisonnement par l'). 420
    Émollients. 370
    Empoisonnement par les acides 411
    Empoisonnement par l'acide arsénieux. 416
    Empoisonnement par l'aconit 477
    Empoisonnement par l'azotate d'argent. 441
    Empoisonnement par la belladone. 483
    Empoisonnement par les champignons. 446
    Empoisonnement par la ciguë. 496
    Empoisonnement par le cuivre (vert-de-gris). 426
    Empoisonnement par l'émétique 420

Figures.		Pages.
	Empoisonnement par l'hellébore.	481
	Empoisonnement par la jusquiame	467
	Empoisonnement par le laudanum	460
	Empoisonnement par la morelle noire.	471
	Empoisonnement par les moules.	443
	Empoisonnement par le phosphore.	409
	Empoisonnement par le plomb	433
	Empoisonnement par la potasse.	415
	Empoisonnement par le stramoine.	486
	Empoisonnement par le sublimé corrosif.	422
	Empoisonnement par le sulfate de zinc.	442
	Empoisonnement par le tabac.	488
	Engelures.	107
19	Enroulement d'une bande	119
	Entorse.	299
	Entorse (traitement de l').	305
	Épithéliôme.	317
	Equinia glandulosa	228
17	Extenseurs des doigts	67

F

14	Face dorsale d'un doigt avec son appareil tendineux complet.	66
61	Fausse oronge vénéneuse.	458
	Fièvre intermittente prise pour des inflammations.	29
16	Fléchisseurs des doigts	67
	Fractures	284
	Froid (effets du)	92
	Furoncle ou clou.	74

G

	Gale.		350
	Gale (traitement de la).		356
	Gaz délétère (voir asphyxie)		509
21	Godets (moyen d'éviter les) par des renversés		121
25 et 38	Gouttières pour les fractures du membre supérieur.	164	293
32	Guêpes.		190
44	Guimauve		372

H

	Hellébore (empoisonnement par l').	481
	Hémorrhagie guérie par l'urtication	365

I

Figures.		Pages.
	Inflammation.	13
	Inflammation (influences qui peuvent la modifier).	27
	Inflammations intermittentes	29
	Introduction	1

J

| | Jusquiame (empoisonnement par la) | 467 |
| 64 | Jusquiame noire. | 468 |

L

	Laudanum (empoisonnement par le).	460
	Lèvres (cancer des).	320
47	Lin	376
35	Lymphatique d'un doigt (réseau)	241
36	Lymphatique profond de la peau des doigts (réseau)	242
37	Lymphatique (vaisseau) ouvert pour montrer ses valvules.	443

M

27	Mâchoire d'une vipère.	181
	Maladies virulentes.	201
	Maladies des yeux	340
	Manière d'appliquer les topiques.	382
45	Mauve sauvage	374
	Médicaments externes principaux	359
	Morelle noire (empoisonnement par la)	471
56	Morille	453
	Morsures d'animaux enragés.	201
	Morsures d'animaux enragés (traitement des)	218
	Morsure de vipère.	181
	Morsure de la vipère (traitement de la)	189
	Morve	210
51	Moules (empoisonnements par les)	443
	Moxa	389
21	Moyen d'éviter les godets par des renversés.	121
2	Muqueuse (surface de la) de l'estomac	87
	Muscles (rupture des).	313
11	Muscles superficiels de la main	63

N

63	Noix de galle.	466
	Noli me tangere	317
	Noyés	503

O

Figures.		Pages.
41	Œil	341
	Ognons	148
	Ongles rentrés dans les chairs	125
61	Oronge vénéneuse (fausse)	458
43	Ortie	364
	Ortie employée avec succès contre les hémorrhagies	365

P

	Panaris	60
	Panaris profond	64
	Panaris superficiel ou tourniole	60
15	Partie latérale d'un doigt	67
49 et 50	Pavot et coupe	402
1	Peau (coupe verticale de la)	35
	Pédiluves	366
	Pendaison	507
82	Persil	495
22	Phalange (coupe transversale de la troisième)	123
	Phosphore (empoisonnement par le)	409
24	Pied (bandage du) et de la jambe	161
	Piqûre d'abeilles, de guêpes, frêlons	195
	Piqûre de cousins	197
	Piqûre et coupure faites avec des instruments imprégnés de matières animales en putréfaction	192
	Piqûre de scorpion	198
	Plaies	151
	Plaies d'armes à feu	162
	Plaies par instruments tranchants	152
	Plaies par morsure d'animaux enragés	201
	Plaies par morsure d'animaux sains	180
	Plaies par morsure de serpents venimeux	181
	Plaies de tête	247
	Plomb (empoisonnement par le)	433
	Poisons narcotiques	460
	Potasse (empoisonnement par la)	415
23	Pouce (bandage du)	159
10	Pouce (coupe verticale du)	62
	Principaux médicaments externes	359
	Pustule maligne	239

DES MATIÈRES ET DES FIGURES. 523

R

Figures.   Pages.

Rachitisme 332
Rachitisme (traitement du). 336
Rage 201
Rage (traitement de la). 218
35 Réseau lymphatique d'un doigt 241
36 Réseau lymphatique profond de la peau des doigts . . . 242
Résolutifs 369
Rubéfiants 359
Rupture des muscles 313

S

33 Scorpion 199
Scorpion (piqûre du). 198
Serpents venimeux (morsure de) 181
Sinapismes 359
Stramoine (empoisonnement par le). 486
76 à 80 Stramoine (le) 487
Strangulation. (Voir asphyxie) 507
Sublimé corrosif (empoisonnement par le) 422
Submersion 503
Sulfate de zinc (empoisonnement par le). 442
2 Surface de la muqueuse de l'estomac 37

T

81 Tabac (empoisonnement par le). 488
12 Tendons fléchisseurs des doigts dans leurs gaînes (dispos. des) 64
13 Tendons des fléchisseurs des doigts dans leurs gaînes . . . 66
9 Tissu cartilagineux vu au microscope 45
3 Tissu cellulaire. 38
7 Tissu osseux 43
8 Tissu osseux et cartilagineux. 43
Topiques (application des). 382
Tourniole 60
Tumeurs épithéliales 317
Tumeurs fongueuses sanguines. 324

U

Ulcères. 111
Urtication 363
Urtication contre les hémorrhagies 365

524 TABLE ALPHABÉTIQUE DES MATIÈRES.

V

Figures.		Pages.
37	Vaisseau lymphatique ouvert pour montrer ses valvules	243
6	Vaisseaux du tissu graisseux	41
	Ventouses.	377
	Ventouses sèches	368
	Verrues	130
	Vert-de-gris (empoisonnement par le)	426
	Vésication.	392
	Vésication lente.	395
	Vésicatoire instantané	393
	Vésicatoires (pansement des)	397
	Vésicatoires permanents	399
	Vésicatoires volants	397
23	Vipère	182
	Vipères (morsure de)	181
	Vipère (traitement de la morsure de)	189
	Vitriol blanc (empoisonnement par le)	442

Y

	Yeux (maladie des)	340

Z

	Zinc (Sulfate de) (empoisonnement par le)	442

FIN DE L'OUVRAGE.

J. ROTHSCHILD, Éditeur, 13, Rue des Saints-Pères, Paris.

L'HOMME

ORIGINES ET DÉVELOPPEMENT DE L'HOMME ET DES SOCIÉTÉS

Par le Dr GUSTAVE LE BON

Illustré de nombreuses Gravures

L'OUVRAGE FORMERA ENVIRON 24 LIVRAISONS A 50 CENTIMES

PROSPECTUS. — L'auteur s'est proposé de refaire aux lumières de la science moderne, la synthèse de l'univers et de l'homme. Prenant le choses à leur origine, il étudie la série des transformations graduelles qui les ont amenées à leur forme actuelle. L'état présent du monde est envisagé comme étant le résultat de son état passé et portant lui-même son avenir en germe.

Après avoir tracé le tableau de la naissance et du développement de l'univers et des êtres qui l'habitent sous l'influence des forces indestructibles qui mènent les choses, l'auteur aborde l'étude de l'évolution gra duelle de l'homme et des sociétés. Écrit en prenant uniquement pour guide les méthodes scientifiques modernes, cet ouvrage constitue une application des sciences à l'étude de questions abandonnées jusqu'ici pour la plupart aux philosophes, aux moralistes, aux juristes et aux historiens.

En ne la considérant même qu'au point de vue pratique, aucune étude ne saurait être plus intéressante et plus utile que celle du développement de l'homme. Elle est la seule base sur laquelle on puisse faire reposer deux connaissances essentielles : l'*éducation* et la *politique*, c'est-à-dire l'art difficile de former les hommes et celui plus difficile encore de les gouverner.

Voici le titre des grandes divisions de l'ouvrage :

INTRODUCTION. — *Changements actuels de nos connaissances et de nos croyances.* — Livre Ier. *L'Univers.* — Livre II. *Origine et développement des êtres.* — Livre III. *Développement physique de l'homme.* — Livre IV. *Développement intellectuel et moral de l'homme.* — Livre V. *Origine et développement des Sociétés.* — Livre VI. *Les modificateurs de l'homme.* — Livre VII. *Développement futur de l'homme.*

LE TRÉSOR
DE LA FAMILLE

ENCYCLOPÉDIE DES CONNAISSANCES UTILES

DANS

LA VIE PRATIQUE

PAR J.-P. HOUZÉ

Un fort volume paraissant en environ 10 livraisons
au prix de 50 centimes.

Cet ouvrage se propose la solution de tous les problèmes de la VIE
PRATIQUE ; il traite de toutes les connaissances utiles, propres à procurer le bien-être et le bonheur domestiques. Il a pour but de mettre à
la portée de chacun toutes ces notions usuelles, tous ces renseignements
utiles dont on a besoin chaque jour. Il renferme tout ce qui concerne
l'habitation, l'ameublement, l'alimentation, l'horticulture, l'agriculture,
l'habillement, la toilette, l'hygiène, la médecine et la pharmacie domestiques, l'éducation et l'instruction des enfants, les usages de la société,
les règles de la politesse, les lois de l'économie domestique et ces mille
recettes d'une application facile et d'une si grande utilité dans la vie.

Il résume les lois usuelles, les règlements de police et les connaissances nécessaires pour mener soi-même à bonne fin ses affaires.

Suivant le précepte d'Horace : *utile dulci,* l'agréable est joint à l'utile
en donnant sur tous les jeux : jeux gymnastiques, jeux d'esprit, jeux de
calcul et de hasard, récréations artistiques et scientifiques, tous les renseignements nécessaires. En un mot, les auteurs se sont efforcés de n'y
rien omettre, afin que ce livre soit réellement ce qu'il prétend être:
Une véritable Encyclopédie des choses usuelles.

LA DENTELLE

HISTOIRE — DESCRIPTION — FABRICATION — BIBLIOGRAPHIE

Par JOSEPH SÉGUIN

L'ouvrage forme un fort volume in-folio, impression en caractères elzéviriens sur papier teinté. Il contient 50 Planches phototypographiques *inaltérables*, imprimées par deux procédés à l'encre d'impression ordinaire, et 75 Vignettes d'après les meil-

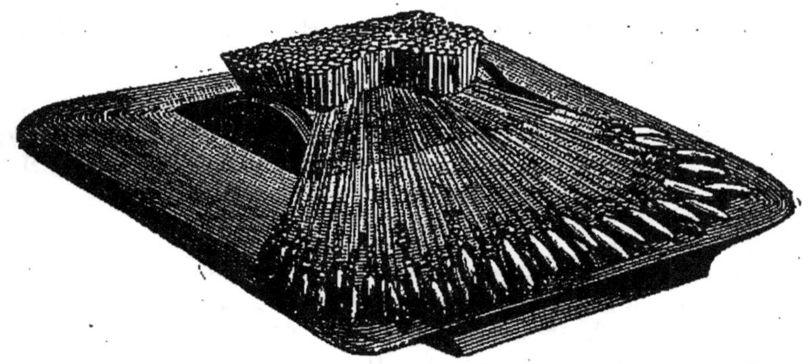

leurs Maîtres des xvie et xviie siècles, donnant le fac-simile des plus belles Dentelles de toutes les époques : Passements aux fuseaux, Points coupés à l'aiguille, Points de Venise, de Gênes; Guipures, Valenciennes, Malines, Points d'Alençon, de Sedan, de Bruxelles, d'Angleterre, Blondes, Chantilly, etc., etc.

Prix de l'Ouvrage complet : 100 Francs.

Quelques Exemplaires ont été imprimés sur papier de Hollande et se vendent 160 Francs.

Une Reliure spéciale à coins, tranches dorées avec filets en or, en demi-maroquin du Levant violet, est du Prix de 20 Francs.

« C'est une étude consciencieuse, une monographie complète de la dentelle, écrite par un connaisseur doublé d'un savant. Ce qu'il a fallu d'érudition, de patience et de sagacité pour retrouver tous ces modèles, pour en faire un choix raisonné, pour les classer avec sûreté, rien ne saurait en donner une idée à ceux qui n'ont pas feuilleté ce bel ouvrage et passé en revue cette merveilleuse collection. » (*Revue scientifique.*)

J. ROTHSCHILD, Éditeur, 13, Rue des Saints-Pères, Paris.

CAUSERIES SCIENTIFIQUES

DÉCOUVERTES ET INVENTIONS

Progrès de la Science et de l'Industrie

PAR

HENRI DE PARVILLE

Rédacteur du feuilleton scientifique
du *Journal officiel* et du *Journal des Débats.*

Prix de chaque année, formant un volume in–18 de 360 pages environ avec 60 figures environ. — *Prix :* **3** FRANCS **50**

PUBLICATION ILLUSTRÉE

Examinée et admise par le Ministre de l'Instruction publique pour les Bibliothèques scolaires.

Cette publication, qui a obtenu, à l'Exposition universelle de 1867, la 1re médaille accordée par le Jury international aux œuvres de vulgarisation, et à l'Exposition de Vienne le diplôme de Mérite est arrivée à sa quinzième année d'existence (en 1876).

Son succès rapide et croissant s'explique par l'intérêt et l'actualité des matières qui y sont traitées.

Les Annuaires scientifiques ne présentent en général qu'un abrégé des mémoires académiques ou que des coupures réunies ensuite par ordre méthodique, sans commentaires ni conclusions. Ici, au contraire, chaque chapitre a son originalité propre; chaque sujet est soumis à la discussion; par sa forme, l'ouvrage est accessible à tout le monde; par le fond, il peut être lu avec profit par les savants eux-mêmes. C'est un résumé lucide, clair et saisissant du mouvement scientifique.

LES SOUFFRANCES

DU PROFESSEUR DELTEIL

Par CHAMPFLEURY

Cinquième Édition ornée de 25 Gravures par CRAFTY

Un volume petit in-4, impression sur papier teinté.
Broché, **5** fr.; en demi-reliure, chagrin, tranches dorées, **7** fr.

Le tableau amusant d'une petite ville de province il y a trente ans, de gaies et vives silhouettes d'enfants, et surtout une bonne humeur qu'on trouve rarement dans les publications d'aujourd'hui, font des *Souffrances du Professeur Delteil* le livre

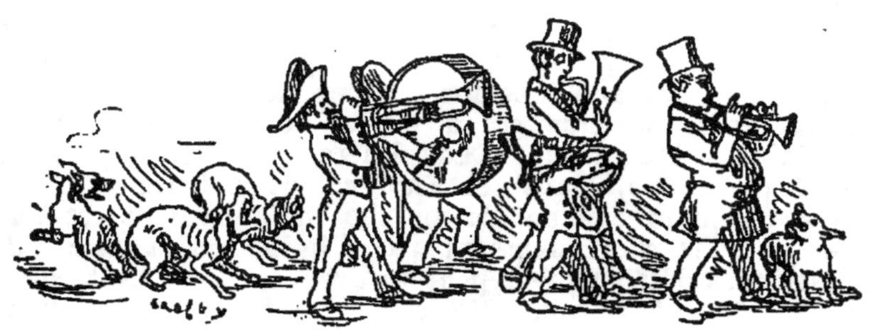

qui a le plus fortement servi à la réputation de M. CHAMPFLEURY, et qui a pour caractère particulier de pouvoir être mis entre les mains de l'homme, de la femme et de l'enfant.

De nombreuses éditions, qui trouvèrent un nombreux public, ont constaté depuis longtemps le succès de ce spirituel ouvrage, dont nous publions aujourd'hui une édition de luxe, ornée de 25 Vignettes (dont plusieurs de page entière), de l'humoriste CRAFTY, qui a traduit de son plus fin crayon les situations franchement comiques des *Souffrances du Professeur Delteil.*

J. ROTHSCHILD, Éditeur, 13, Rue des Saints-Pères, Paris.

Adopté par le Ministre de l'Instruction publique pour les Bibliothèques scolaires.

A l'usage des Ingénieurs, Minéralogistes,
Géologues, Agriculteurs, Métallurgistes, Chimistes, Élèves
des Écoles du Gouvernement.

LES ROCHES

GUIDE PRATIQUE

Pour leur détermination, avec les connaissances de lithologie nécessaires
pour y parvenir

Par Édouard JANNETTAZ

Aide de minéralogie au *Muséum*,
Répétiteur à l'École des Hautes-Études.

Un volume in-18 avec Gravures. Relié en toile. — Prix : 3 Fr. 50

Cet ouvrage est nécessaire à ceux qui ne veulent connaître
l'écorce du globe que pour le parti qu'on peut tirer de ses ma-
tériaux. Il ne l'est pas moins à ceux qui veulent étudier l'histoire
de la terre, la géologie proprement dite, puisqu'il en analyse les
éléments, et qu'il indique pour chacun le signe auquel on peut
lui donner son nom et sa place.

Dans ce but l'auteur l'a divisé en trois parties :

Dans la première il donne une description sommaire des principales propriétés physiques ou chimiques des espèces minérales qui concourent à les former.

La seconde partie est consacrée à la description des roches et
des variétés que les espèces minérales y présentent lorsqu'elles
en deviennent les éléments.

Dans la troisième partie l'auteur donne la clef de la méthode à suivre pour la détermination des roches qu'il divise,
suivant la texture, en huit groupes. Chacun de ces huit groupes
est divisé en groupes secondaires, lesquels le sont ensuite en
groupes tertiaires, puis quaternaires, fondés sur les caractères
les plus faciles à constater, tels que la couleur, l'aspect cristallin ou terreux, la fusibilité au chalumeau, la dureté.

Ce petit Guide est terminé par un tableau des roches rangées
par leurs analogies : 1° de composition ; 2° de texture.

LA TERRE VÉGÉTALE

De quoi elle est faite. — Comment elle se forme. Comment on l'améliore.

GUIDE PRATIQUE DE GÉOLOGIE AGRICOLE

À l'usage des Ingénieurs, Agronomes, Géologues et des Écoles du Gouvernement.

Par Stanislas MEUNIER

Docteur ès-sciences, aide de géologie au Muséum

Un volume in-18 avec vignettes et une Carte agronomique de la France, par M. DELESSE. — Relié toile anglaise. — Prix : 3 fr.

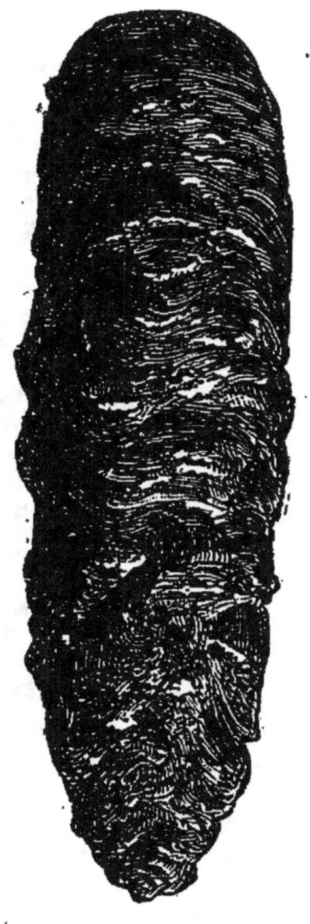

Cet ouvrage est divisé en trois parties, correspondant aux trois termes de son sous-titre. Dans la première, relative à la constitution de la terre végétale, sont exposées les meilleures méthodes d'analyse et résumés, les caractères principaux des divers types de sols. La seconde partie est purement géologique. C'est le mécanisme même en vertu duquel s'édifie tous les jours le support nourricier des végétaux, qui y est étudié en détail. On y montre, à côté de la terre végétale qui se produit sur place, par suite de la décomposition de la roche vierge, les terres dont les éléments arrachés à des sources diverses sont charriés, réunis et mélangés par divers agents de transport. L'un des moins curieux de ces agents n'est certainement pas l'air atmosphérique, qu'on ne s'attendrait pas à compter parmi les causes d'une véritable sédimentation. Enfin, la troisième partie, qu'on peut qualifier d'agronomique, traite des amendements et des engrais minéraux. L'intérêt pratique du volume de M. Stanislas Meunier est rendu plus évident encore par l'addition qu'a bien voulu y faire M. Delesse, d'une belle et instructive carte agricole de la France. L'agronome, l'agriculteur, le géologue et le chimiste lui-même trouveront dans cet ouvrage de précieux renseignements sur l'un des sujets les plus importants au point de vue théorique, comme à celui des applications.

J. ROTHSCHILD, Éditeur, 13, Rue des Saints-Pères, Paris.

LE
MONDE MICROSCOPIQUE DES EAUX
Par JULES GIRARD

UN VOLUME IN-18, ORNÉ DE 70 GRAVURES

Relié en toile, 3 Francs 50.

Ce livre conduit le lecteur à travers le monde si curieux des *Infiniment-Petits*, qui peuplent les eaux douces et salées. Il lui fait parcourir les trois règnes de la nature. Cette révélation des créatures si merveilleuses par leur perfection, leurs mœurs, leur multiplicité infinie, est une esquisse à grands traits des principaux phénomènes et des secrets de la vie aquatique.

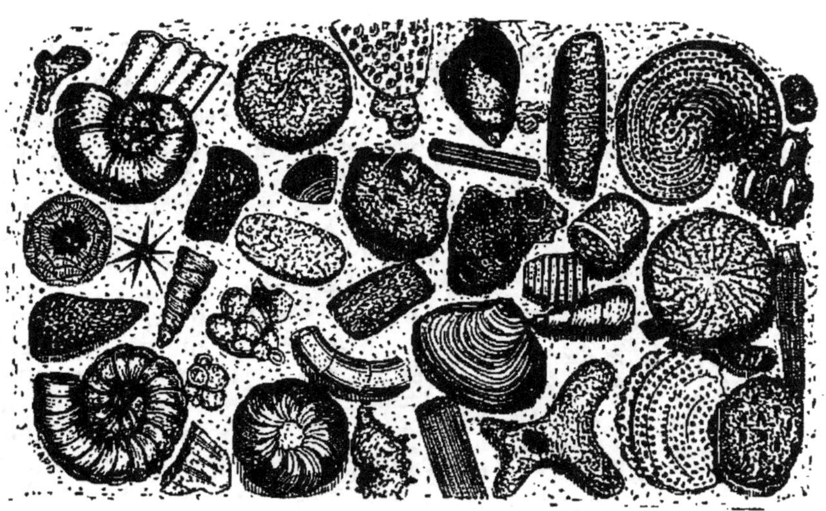

SOMMAIRE : PREMIÈRE PARTIE. — *La Vie animale dans l'eau.* — I. Comment on observe. — II. Coup d'œil sur les animalcules de l'eau. — III. Le développement des infusoires. — IV. L'immensité de la vie élémentaire. — V. L'animalité indéfinie.

DEUXIÈME PARTIE. — *Les Végétaux microscopiques.* — I. Où commence la vie végétale? — II. Études au bord d'un fossé. — III. — Petites causes, grands effets.

TROISIÈME PARTIE. — *La Microgéologie.* — I. Le fond de la mer. — II. Les fossiles microscopiques. — III. La vie minérale vue au microscope.

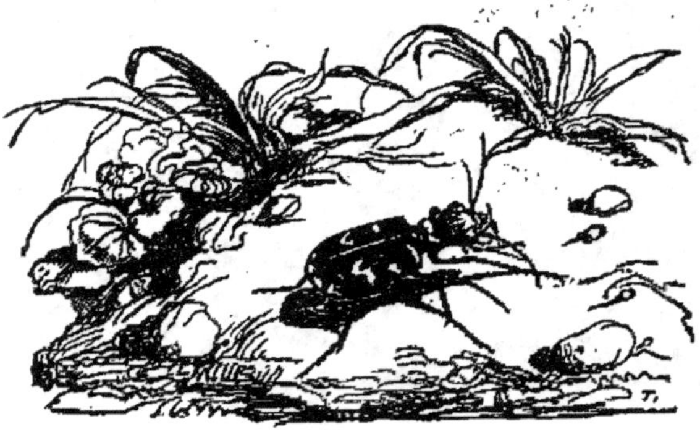

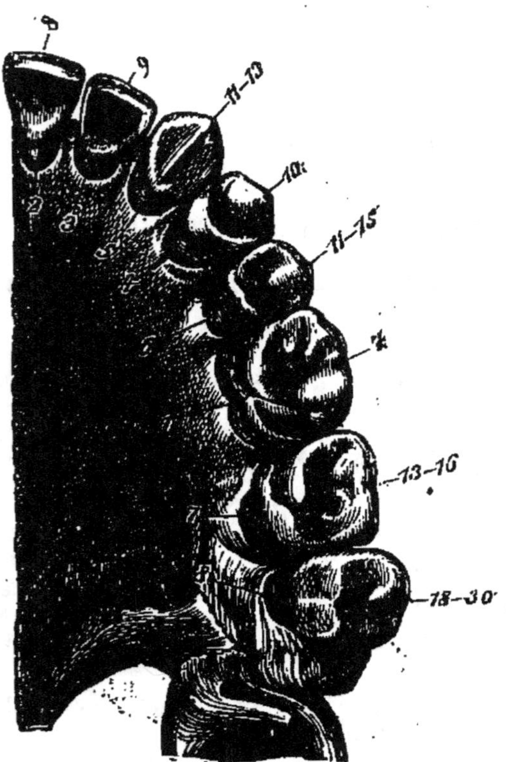

LA VIE
PHYSIOLOGIE HUMAINE
Appliquée à l'hygiène
et à la médecine
PAR
Le Dr GUSTAVE LE BON
Un volume in-8°, 936 pages,
avec 339 Gravures représentant
les organes du corps humain
Quatrième tirage.
Broché en un volume, 15 fr.
En 30 séries à 50 cent.

Ce magnifique ouvrage, parfaitement au courant des découvertes les plus récentes, est indispensable à toutes les personnes qui comprennent que, pour conserver sa santé et vivre longtemps, il est absolument nécessaire de posséder des notions exactes sur la structure et les fonctions des organes, les causes de leurs dérangements, ce qui est tout le secret de la science, *de se préserver des maladies et de celle de s'en guérir.*

PLAN DE L'OUVRAGE. — LIVRE Ier. — *Origine de la vie. Éléments des organes*; formation des êtres vivants; éléments et structure des organes; aperçu de leurs fonctions.

LIVRE II. — *Recettes et dépenses des organes*; sources des forces des organes. Les aliments; alimentation et régime; digestion, hygiène de la digestion et physiologie de troubles de cette fonction; le sang et ses fonctions; circulation du sang. Physiologie des troubles de la circulation; respiration; hygiène de la respiration et physiologie des troubles de cette fonction; dépuration du sang. Urination et sudoration. Modification de la sécrétion urinaire dans les maladies; gains et pertes du sang. Rénovation des éléments des tissus; nutrition et sécrétions; génération des forces dans les organes; chaleur et électricité animale; production du travail mécanique. Mouvements; voix et parole.

LIVRE III. — *Relations de l'organisme avec le monde extérieur;* système nerveux; sensations et organes des sens; la vue, l'ouïe, l'odorat, le goût et le toucher; physiologie du cerveau. Facultés morales et intellectuelles. Physiologie des troubles du système nerveux.

LIVRE IV. — *Reproduction, développement et fin des êtres;* reproduction des êtres vivants. Développement après la naissance; influence des milieux sur l'homme; formation des races; mort de l'organisme; circulation de la matière.

GUIDE DU FORESTIER

RÉSUMÉ COMPLET

des Règles de la Culture et de la Surveillance des Forêts

PAR

A. BOUQUET DE LA GRYE

Conservateur des Forêts, ancien élève de l'École forestière, membre de la Société centrale d'Agriculture de France.

Publication contenant de nombreuses gravures, une table de cubage, 30 modèles de procès-verbaux et actes relatifs à la gestion des bois.

SIXIÈME ÉDITION.

Prix des deux volumes . . . . 5f—
Chaque volume séparément 2 50

Ce livre, dont le succès a été affirmé par la Vente de plus de 30,000 exemplaires, est aujourd'hui entre les mains de presque tous les préposés de l'administration des forêts.

La plupart des grands propriétaires forestiers l'ont adopté pour leurs gardes, car c'est le seul ouvrage élémentaire dans lequel se trouvent tracés les principes de la culture et de la police des forêts.

Matières traitées dans cet Ouvrage:

Premier volume. — SYLVICULTURE. — Le globe. — L'atmosphère. — L'eau. — Le sol. — Nutrition des plantes, germination. — Racines, feuilles, séve, reproduction. — *Taillis*, aménagements, exploitation, façonnage, vidange, réserves, nettoiements, restauration des taillis ruinés. — *Futaies*, coupes de régénération. — Éclaircies, jardinage, tire et aire. — Blanc étoc. — Gemmage. — *Repeuplements*, semis, plantations, pépinières, boutures, fossés d'assainissement, élagage, viabilité, arpentages, *martelages*, estimations, récolements, dégâts des animaux, les troupeaux, le gibier, les carnassiers, les oiseaux, les insectes. — Tables de cubage. — Descriptions et figures des principales essences.

Deuxième volume. — POLICE DES FORÊTS. — Procès-verbaux. — Saisies. — Visites domiciliaires. — Coupe de bois, incendies, pâturage, défrichement. — Coupes de réserves, outre-passe, faux chemins. — *Chasse :* temps prohibé, chasses réservées, droit de suite, braconnage, louveterie. — Surveillance des travaux. — Délivrance des menus produits. — Ventes des coupes. — *Gardes forestiers:* traitements, congés, retraites, avancement. — Livrets d'ordre, garantie, peines disciplinaires. — *Gardes particuliers :* nominations, serment, compétence. — *Gardes-vente:* nominations, compétence, attributions. — Écoles de gardes. — Formules de procès-verbaux. — Modèles d'actes de vente sous seing privé. — Tableau des mesures employées dans le commerce des bois.

LES CONIFÈRES

Traité pratique
Des Arbres verts ou résineux, indigènes et exotiques

PAR C. DE KIRWAN

SOUS-INSPECTEUR DES FORÊTS

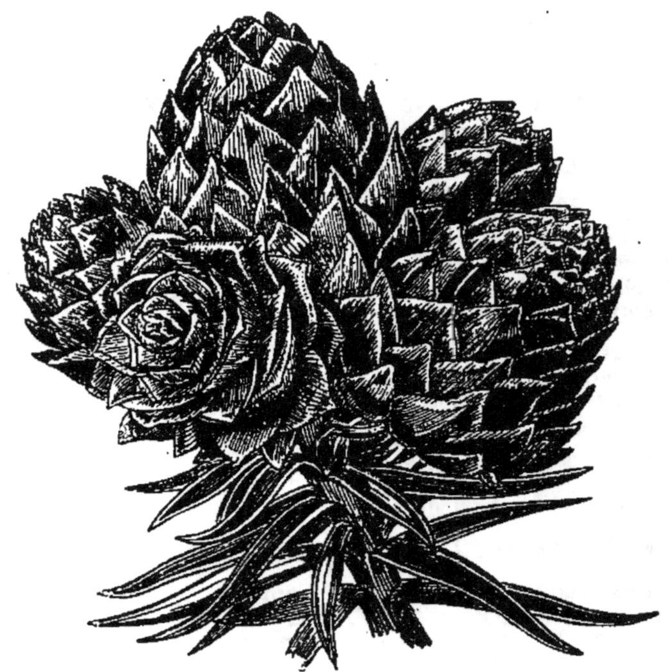

CULTURE UTILITAIRE ET ORNEMENTALE — CLASSI-
FICATION — DESCRIPTION — STATION — USAGES
REPEUPLEMENT DES FORÊTS — EMBELLISSE-
MENT DES JARDINS, PARCS, SQUARES, ETC.

Dédié à M. le Comte de Montalembert

INTRODUCTION PAR M. LE VICOMTE DE COURVAL

2 volumes in-18 reliés, ornés de 106 gravures

Prix des deux volumes ensemble : **5** francs.

J. ROTHSCHILD, Éditeur, 13, Rue des Saints-Pères, Paris.

BEAUX-ARTS — ARCHÉOLOGIE

La Colonne Trajane. — 220 planches in-folio en couleur, en photo-typographie d'après le surmoulage exécuté à Rome en 1861 et 1862. Texte orné de nombreuses vignettes, par W. FROEHNER (*Conservateur du Louvre*). . . . . 600 fr.

Les Musées de France. — Monuments antiques reproduits en chromolithographie, gravure sur bois, phototypographie. Texte par W. FROEHNER (*Conservateur du Louvre*). — Un volume in-folio, avec 40 planches . . . . 100 fr.

Numismatique de la Terre-Sainte, par F. DE SAULCY (*Membre de l'Institut*). In-4°, avec 25 pl., 60 fr.; sur pap. de Hollande. 90 fr.

La Dentelle à l'aiguille, aux fuseaux. 50 planches donnant les plus beaux types de dentelles avec texte orné de vignettes, par J. SÉGUIN. — In-folio, 100 fr.; sur papier de Hollande. . . . 160 fr.

AGRICULTURE

Les Plantes fourragères. — Atlas in-folio, avec 60 planches accompagnées d'une légende, par V.-J. ZACCONE (*Sous-intendant militaire*). — Avec fig. noires, 25 fr.; avec fig. coloriées . . . 40 fr.

Prairies et Plantes fourragères, par ED. VIANNE (*Directeur du Journal d'Agriculture progressive*). — In-8° avec 170 gr. . 8 fr.

Le Brome de Schrader, Par A. LAVALLÉE. 4e édition. In-18 avec 2 planches sur acier . . . . 1 fr. 50

Dictionnaire vétérinaire, par L. FÉLIZET (*Vétérinaire*). Introduction de J.-A. BARRAL. — In-18, relié . . . . 2 fr. 50

La Pustule maligne. — Charbon, sang de rate, par CH. BABAULT (*Docteur médecin*). — In-18, relié. . . . . 2 fr.

Législation protectrice des Animaux, par B. de BEAUPRÉ (*Docteur en droit*). 8e édition. — In-18, relié. . . . . 0 fr. 75

Les Oiseaux utiles et nuisibles aux champs, jardins, vignes, forêts, etc., par H. DE LA BLANCHÈRE. 2e édition. In-18, relié, avec 150 gravures . . . . 3 fr. 50

La Culture économique par l'emploi des instruments et machines, par ED. VIANNE. — In-18 avec 204 figures, relié. . . . 2 fr. 50

Enquête sur les Engrais. par MM. DUMAS (*Membre de l'Institut*) et DE MOLON. — In-18, relié . . . . 2 fr.

SCIENCE — INDUSTRIE

Musée entomologique illustré. — Histoire naturelle iconographique des Insectes, publiée par une réunion d'Entomologistes français et étrangers. Tome premier : LES COLÉOPTÈRES ; classification, mœurs, chasse, collections ; Iconographie et Histoire naturelle des Coléoptères d'Europe, 1 vol. in-4° avec 48 planches en couleur et 335 vignettes . . . . 30 fr.

Grand Atlas universel. — 51 cartes en couleur, dessinées par W. HUGHES (*de la Société de Géographie de Londres*). 2° édition, avec Introduction par E. CORTAMBERT (*Bibliothécaire à la Bibliothèque nationale*). — Avec Index général, relié. . . . . 125 fr.

La Vie. — Physiologie humaine appliquée à l'hygiène et à la médecine, par le docteur LE BON. — In-8° avec 339 figures . . 15 fr.

L'Origine de la Vie, par PENNETIER, avec Introduction, par POUCHET (*Directeur du Muséum de Rouen*). — In-18, avec figures. 3 fr.

Le Médecin des Enfants, par BARTHÉLEMY (*Docteur médecin*). — In-18, relié . . . . 1 fr.

L'Allaitement maternel, par le Dr BROCHARD. — In-18, rel.. 1 fr.

Clinique médicale de Montpellier, par le professeur FUSTER (*Médecin en chef de l'Hôtel-Dieu Saint-Éloi*). — In-8°, cartonné. . 10 fr.

Causeries scientifiques. — Découvertes, inventions de l'année 1875, par H. DE PARVILLE (*Rédacteur du* Journal officiel *et du* Journal des Débats). — In-18 avec 50 figures . . . . 3 fr. 50

L'Ammoniaque. — Son emploi en industrie, par CH. TELLIER (*Ingénieur civil*). — In-8° avec figures et plans. . . . . . . 12 fr.

Principes de Science absolue par J. THOMSON. — In-8° relié. 16 fr.

La Culture des Plages maritimes par H. DE LA BLANCHÈRE (*Ancien élève de l'école forestière*). — Préface de COSTE (*de l'Institut*), — In-18, 70 gravures, relié. . . . . 3 fr.

Le Monde microscopique des Eaux, par J. GIRARD. — In-18, avec 70 gravures, relié toile. . . . . 3 fr. 50

La Lithotritie et la Taille. — Guide pratique pour le traitement de la pierre, par le docteur S. CIVIALE (*Membre de l'Institut*). 2° édition, avec 50 gravures avec catalogue de calculs et d'instruments. — Relié, toile.. 16 fr.

L'Aquarium d'eau douce et d'eau de mer, par J. PIZZETTA. Introduction, par A. GEOFFROY SAINT-HILAIRE (*Directeur du Jardin d'acclimatation*). — In-18 avec 220 gravures, relié. . . . . 3 fr. 50

La Pluie et le Beau Temps. Météorologie usuelle, par P. LAURENCIN. — In-18, avec 110 gravures et cartes, relié. . . . . . . 3 fr. 50